F. Bootz · G. Strauss
Die Chirurgie der lateralen Schädelbasis

Springer-Verlag Berlin Heidelberg GmbH

Friedrich Bootz · Gero Strauss

Die Chirurgie der lateralen Schädelbasis

Mit 114 Abbildungen und 22 Tabellen

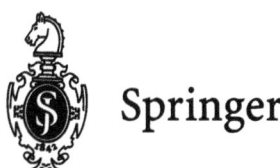 Springer

Prof. Dr. med. habil. F. BOOTZ
Dr. med. G. STRAUSS

Universitätsklinikum Leipzig
Klinik und Poliklinik für HNO-Heilkunde/Plastische Operationen
Liebigstr. 18a
04103 Leipzig
Deutschland

ISBN 978-3-540-42698-1

Die Deutsche Bibliothek – CIP-Einheitsaufnahme
Die Chirurgie der lateralen Schädelbasis / Hrsg.: Friedrich Bootz ; Gero Strauss. – Berlin ; Heidelberg ; New York ; Barcelona ; Hongkong ; London ; Mailand ; Paris ; Tokio : Springer, 2002
ISBN 978-3-540-42698-1   ISBN 978-3-642-56058-3 (eBook)
DOI 10.1007/978-3-642-56058-3

Dieses Werk ist urheberrechtlich geschützt. Die dadurch begründeten Rechte, insbesondere die der Übersetzung, des Nachdrucks, des Vortrags, der Entnahme von Abbildungen und Tabellen, der Funksendung, der Mikroverfilmung oder der Vervielfältigung auf anderen Wegen und der Speicherung in Datenverarbeitungsanlagen, bleiben, auch bei nur auszugsweiser Verwertung, vorbehalten. Eine Vervielfältigung dieses Werkes oder von Teilen dieses Werkes ist auch im Einzelfall nur in den Grenzen der gesetzlichen Bestimmungen des Urheberrechtsgesetzes der Bundesrepublik Deutschland vom 9. September 1965 in der jeweils geltenden Fassung zulässig. Sie ist grundsätzlich vergütungspflichtig. Zuwiderhandlungen unterliegen den Strafbestimmungen des Urheberrechtsgesetzes.

http://www.springer.de/medizin

© Springer-Verlag Berlin Heidelberg 2002
Ursprünglich erschienen bei Springer-Verlag Berlin Heidelberg New York 2002

Die Wiedergabe von Gebrauchsnamen, Handelsnamen, Warenbezeichnungen usw. in diesem Werk berechtigt auch ohne besondere Kennzeichnung nicht zu der Annahme, dass solche Namen im Sinne der Warenzeichen- und Markenschutz-Gesetzgebung als frei zu betrachten wären und daher von jedermann benutzt werden dürften.

Produkthaftung: Für Angaben über Dosierungsanweisungen und Applikationsformen kann vom Verlag keine Gewähr übernommen werden. Derartige Angaben müssen vom jeweiligen Anwender im Einzelfall anhand anderer Literaturstellen auf ihre Richtigkeit überprüft werden.

Herstellung: PRO EDIT GmbH, Heidelberg
Umschlaggestaltung: design & production GmbH, Heidelberg
Satzarbeiten: K. Detzner, Speyer

Gedruckt auf säurefreiem Papier   SPIN: 10852077   24/3130ML   5 4 3 2 1 0

Vorwort

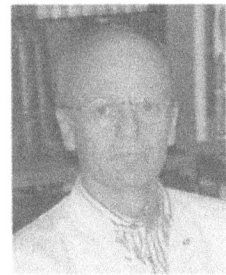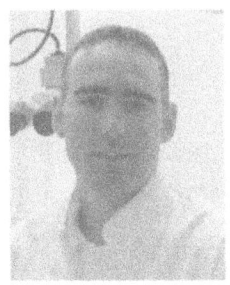

Die 8. Jahrestagung der Deutschen Gesellschaft für Schädelbasischirurgie stand im Zeichen der Chirurgie der lateralen Schädelbasis, ein Thema, das bei allen Kolleginnen und Kollegen, die sich mit der Schädelbasischirurgie beschäftigen, großes Interesse weckt. Im Vordergrund stand die Behandlung des Akustikusneurinoms. Zu diesem Thema wurden mehrere Hauptreferate gehalten und sowohl die chirurgische Therapie durch unterschiedliche Zugangswege als auch die Strahlentherapie und die „Wait-and-see-Strategie" beleuchtet. In einem Rundtischgespräch diskutierten ausgewiesene Referenten die einzelnen Therapieverfahren ausführlich. In vielen Vorträgen kam die Interdisziplinarität insbesondere zwischen Neurochirurgie und HNO-Chirurgie, MKG-Chirurgie, Ophthalmologie und anderen Fächern, die sich mit der Schädelbasis beschäftigen, zum Ausdruck. Neben dem Akustikusneurinom wurden weitere Erkrankungen der lateralen Schädelbasis behandelt wie z. B. Glomus-jugulare- und -tympanicum-Tumore. Weitere Hauptreferate behandelten die Zugänge zu lateralen Schädelbasis.

Zum Thema CAS gab es sehr viele Vortragsanmeldungen, sodass sich eine wissenschaftliche Sitzung ausschließlich mit diesem Thema beschäftigte. Auf diesem Gebiet sind erfreulicherweise viele Arbeitsgruppen aktiv und konnten zu einem sehr fruchtbaren Erfahrungsaustausch beitragen. Zu diesem Zwecke haben wir in Leipzig zur Verbesserung der Forschungsaktivitäten eine interdisziplinäre Arbeitsgruppe „Bildgestützte Chirurgische Navigation" mit unterschiedlichen Schwerpunkten gegründet. Diese Arbeitsgruppe wurde ursprünglich aus der HNO-Heilkunde, der Neurochirurgie, der Radiologie und der Anatomie ins Leben gerufen. Mittlerweile haben sich MKG- und Unfall-Chirurgie angeschlossen. Die Interdisziplinarität ist auch der Grundgedanke unserer wissenschaftlichen Fachgesellschaft und zeigte sich exemplarisch während der gesamten Jahrestagung. Interdisziplinäre Zusammenarbeit, insbesondere an der Schädelbasis, wird in Zukunft zur Optimierung der Behandlung des Patienten noch mehr gefordert sein. Hierzu stellt die deutsche Gesellschaft für Schädelbasischirurgie eine hervorragende Basis dar.

Für den ausgesprochen gelungenen Kongress möchten wir uns bei allen Referenten, dem Auditorium und nicht zuletzt bei den Mitarbeiterinnen und Mitarbeitern der Leipziger HNO-Klinik bedanken, die bei der Kongressorganisation hervorragende Arbeit geleistet haben.

Auch den Firmen gilt unser besonderer Dank für die außergewöhnliche Unterstützung.

Leipzig, im März 2002   F. Bootz
                                                                                                                  G. Strauss

Inhaltsverzeichnis

Teil 1 Die Chirurgie des Felsenbeins und der lateralen Schädelbasis 1

1 Unsere Langzeiterfahrungen bei der Behandlung von jugulotympanalen Paragangliomen 3
   B. Freigang und K. Smukalla

2 Der Wert der Somatostatinszintigraphie in der Diagnostik der Paragangliome 9
   O. Michel, E. Fischer, R. Behr und M. Schmidt

3 Das Felsenbeinkarzinom – eine interdisziplinäre Herausforderung 14
   P. R. Issing, J. H. Karstens, H. Becker und T. Lenarz

4 Unser Konzept beim Karzinom des äußeren Gehörganges 19
   U. Schuss, K. Gückel und R. Hagen

5 Möglichkeiten und Grenzen der Karotiskanalchirurgie 23
   J. Schipper, N. Marangos, W. Maier, U. Spetzger, J. Klisch, H. Husstedt und R. Laszig

6 Intrakraniell bedrohliche Erkrankungen durch unscheinbare Entzündungen des Mittelohrs 25
   T. Deitmer und R. Schultheiß

7 Der transtemporale Zugang zum Klivus und zur petroklivalen Region Chirurgische Anatomie und klinische Erfahrung 28
   A. Raabe und V. Seifert

8 Topographische Anatomie der Felsenbeinspitze und des Dorello-Kanals 31
   A. Prescher, D. Brors und B. Schick

9 Differentialdiagnosen von Raumforderungen des inneren Gehörgangs 36
   S. Dazert, D. Brors, F. Carducci, A. Greiner, D. Brechtelsbauer, K. Schwager und J. Helms

10	Zum Stellenwert der Sakkotomierevision in der Behandlung des Morbus Menière G. Baier, K. Schwager und J. Helms	39
11	Der subtemporale Zugangsweg – eine gehörerhaltende Alternative beim Felsenbeincholesteatom W. Maier, J. Schipper, J. Zentner und R. Laszig	41
12	Wie stellt sich die laterale Schädelbasis im Dünnschnittplastinat dar? W. Schmidt und H. Steinke	44
13	Langerhans-Zellhistiozytose mit Beteiligung des Felsenbeins D. Brors, M. Schäfers, B. Schick, G. Kahle und W. Draf	49
14	Massive Osteolyse Gorham-Stout des Felsenbeins und des kraniozervikalen Übergangs S. Plontke, R. Zimmermann und A. Koitschev	52
15	Falldarstellung: Lymphangiom des Felsenbeins R. Mlynski, D. Brors und S. Dazert	56
16	Missbildungen der lateralen Schädelbasis B. Schick, D. Brors und A. Prescher	59

Teil 2 Die Therapie des Vestibularisschwannoms 65

17	Funktionserhaltende Chirurgie des Akustikusneurinoms – Ergebnisse interdisziplinärer Kooperation R. Behr, H. P. Schlake, O. Michel, C. Wedekind, J. Helms, E. Stennert, K. Roosen und N. Klug	65
18	Hörvermögen vor, während und nach transtemporaler Akustikusneurinomexstirpation J. Rudolf und B. Freigang	71
19	Würzburger Schule der Akustikusneurinomchirurgie Interdisziplinäre Chirurgie des Akustikusneurinoms – Würzburger Konzept aus der Sicht des Otochirurgen K. Schwager und J. Helms	76
20	Zur Wait-and-See-Strategie beim einseitigen Akustikusneurinom T. Linder, J. Egli und D. Tschudi	79
21	Die radiochirurgische Therapie des Akustikusneurinoms Technik im internationalen Vergleich G. Pendl, F. Unger und H. Guss	84

22	Rundtischgespräch zur Therapie des Vestibularisschwannoms ...	92

Leitung: M. Samii
Teilnehmer: G. Pendl, J. Meixensberger, K. Schwager,
T. Linder und M. Tos

Teil 3 „Multi-information-guided therapy", CAS und neue Technologien in der Schädelbasischirurgie . 99

23	3D-Navigation an der frontalen und lateralen Schädelbasis	101

W. Freysinger, A. Gunkel und W. Thumfart

24	Intraoperative Bildgebung und Neuronavigation – Gegenwart und Weiterentwicklung	105

A. Nabavi, D. T. Gering, H. M. Mehdorn, R. Kikinis,
F. A. Jolesz und P. M. Black

25	Die Kombination der konventionellen CAS mit der intraoperativen Navigation der Laterobasis: enhanced CAS	111

G. Strauss, F. Bootz, C. Trantakis, D. Winkler, T. Schulz,
T. Kahn und M. Bublat

26	Telemedizin in der Chirurgie der lateralen Schädelbasis – Vergleich ISDN, Internet, ATM	114

P. A. Federspil, M. Fuchs und P. K. Plinkert

27	Computerassistierte Chirurgie der lateralen Schädelbasis Aktuelle Möglichkeiten und zukünftige Entwicklungen	122

R. Heermann, P. R. Issing, P. Majdani, B. Schwab,
K. F. Mack und T. Lenarz

28	Variationen des navigationsgestützten Zugangs zur lateralen Schädelbasis	128

R. Schmelzeisen, A. Schramm und N. -C. Gellrich

29	Mögliche Fehler bei der Anwendung von CAS-Systemen an der Schädelbasis	138

U. Ecke, J. Mauer und W. J. Mann

30	Anwendungsmöglichkeiten der Telemedizin in der Schädelbasischirurgie	143

M. Fuchs, P. K. Plinkert, B. Plinkert und F. Bootz

31	MRT-Visualisierung der Schädelbasisregion von unfixierten und kurzzeitfixierten Materialien	149

W. Schmidt, H. Steinke, T. Schulz, G. Strauss, C. Trantakis,
D. Winkler, T. Kahn und F. Bootz

Teil 4 Experimentelle und histopathologische Untersuchungen zur Chirurgie der lateralen Schädelbasis 153

32 Tierexperimentelle Untersuchung zur medikamentösen Therapie der traumatischen Optikusneuropathie 155

M. Zerfowski, M. Babilli, S. Hessenberger, U. T. Eysel und S. Reinert

33 Molekulargenetische und zellbiologische Untersuchungen am NF2-Gen 159

B. Schmucker, H. Steinhart und H. Iro

34 Analyse des adenoidzystischen Karzinomes mittels Laser-Scanning-Zytometrie 161

A. Gerstner, J. Machlitt, A. Tárnok, J. Oeken und F. Bootz

35 Das maligne fibröse Histiozytom der Kieferhöhle 165

M. Bloching und A. Berghaus

36 Das intratemporale Fazialisneurinom: Diagnostik und Therapie .. 170

S. Keiner und F. Bootz

37 Neurobiokompatibilität von Titan, Gold und Silikon in vitro 174

D. Brors, K. Schwager, C. Aletsee, R. Mlynski und S. Dazert

38 Angiosarkomentstehung in Schwannomen des Nervus vagus ... 177

B. Schick, D. Brors und H. Kronsbein

39 Minimal-invasiv applizierbare Zell- und Gewebeträger für die Schädelbasischirurgie 181

M. Bücheler und E. Wintermantel

40 Dehiszenzen des Paries jugularies und Häufigkeit zusätzlicher Knochenkanäle der Fossa jugularis .. 183

A. Prescher und D. Brors

Teil 5 Aktuelle Aspekte der Chirurgie der vorderen Schädelbasis 187

41 Neue Aspekte zur Therapie des Lagophthalmus 189

T. Schrom und A. Berghaus

42 Invasive Mukozelen der Stirnhöhle – therapeutisches Vorgehen .. 193

J. Constantinidis, H. Steinhart, K. Schwerdtfeger und H. Iro

43 Das Osteosarkom der Schädelbasis 196

P. A. Mir-Salim, H. -J. Holzhausen, A. Hammer, A. Becker und A. Berghaus

Inhaltsverzeichnis

44 Dorsale und ventrale kraniozervikale Stabilisierung
    bei progredienter basilärer Impression
    nach Densresektion bei PCP 201
    D. Daentzer, W. Deinsberger, T. Jünger, H. -P. Howaldt
    und D. -K. Böker

45 Optikusdekompression bei bewusstlosen Patienten 205
    B. Lübben, U. Grenzebach und W. Stoll

46 Dislokation des Augapfels in die Kieferhöhle –
    eine ungewöhnliche Komplikation
    im Rahmen komplexer Mittelgesichtsfrakturen 209
    H. P. Schierle, M. Rittierodt, H. Schliephake und R. Dempf

47 Das kindliche Ästhesioneuroblastom: eine Falldarstellung 213
    A. Sandner, C. Welzel, M. Bloching, H. -J. Holzhausen
    und A. Berghaus

48 Klinische Langzeiterfahrungen
    mit dem mechanischen Ring-Pin-System
    für mikrovaskuläre Anastomosen
    in der rekonstruktiven Kopf-Hals-Chirurgie 216
    E. Röpke, M. Bloching und A. Berghaus

49 Die Nasennebenhöhle als Lokalisation einer Metastase
    eines Nierenzellkarzinoms 220
    K. Hecksteden, F. Riedel und K. Hörmann

50 Schussverletzung mit Beteiligung
    des Neuro- und des Viszerokraniums:
    ein interdisziplinärer Zugang 227
    F. Lohmann, M. Vesper, M. J. A. Puchner und R. Schmelzle

Sachverzeichnis 233

Verzeichnis der Erstautoren

Baier G., Dr.
Bayerische Julius-Maximilian-Universität
Klinik und Poliklinik für HNO-Kranke
Kopf- und Halschirurgie
Josef-Schneider-Str. 11
97080 Würzburg

Behr R., Dr.
Bayerische Julius-Maximilian-Universität
Klinik für Allgemeine Neurochirurgie
Josef-Schneider-Str. 11
97080 Würzburg

Blochin M., Dr.
Martin-Luther-Universität
Halle-Wittenberg
Klinik und Poliklinik
für Hals-Nasen-Ohrenkrankheiten
Kopf- und Halschirurgie
Magdeburger Straße 12
06097 Halle

Brors D., Dr.
Bayerische Julius-Maximilian-Universität
Klinik und Poliklinik für HNO-Kranke
Kopf- und Halschirurgie
Josef-Schneider-Str. 11
97080 Würzburg

Bücheler M., Dr.
Universität Leipzig
Klinik und Poliklinik für
HNO-Heilkunde/Plastische Operationen
Liebigstr. 18a
04103 Leipzig

Constantinidis J., Dr.
Friedrich-Alexander-Universität
Universitäts-HNO-Klinik
Waldstr. 1
91054 Erlangen

Daentzer Dorothea, Dr.
Justus-Liebig-Universität
Neurochirurgische Klinik
Klinikstr. 29
35392 Gießen

Dazert S., Priv.-Doz. Dr.
Bayerische Julius-Maximilian-Universität
Klinik und Poliklinik für HNO-Kranke
Kopf- und Halschirurgie
Josef-Schneider-Str. 11
97080 Würzburg

Deitmer T., Prof. Dr.
Städtische Kliniken Dortmund
HNO-Klinik
Beurhausstr. 40
44137 Dortmund

Ecke U., Dr.
Johannes-Gutenberg-Universität
Universitäts-HNO-Klinik
Langenbeckstr. 1
55101 Mainz

Federspil P. A., Dr.
Universität des Saarlandes
Klinik und Poliklinik
für Hals-Nasen-Ohrenheilkunde
Kirrberger Str.
66424 Homburg (Saar)

Freigang B., Prof. Dr.
Otto-von-Guericke-Universität
Klinik für HNO-Heilkunde
Leipziger Str. 44
39120 Magdeburg

Freysinger W., Univ. Prof. Dr. Mag.
Universität Innsbruck
HNO-Klinik
Anichstr. 35
6020 Innsbruck
Österreich

Fuchs M., Dr.
Universität Leipzig
Klinik und Poliklinik für
HNO-Heilkunde/Plastische Operationen
Liebigstr. 18a
04103 Leipzig

Gerstner A., Dr.
Universität Leipzig
Klinik und Poliklinik für
HNO-Heilkunde/Plastische Operationen
Liebigstr. 18a
04103 Leipzig

Hecksteden K., Dr.
Klinikum Mannheim
Universitäts-Hals-Nasen-Ohrenklinik
Theodor-Kutzer-Ufer 1–3
68167 Mannheim

Heermann R., Dr.
Medizinische Hochschule Hannover
HNO-Klinik
Carl-Neuberg-Str. 1
30625 Hannover

Issing P. R., Prof. Dr.
Medizinische Hochschule Hannover
Klinik für Hals-Nasen-Ohren-Heilkunde
Carl-Neuberg-Str. 1
30625 Hannover

Keiner Sabine, Priv.-Doz. Dr.
Universität Leipzig
Klinik und Poliklinik für
HNO-Heilkunde/Plastische Operationen
Liebigstr. 18a
04103 Leipzig

Linder T. E., Priv.-Doz. Dr.
Universitätsspital Zürich
Klinik für Otorhinolaryngologie
Hals- und Gesichtschirurgie
Frauenklinikstr. 24
8091 Zürich
Schweiz

Lohmann Frauke, Dr.
Universität Hamburg
Universitätsklinikum
Hamburg-Eppendorf
Neurochirurgische Klinik
Martinistr. 52
20246 Hamburg

Lübben B., Dr.
Westfälische Wilhelms-Universität
Klinik und Poliklinik
für HNO-Krankheiten
Kardinal-von-Galen-Ring 10
48129 Münster

Maier W., Dr.
Albert-Ludwigs-Universität
Universitäts-HNO-Klinik
Killianstr. 5
79106 Freiburg

Michel O., Prof. Dr.
Universität zu Köln
Klinik und Poliklinik
für Hals-Nasen-Ohren-Heilkunde
Joseph-Stelzmann-Str. 9
50931 Köln

Mir-Salim P. A., Dr.
Martin-Luther-Universität
Halle-Wittenberg
Klinik und Poliklinik
für Hals-Nasen-Ohrenkrankheiten
Kopf- und Halschirurgie
Magdeburger Str. 12
06097 Halle

Mlynski R., Dr.
Bayerische Julius-Maximilian-Universität
Klinik und Poliklinik für HNO-Kranke
Kopf- und Halschirurgie
Josef-Schneider-Str. 11
97080 Würzburg

Nabavi A., Dr. med.
Christian-Albrechts-Universität
Klinik für Neurochirurgie
Weimarer Str. 8
24106 Kiel

Pendl G., Univ. Prof. Dr.
Universität Graz
Universitätsklinik für Neurochirurgie
Auenbruggerplatz 29
8036 Graz
Österreich

Plontke S., Dr.
Eberhard-Karls-Universität
Universitätsklinik
für Hals-Nasen-Ohren-Heilkunde
Kopf- und Halschirurgie
Silcherstr. 5
72076 Tübingen

Prescher A., Priv. -Doz. Dr.
Rheinisch-Westfälische
Technische Hochschule
Institut für Anatomie
Pauwelsstr. 30
52074 Aachen

Raabe A., Priv. -Doz. Dr.
Johann Wolfgang Goethe-Universität
Klinik und Poliklinik für Neurochirurgie
im Zentrum für Neurologie
und Neurochirurgie
Schleusenweg 1
60528 Frankfurt/Main

Röpke E., Dr.
Martin-Luther-Universität
Halle-Wittenberg
Klinik und Poliklinik
für Hals-Nasen-Ohrenkrankheiten
Kopf- und Halschirurgie
Magdeburger Str. 12
06097 Halle

Rudolf J., Dr. med.
Otto-von-Guericke-Universität
Universitätsklinik für HNO-Heilkunde
Leipziger Str. 44
39120 Magdeburg

Sandner Annett, Dr.
Martin-Luther-Universität
Halle-Wittenberg
Klinik und Poliklinik
für Hals-Nasen-Ohrenkrankheiten
Kopf- und Halschirurgie
Magdeburger Str. 12
06097 Halle

Schick B., Dr.
Universität des Saarlandes
Universitäts-HNO-Klinik
Kirrberger Str.
66421 Homburg/Saar

Schierle H. P., Priv. -Doz. Dr. Dr.
Praxisklinik für Kiefer-
und Plastische Gesichtschirurgie
Kriegsstr. 140
76133 Karlsruhe

Schipper J., Priv. Doz. Dr.
Albert-Ludwigs-Universität
HNO-Klinik
Killianstr. 5
79106 Freiburg

Schmelzeisen R., Prof. Dr.
Albert-Ludwigs-Universität
Universitäts-Klinik für MKG-Chirurgie
Hugstetter Str. 55
79106 Freiburg

Schmidt W., Prof. Dr.
Universität Leipzig
Institut für Anatomie
Liebigstr. 13
04103 Leipzig

Schmucker Beatrice, Dr.
Friedrich-Alexander-Universität
Universitäts-HNO-Klinik
Waldstr. 1
91054 Erlangen

Schrom T., Dr.
Martin-Luther-Universität
Halle-Wittenberg
Klinik und Poliklinik
für Hals-Nasen-Ohrenkrankheiten
Kopf- und Halschirurgie
Magdeburger Str. 12
06097 Halle

Schuss U., Dr.
HNO-Klinik
Katharinenhospital
Kriegsbergstr. 60
70174 Stuttgart

Schwager K., Priv. -Doz. Dr.
Bayerische Julius-Maximilian-Universität
Klinik und Poliklinik für HNO-Kranke
Kopf- und Halschirurgie
Josef-Schneider-Str. 11
97080 Würzburg

Strauß G., Dr.
Universität Leipzig
Klinik und Poliklinik für
HNO-Heilkunde/Plastische Operationen
Liebigstr. 18a
04103 Leipzig

Zerfowski M., Priv. -Doz. Dr. Dr.
Eberhard-Karls-Universität Tübingen
Klinik und Poliklinik für Mund-,
Kiefer- und Gesichtschirurgie
Osianderstr. 2–8
72076 Tübingen

TEIL I

**Die Chirurgie des Felsenbeins
und der lateralen Schädelbasis**

KAPITEL 1

Unsere Langzeiterfahrungen bei der Behandlung von jugulotympanalen Paragangliomen

B. Freigang · K. Smukalla

Zusammenfassung

In den letzten drei Jahrzehnten wurden 26 Patienten mit jugulotympanalen Paragangliomen behandelt und über den gesamten Zeitraum medizinisch begleitet. In allen Fällen wurde die stadiengerechte Operation nach angiographischer Sicherung mit präoperativer Embolisation der zuführenden Gefäße vorgenommen. Besonderes Augenmerk wurde auf die häufige intravasale Tumorausdehnung bei Glomus-jugulare-Tumoren, die sorgfältige Präparation der A. carotis interna und die exakte Entfernung von intrakranialen Tumorzapfen gelegt. Trotzdem traten umschriebene Rezidivtumoren auf, die eine zweite chirurgische Intervention und in einzelnen Fällen eine radiologische Therapie erforderten.

Die postoperative Lebensqualität soll im Einzelfall kritisch beleuchtet werden und die Therapieplanung bestimmen.

Einleitung

Die extraadrenergen Paragangliome zeigen ein multizentrisches Wachstum, werden autosomal-dominant vererbt und entwickeln sich im Felsenbein meist aus Paraganglien in der Fossa jugularis, dem Canalis tympanicus inferior oder der Mukosa des Promontoriums. Sie sind gutartige Geschwülste und wachsen langsam, infiltrieren jedoch den Knochen und können sich intravasal ausdehnen.

Neben den otologischen Frühsymptomen treten Paresen der kaudalen Hirnnervengruppe auf.

Das hochauflösende Felsenbein-CT zeigt die Ausdehnung des Tumors zu Dura, Zerebrum, A. carotis interna und zum Foramen jugulare hin, einschließlich der vorhandenen Knochendestruktionen sowie Volumenminderungen des Sinus sigmoideus.

Die Ausdehnung des Tumors im Hals und seine Lagebeziehung zu den großen Gefäßen, das Eindringen in die hintere Schädelgrube und in die Pyramidenspitze sowie die venösen Abflussbedingungen des Gehirns werden sehr gut mit der MRT-Untersuchung mit Kontrastmittel dargestellt. Präoperativ kann eine Vier-Gefäß-Angiographie ein multizentrisches Auftreten oder eine intravasale Ausdehnung des Paraganglioms aufdecken. Gleichzeitig bietet sie die Möglichkeit, versorgende Blutgefäße zu embolisieren. Die Fortschritte in der Mikrochirurgie der Schädelbasis ermöglichen die schonende operative Entfernung des Tumors, vorbestehende Hirnnervenparesen lassen sich damit jedoch kaum bessern. Dringt das Paragangliom in die Pars nervosa des Foramen jugulare oder in die A. carotis interna ein, können erhebliche postoperative Funktionsstörungen ausgelöst werden. In solchen Fällen wird die Radiotherapie als stereotaktische Bestrahlung diskutiert, die zum Stillstand des Tumorwachstums führen soll, jedoch durch mögliche Spätparesen und durch Osteoradionekrosen auch nicht komplikationsfrei ist. Patientenbeobachtungen über längere Zeiträume können helfen, die Behandlungsstrategie zu optimieren.

Material und Methoden

Retrospektiv wurde das Krankengut der Universitäts-HNO-Klinik Magdeburg ausgewertet. Wir behandelten 26 Patienten mit einem jugulotympanalen Paragangliom. Die weiblichen Patienten waren mit 19:7 deutlich in der Überzahl, die Altersverteilung zeigt Abb. 1.1.

Neben der komplexen otologischen Diagnostik wurden der neurologische Befund mit Hirnnervenfunktionsdokumentation, der ophthalmologische Befund, hochauflösendes Felsenbein-CT, kraniozervikales MRT mit Kontrastmittel sowie die digitale Subtraktionsangiographie mit Embolisation, meist der A. pharyngea ascendens, durchgeführt.

Ergebnisse

Gemäß der Klassifikation nach Fisch wurden die Patienten mit Tumoren vom Typ A und B operiert, der Gehörgang und das Mittelohr wurden rekonstruiert. Bei Typ-C- und -D-Tumoren wurde, abhängig vom Lebensalter, einer möglichen Infiltration der A. carotis interna und bestehender Hirnnervendefizite, möglichst die Exstirpation des Paraganglioms mit Verödung des Mittelohres und des Gehörganges vorgenommen. Tumorreste an der A. carotis interna konnten von der Adventitia abgelöst und teilweise bipolar koaguliert werden. In einem Fall war die Arterie ummauert, sodass ein Tumorrest belassen werden musste. Wir begleiteten alle unsere Patienten postoperativ; neben der klinischen und otoneurologischen Untersuchung führten wir jährlich eine MRT-Kontrolle durch.

Seit 1994 führen wir systematisch intraoperativ das neurophysiologische Monitoring des N. facialis und des N. recurrens durch, dadurch konnte die postoperative Funktion dieser Nerven deutlich verbessert werden.

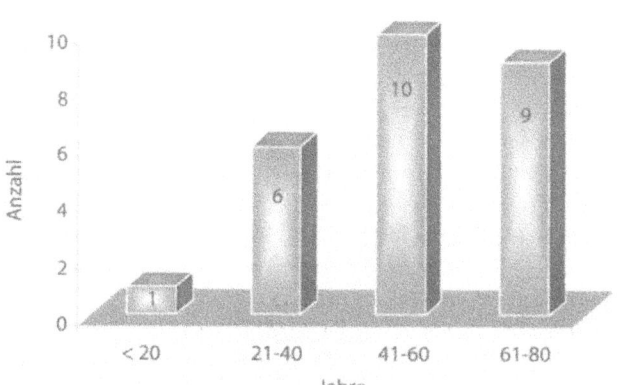

Abb. 1.1. Altersverteilung der jugulotympanalen Glomustumoren (n=26)

1 Behandlung von jugulotympanalen Paragangliomen

Abb. 1.2. Postoperative Fazialisparese (n=9) der jugulotympanalen Glomustumoren (n=26)

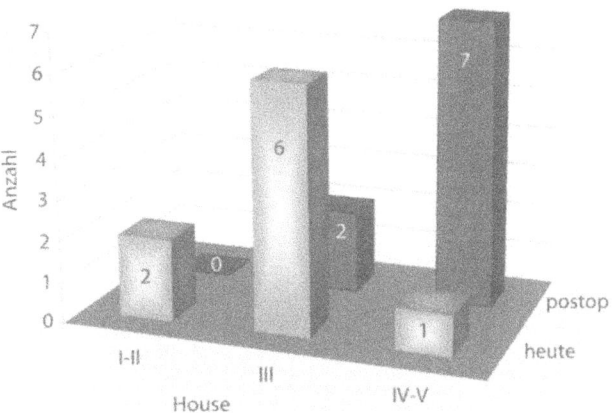

Durch die Transposition des N. facialis sahen wir in einem Drittel der Patienten postoperative Paresen, die sich nach einem Jahr besserten (Abb. 1.2).

Bei einer Patientin wurde eine permanente Lateropexie des Unterlids mit Goldgewichtimplantation im Oberlid notwendig. Trotz der Hirnnervenparesen (Abb. 1.3 und Tabelle 1.2) konnten alle Patienten via naturalis ausreichend Speisen und Getränke aufnehmen. Temporär benötigten zwei Patienten postoperativ eine PEG-Sonde. Eine logopädische Behandlung besserte bei allen Betroffenen die Symptome der Rekurrensparese zufriedenstellend.

Tabelle 1.1 zeigt stadienbezogen den Therapieverlauf der Patienten mit jugulotympanalen Paragangliomen. Bis auf einen Patienten (K., H.) wurden alle operiert. Das

Abb. 1.3. Hirnnervenparesen (n=7) der jugulotympanalen Glomustumoren (n=26)

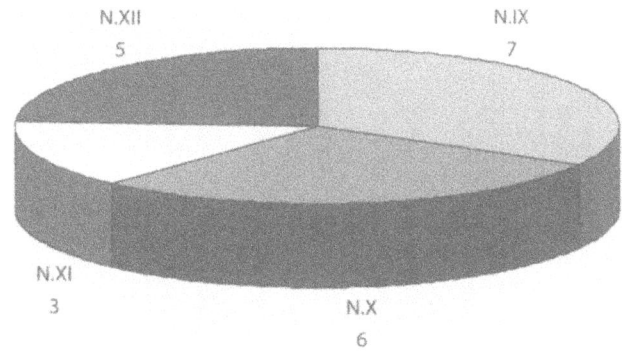

Tabelle 1.1. Therapieverlauf von jugulotympanalen Gangliomen

Fisch-Stadium	Anzahl	Operation	Beobachtungszeit ohne Tumor	Rezidiv
A	7	7	2-mal 1 Jahr; 1,5 Jahre; 2 Jahre; 2-mal 4 Jahre	1
B	10	9	$^1/_2$ Jahr; 2-mal 1 Jahr; 2-mal 2 Jahre; 2-mal 3 Jahre; 14 Jahre	2
C	7	7	3-mal 5 Jahre; 8 Jahre	3
D	2	2	–	2

Tabelle 1.2. Klinischer Verlauf bei Rezidivtumorpatienten

	Alter bei Operation	Stadium nach Fisch	Therapieart	Rezidiv/ Resttumor	Therapie Operation	Therapie Radiologie	Beobachtung	Nervenausfälle	Kontrollzeit [in Jahren]	Alter bei letzter Kontrolle
J., U.	29	A	Operation	4 Jahre	1978	–	Bis 1992	Keine	18	47
W., U.	33	B	Operation + Radiologie	21 Jahre	–	1992	1993	VII, IX, X	22	55
K., H.	77	B	Keine	Tumor	–	–	Bis 2000	VIII	13	90
S., H.J.	53	C	Operation + Radiologie	Resttumor	–	–	–	House II, IX	10	63
S., G.	58	C	Operation	4 Jahre	1996	–	Bis 2001	House III, IX, X	9	67
M., C.	58	C	Operation	5 Jahre	–	–	Bis 2001	House II, IX, X, XI	22	80
M., M.	40	D	Operation + Radiologie	Resttumor	–	1996	–	House V, VIII, X	11	51
H., S.	63	D	Operation	Resttumor	–	–	Bis 2001	House IV, IX, X, XI, XII	3	66

Schicksal der Patienten mit Resttumoren ist in der Tabelle 1.2 dargestellt. Die Patientin M.M. hatte eine große Tumorausdehnung in die hintere Schädelgrube (D_2 nach Fisch) und musste kombiniert neurochirurgisch-otologisch operiert werden. Der an der A. carotis interna verbliebene Tumorrest wurde sechs Jahre nach der ersten Operation radiologisch therapiert.

Schlussfolgerungen

Tympanale Paragangliome (Stadium A + B) können mittels mikrochirurgischer Exstirpation nach Embolisation in der Regel gehörerhaltend entfernt werden. Das neurophysiologische Monitoring des N. facialis ist dabei hilfreich. Breitet sich das Paragangliom unter dem N. facialis zum Hypotympanon bis zum Foramen jugulare aus, sollte der kaudale subfaziale Zugang möglichst ohne Nerventransposition bevorzugt werden. Bei jugulotympanalen Tumoren mit Destruktion des Foramen V. jugulare ist fast immer das Glomus jugulare in der Wand des Bulbus jugulare der Ausgangspunkt, nicht selten besteht ein intravasaler Tumoranteil, der mit Teilen der Venenwand reseziert werden muss (Abb. 1.4). Hierbei ist präoperativ der venöse Fluss in beiden Sinus sigmoidei zu kontrollieren. Gelegentlich bestehen Asymmetrien, die nach Ligatur der großlumigen Seite postoperativ zu zerebralen Drucksteigerungen mit Stauungspapillen führen können.

Die Exposition des Foramen jugulare und der anterioren Abschnitte der Schädelbasis, einschließlich des Canalis arteriae carotis, gelingt mit der nötigen Sicherheit nur nach Transposition des N. facialis. In diesen Fällen ist die Darstellung der Pars nervosa des Foramen jugulare von zervikal her mit Identifizierung der V. jugularis, des N. hypoglossus, N. vagus, N. glossopharyngeus, N. accessorius, des Grenzstranges und der A. carotis interna notwendig.

Ziel der Operation ist es, bei möglichst sicherer Tumorentfernung keine zusätzlichen Defizite an Nervenfunktion zu produzieren. Vor allem unter dem Gesichtspunkt eines benignen Tumors muss die maximale Sicherheit vorgehen.

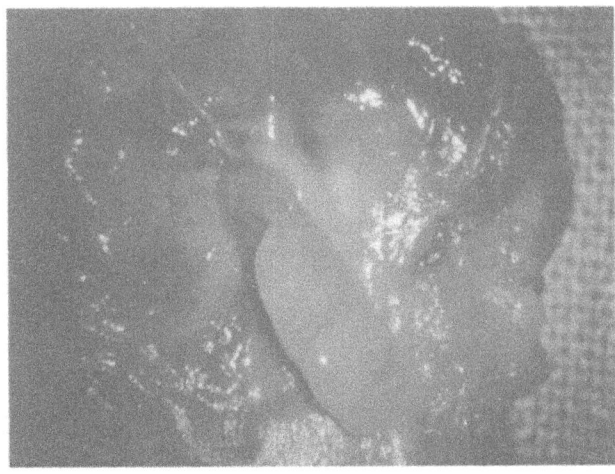

Abb. 1.4. Resezierte Wand eines Bulbus venae jugulare mit intraluminalem Paragangliomanteil

Wir erreichen das durch eine individuelle Zugangsplanung, präoperative Embolisation, neurophysiologisches Monitoring intraoperativ von N. VII, N. X und N. XI, breitflächige Knochenresektion und mikrochirurgische Präparationstechnik mit bipolarer Koagulation. Kleine Tumorzapfen aus der hinteren Schädelgrube werden entfernt. Dehnt sich das Paragangliom um den Karotiskanal aus oder besteht der Verdacht auf eine Wandinfiltration, belassen wir den letzten Tumorrest und empfehlen die sekundäre radiologische Therapie, wenn es zum erneuten Tumorwachstum kommt. Die primäre Radiatio vermeiden wir möglichst. Bei hohem Narkoserisiko, Blutungsneigung und schlecht beherrschbaren Sekundärerkrankungen ist im Einvernehmen mit dem Patienten diese Therapieform anzuwenden.

Literatur

1. Gosepath J, Welkoborsky HJ, Mann W (1998) Untersuchungen zur Biologie und Wachstumsgeschwindigkeit bei Tumoren des Glomus jugulotympanicum und des Glomus caroticum. Laryngorhinootologie 77:429–433
2. Lustig LR, Jackler RK (1996) The variable relationship between the lower cranial nerves and jugular foramen tumors: implications for neural preservation. Am J Otol 17:658–668
3. Nadol JB Jr (1998) Glomus tumors. In: Gates GA (ed) Current therapy in ORL-head and neck surgery Mosby, St. Louis, pp 106–111
4. Pensak ML, Jackler RK (1997) Removal of jugular foramen tumors: The fallopian bridge technique. Otolaryngol Head Neck Surg 117:586–591
5. Raquet F, Mann W, Maurer J, Gilsbach J (1991) Funktionseinschränkungen der kaudalen Hirnnerven nach Operationen von Tumoren im Foramen jugulare. Laryngorhinootologie 70:284–288
6. Schick B, Draf W, Kahle G (1998) Jugulotympanale Paragangliome: Therapiekonzepte in der Entwicklung. Laryngorhinootologie 77:434–443

KAPITEL 2

Der Wert der Somatostatinszintigraphie in der Diagnostik der Paragangliome

O. MICHEL · E. FISCHER · R. BEHR · M. SCHMIDT

Einleitung

Paragangliome sind auch unter dem Namen Chemodektome oder Glomustumore bekannt. Es handelt sich dabei um benigne neuroepitheliale Tumore mit einer Inzidenz von etwa 0,01%, die aus den paraganglionären Zellen im Bulbus caroticum, aus dem Plexus tympani im Hypotympanon und im Bereich des Bulbus venae jugulare entstehen. Sie neigen klinisch zu Rezidiven, zeigen häufig lokal destruierendes Wachstum und metastasieren in seltenen Fällen. Tumoren des Glomus caroticum entarten in 2–13% und damit häufiger als jugulotympanale Paragangliome, die in 1–5% eine Malignisierung aufweisen. Eine hormonelle Aktivität findet sich in 1–2% aller Tumoren. Bei den sporadisch auftretenden Paragangliomen findet man in 5–10% Mehrfachtumoren. Bei der hereditären Form werden dagegen bei bis zu 48% der Betroffenen multilokulär Tumoren gefunden.

Neue Erkenntnisse in der Gendiagnostik deuten bei der hereditären Form auf einen autosomal-dominanten Vererbungsmodus hin. Die Expression des defekten Gens hängt vom Geschlecht des Elternteils ab. Das heißt, dass die Nachkommenschaft phänotypisch gesund bleibt, wenn das defekte Gen mütterlicherseits übertragen wird. So können mit diesem Übertragungsmodus auch Generationen übersprungen werden, andererseits kommen familiäre Häufungen vor, sodass Screening-Untersuchungen für die familiär Betroffenen große Bedeutung haben.

Die initialen Symptome der Glomustumore sind meist diskret. Klassische Befunde bestehen bei den jugulotympanalen Glomustumoren in einem objektivierbaren, pulssynchronen Ohrgeräusch mit einem bläulich-roten Tumor hinter dem Trommelfell (Abb. 2.1), in einer progredienten Schallleitungsschwerhörigkeit und in einem zervikalen Druckgefühl mit Schwellung – insbesondere bei den Glomus-caroticum-Tumoren. Hirnnervenausfälle treten oft erst spät auf. Mit zunehmenden Lebensalter des Patienten zeigen die Tumoren eine geringere Wachstumstendenz.

Diagnostisch sind nach der Ohrmikroskopie, der Auskultation und den audiologischen Tests die bildgebenden Verfahren am wichtigsten. Hierunter kommt insbesondere der Kernspinresonanztomographie eine herausragende Rolle zu, da sie am besten Weichteilprozesse differenzieren kann und Hinweise auf die Vaskularisierung des Gewebes liefert. Im Felsenbeinbereich ist jedoch auch die CT unverzichtbar, da knöcherne Arrosionen und Einwachsungen in Knochenspalten besser dargestellt werden.

Als sicherer Hinweis auf das Vorliegen eines Paraganglioms galt bisher die Angiographie, die den fraglichen Tumor als hochvaskularisiert zu charakterisieren half. Die Angiographie wird zweckmäßigerweise mit einer Embolisation verbunden, die die intraoperativ zu erwartende Blutung zu reduzieren hilft. Ein gewisser Nachteil bei diesem Vorgehen besteht darin, dass die Operation nun in einem Zeitraum von wenigen

Abb. 2.1. Typischer Befund eines bläulich-roten Tumors hinter dem geschlossenen Trommelfell mit objektivierbarem Ohrgeräusch

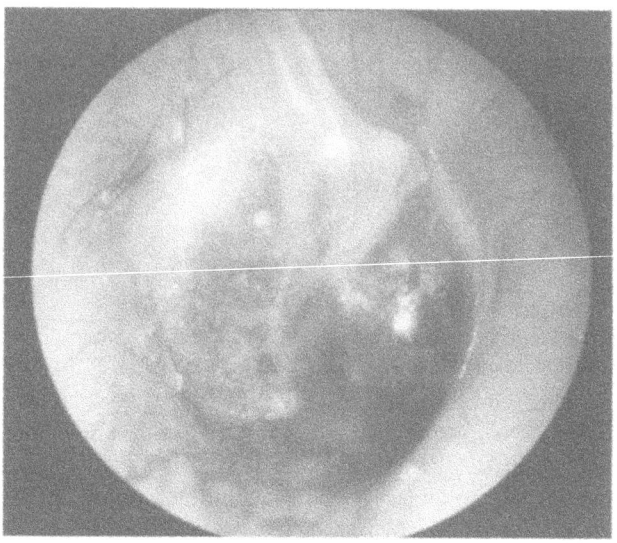

Tagen zu erfolgen hat, da sonst der Effekt der Embolisation durch die Ausbildung von Kollateralen vermindert wird.

Seit wenigen Jahren steht mit der Somatostatinrezeptorszintigraphie (SRS) ein neues diagnostisches Verfahren zur Verfügung, mit dem erst wenige Erfahrungen in der klinischen Routineanwendung gemacht wurden.

Die SRS erlaubt die sensitive Darstellung von allen Tumoren, die Somatostatinrezeptoren exprimieren. Bei diesen meist neuroendokrinen Tumoren handelt es sich um Meningiome, Karzinoide, medulläre Schilddrüsenkarzinome, Phäochromozytome sowie Paragangliome. Wegen ihrer Sensitivität ist die SRS von besonderem Interesse zur Diagnostik der Paragangliome.

Zur Durchführung der SRS wird ein Somatostatinanalogon mit einem radioaktiven Marker verbunden, dieser i.v. injiziert und eine Szintigraphie durchgeführt. Die Anwendung ist einfach, risikoarm und liegt in einem Kostenrahmen von unter DM 1000 pro Untersuchung.

Wir berichten über erste Erfahrungen mit dieser neuen Methode in der Diagnostik der Paragangliome.

Methode und Patienten

Im Zeitraum von 1/99 bis 4/01 wurden in unserer Klinik 10 Patienten mit dem Verdacht auf ein Paragangliom untersucht, 12 Patienten stellten sich zum Ausschluss eines Rezidivs oder eines Residuums vor. 15 dieser 22 Patienten konnten mit einer SRS untersucht werden.

Das Somatostatinanalog 111In-DTPA-D-Phe1-Octreotid (OctreoScan, Fa. Mallinckrodt, Deutschland) wurde jeweils einmalig intravenös verabreicht. Die Radioaktivität betrug 110–220 MBq und die Untersuchung konnte daher in allen Fällen ambulant erfolgen. Nach 4 h und nach 24 h wurde jeweils eine SPECT („single photon emission computed tomography") durchgeführt, die 10–15 min Zeit in Anspruch nahm.

Ergebnisse

Bei 8 Patienten war die SRS positiv, bei 6 Patienten negativ. Bei den positiven Patienten bestätigten sich 3 Rezidiv- bzw. Residualtumore, 4-mal ein Erstbefund und in einem Fall wurde ein weiteres, bisher nicht festgestelltes Paragangliom entdeckt. Bei den als negativ befundeten Untersuchungen wurden später ein hoch stehender Bulbus jugulare, zwei Meningeome, eine Jugularvenenthrombose und ein organisiertes Hämatom festgestellt; eine Tympanoskopie zur Abklärung des Befundes stand zum Zeitpunkt der Erstellung der Veröffentlichung noch aus.

Kasuistik

Bei der 1941 geborenen Patientin wurde 1974 die Erstdiagnose eines beidseitigen Glomus-caroticum-Tumors auswärtig gestellt. Es erfolgte seinerzeit eine Probeexzision auf der linken Seite zur Diagnosesicherung, jedoch keine definitive Operation.

Die Patientin stellte sich 1987 erstmals in unserer Klinik vor. Es wurde der rechtsseitige Glomus-caroticum-Tumor und ein zusätzlich festgestelltes rechtsseitiges Vagusneurinom entfernt. Dieser Eingriff hatte eine rechtsseitige Rekurrensparese zur Folge.

1988 wurde sie mit einer zunehmenden Schwellung des bekannten linkszervikalen Tumors vorstellig. Sie konnte sich zu einer erneuten Operation wegen der nicht auszuschließenden möglichen Risiken nicht entscheiden und wollte lieber in Kontrolle bleiben.

Im März 1999 wurde in einem auswärtig durchgeführten, zervikalen MRT eine deutliche Größenprogredienz des linkszervikalen Tumors festgestellt. Wir entschlossen uns zur Anfertigung einer erstmaligen Somatostatinrezeptorszintigraphie. Rechtszervikal zeigte sich bei Zustand nach Operation bei fehlender Anreicherung kein Anhaltspunkt für ein Rezidiv. Zwei mittelständig zu beobachtende signalreiche Bezirke ließen sich der Hypophyse und der Schilddrüse zuordnen. Linkszervikal stellte sich der bekannte Glomus-caroticum-Tumor dar. Es zeigte sich aber zusätzlich eine weitere Anreicherung eines bisher unbekannten Tumors im Bereich der Schädelbasis links (Abb. 2.2). Die daraufhin erneut angefertigte, diesmal aber weiter nach kranial geführte Kernspintomographie bestätigte das Vorliegen eines an der Laterobasis gelegenen Tumors, der sich anhand der SRS als zweites Paragangliom des Glomus jugulare einordnen ließ (Abb. 2.3).

Diskussion

Die SRS bereichert die Diagnostik von Paragangliomen in Hinsicht auf die oft schwierige Abgrenzung zu anderen raumfordernden Prozessen an der Schädelbasis. Sie erlaubt eine sichere Differenzierung zwischen Narbengewebe und Rezidiv-/Residualtumoren nach erfolgter Operation und kann über eine 3D-Darstellung auch genaue Aussagen zum Tumorvolumen liefern.

Abb. 2.2. Somatostatinszintigraphie: Deutlich sind bei negativem Befund rechts zwei Mehranreicherungen links zu erkennen

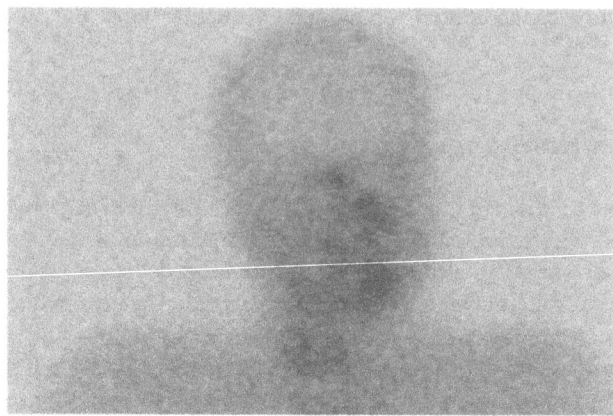

Abb. 2.3. Kernspintomographie, die das Vorliegen zweier linksseitiger Tumoren bestätigt

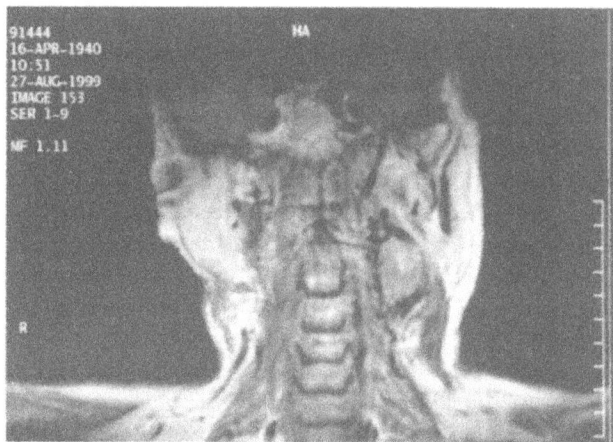

Wegen der hohen Spezifität kann in den Fällen einer negativen Darstellung in den allermeisten Fällen auf die Durchführung einer risikoträchtigen Angiographie verzichtet werden. Eine besonderen Stellenwert vermag die SRS im Screening bei familiärer Häufung von Paragangliomen einzunehmen, wenn ein multilokuläres Auftreten zu erwarten ist.

In unserem diagnostischen Ablauf zur Feststellung von Paragangliomen wird nunmehr in jedem Fall die SRS nach der Kernspintomographie noch vor dem Anfertigen einer Angiographie durchgeführt. In vielen Fällen erübrigt sich dann eine Angiographie.

Da eine durchzuführende Angiographie zweckmäßigerweise mit der Option einer sofortigen Embolisation verbunden werden sollte, wird die Angiographie nur noch nach Bestätigung eines Paraglioms durch einen positiven Befund in der SRS und bei klarem Entschluss zu einer operativen Therapie durchgeführt.

Noch experimentell ist ein sich aus der Somatostatinrezeptorenexpression der Paragangliome ergebender Therapieansatz, mit dem sich zwei Arbeitsgruppen in Euro-

2 Der Wert der Somatostatinszintigraphie in der Diagnostik der Paragangliome

pa beschäftigen. Das Somatostatinanalogon wird dabei mit einem kräftigen Strahler gekoppelt, der mit dem Somatostatin an die entsprechen Rezeptoren des zu behandelnden Tumors bindet. Dieser soll durch die unmittelbare Bestrahlung zum Schrumpfen gebracht werden. Die ersten Erfahrungen sind abzuwarten; noch äußern sich die Arbeitsgruppen zurückhaltend.

Die bei älteren Menschen zu beobachtende geringe Wachstumstendenz der Paragangliome hat dazu geführt, dass bei diesen Patienten die Indikation zur sofortigen Operation zunehmend in Frage gestellt wird. Wir vertreten ebenfalls diese Auffassung, da die Beschwerden häufig so diskret sind, dass sie keine wesentliche Einschränkung der Lebensqualität darstellen. In solchen Fällen kann bei älteren Menschen eine „Wait-and-scan-Haltung" durchaus gerechtfertigt sein, da trotz intraoperativem Monitoring irreversible Hirnnervenschädigungen durch die Operation nicht ausgeschlossen werden können und oftmals die Kollateralschäden den möglichen Nutzen überwiegen.

KAPITEL 3

Das Felsenbeinkarzinom – eine interdisziplinäre Herausforderung

P. R. ISSING · J. H. KARSTENS · H. BECKER · T. LENARZ

Einleitung

Im Unterschied zu bösartigen Neubildungen der Ohrmuschel sind Malignome des Gehörgangs und des Mittelohrs relativ seltene Ereignisse, die wegen ihrer initial meist unspezifischen Symptomatik häufig verkannt und damit spät zur eigentlichen Diagnose und der entsprechenden Therapie kommen. Erschwerend kommt hinzu, dass viele Patienten in der Anamnese Probleme mit den Ohren im Sinne einer Otitis media chronica aufweisen und damit das häufigste Initialsymptom, die Otorrhö, nicht als Alarmzeichen werten. Eine Verschlechterung des Hörvermögens wird wegen der oft vorbestehenden Schallleitungsschwerhörigkeit subjektiv meist nicht registriert. Typisch sind Schmerzen in der Tiefe des Ohrs, die sich im weiteren Verlauf der Erkrankung bei Infiltration der Dura oft bis zur Unerträglichkeit steigern können. Eine Fazialisparese, Ertaubung oder Schwindel als klinisches Korrelat einer Labyrinthbeteiligung sowie Ausfälle der kaudalen Hirnnerven Nn. IX bis XII sind Zeichen eines weit fortgeschrittenen Krankheitsprozesses, der in der Regel nicht mehr kurativ behandelt werden kann.

Angaben zur Epidemiologie sind bei seltenen Erkrankungen problematisch und mit einer hohen Fehlerrate behaftet. Nach Clark beträgt die Häufigkeit etwa ein Erkrankungsfall auf 1 Million Einwohner pro Jahr. In einer ähnlichen Größenordnung liegen die Angaben zur Inzidenz von Stell, der für Frauen ein Auftreten von $1:10^6$ pro Jahr und für Männer von $0,8:10^6$ pro Jahr über einen Zeitraum von 10 Jahren bei einem Geschlechtsverhältnis von 1,2:1 zugunsten des weiblichen Geschlechts gefunden hat.

Zur präoperativen Ausdehnungsbestimmung und Abklärung regionärer Metastasierung ist der Einsatz moderner bildgebender Verfahren unerlässlich. Dabei bietet sich zur Beurteilung der knöchernen Destruktion die Computertomographie an, während die Magnetresonanztomographie wegen ihrer besseren Weichteilauflösung vor allem zur Klärung der Frage nach intrakranieller Ausdehnung Vorteile aufweist. Sonographisch lassen sich die Beteiligung der Gl. parotidea sowie die regionären Lymphknotenstationen untersuchen. Vor ausgedehnten Eingriffen, wie der Petrosektomie, ist die Indikation zur Angiographie evtl. mit Embolisationsversuch der A. carotis interna individuell zu stellen.

Da bisher weder die UICC [2] noch das AJCC eine Tumorklassifikation für Malignome des Felsenbeins entwickelt haben, ist die Vergleichbarkeit der Therapieergebnisse verschiedener Arbeitsgruppen zusätzlich erschwert. Stell [3] hat 1984 ein Klassifikationssystem für diese Tumorentität vorgeschlagen. Dabei gelten für die T-Stadien des Primärtumors folgende Kriterien:

3 Das Felsenbeinkarzinom – eine interdisziplinäre Herausforderung

T_1 Tumor ist auf seinen Entstehungsort beschränkt, ohne Fazialisparese, ohne ossäre Destruktion

T_2 Tumor überschreitet seinen Entstehungsort, was sich durch Fazialisparese oder radiologisch nachweisbare Knochendestruktion manifestiert, keine Überschreitung der Organgrenzen

T_3 Klinische oder radiologische Hinweise auf Ausdehnung in umgebende Strukturen (Dura, Schädelbasis, Gl. parotidea, Kiefergelenk etc.)

T_X Alio loco vordiagnostizierte bzw. vorbehandelte Patienten, ungenügende Dokumentation

Da nach den Kriterien des Stadiums T_3 die meisten Patienten in diese Kategorie zu subsumieren sind und es für die Prognose einen wesentlichen Unterschied macht, ob lediglich das Kiefergelenk oder die Schädelbasis mit Dura infiltriert sind, schlagen Clark et al. [1] folgende Modifikation der Klassifikation nach Stell [3] vor:

T_3 Extratemporale, aber extrakranielle Ausbreitung auf Gl. parotidea, Kiefergelenk, Haut

T_4 Extratemporale, aber kranielle Ausbreitung auf Schädelbasis, Dura

Wegen des therapeutischen wie prognostischen Unterschieds zwischen einer extrakraniellen bzw. einer kraniellen Ausbreitung über die Organgrenzen hinaus erscheint diese Modifikation zur individuellen Risikoabschätzung und damit Planung einer adäquaten Therapie besser geeignet.

Therapeutisch wird von den meisten Arbeitsgruppen die operative Resektion des Tumors mit postoperativer Bestrahlung der Vorzug gegeben, wobei die Prognose der Patienten mit meist deutlich fortgeschrittenem Tumorleiden insgesamt nicht günstig ist.

Material und Methoden

Die Krankenakten von 15 Patienten mit einem Karzinom des Gehörgangs bzw. Mittelohrs, die zwischen den Jahren 1993 und 2000 an der Klinik für Hals-Nasen-Ohren-Heilkunde der Medizinischen Hochschule Hannover behandelt worden waren, wurden retrospektiv analysiert. Zur präoperativen Ausdehnungsbestimmung wurde bei allen Patienten eine kraniale Computer- und Magnetresonanztomographie (Siemens, Somatom 3, und General Electric, Signa) durchgeführt. Zur Abklärung des Halslymphknotenstatus wurden die Patienten sonographisch mit dem Siemens Quantum 2000 untersucht. Patienten, bei denen eine Petrosektomie geplant war, wurden zusätzlich angiographiert (DSA-Technik). Intraoperativ erfolgte bei den Patienten mit intakter Fazialisfunktion ein Monitoring mit dem NIM-2-Gerät von XOMED-Treace.

Ergebnisse

Die 15 Patienten (9 weiblich und 6 männlich) waren zum Zeitpunkt der Untersuchung durchschnittlich 59,4 (38–88) Jahre alt. Die initiale Symptomatik mit einer Dauer von meist mehreren Wochen bestand in 6 Fällen in einer teils fetiden, teils trüben, später zunehmend hämorrhagischen Ohrsekretion sowie in progredienten Ohrenschmerzen. Vier Patienten – alle waren vor Jahrzehnten im Sinne einer Radikaloperation behandelt worden – führte eine plötzlich aufgetretene Gesichtslähmung in ärztliche Behandlung. Bei weiteren zwei Patienten waren in der Anamnese rezidivierende Mittelohrentzündungen zu eruieren.

Bemerkenswert erscheint die Tatsache, dass einer Patientin eine massive, nicht schmerzhafte, bilaterale Halsschwellung als primäres Symptom aufgefallen war. Die jüngste Patientin war mehrere Wochen unter der Diagnose einer Otitis externa diffusa frustran behandelt worden, wobei wegen zunehmender Schmerzsymptomatik und sanguinolenter Otorrhö die Biopsie zur endgültigen Diagnose führte.

Die Diagnose eines Karzinoms wurde lediglich bei neun Patienten präoperativ durch eine Biopsie gestellt, während vier andere Patienten unter dem Verdacht auf ein Cholesteatom – bzw. Rezidivcholesteatom bei den Patienten mit der Radikalhöhle im Sinne einer Tympanoplastik – mit Radikalhöhlenanlage bzw. Höhlenrevision operiert wurden. Bei drei Patienten bestand in der bildgebenden Diagnostik Tumorverdacht, der über eine operativ entnommene Biopsie gesichert wurde.

Histologisch ergab sich in zehn Fällen ein verhornendes Plattenepithelkarzinom durchweg mäßiger Differenzierung. Bei der Patientin mit den ausgedehnten beidseitigen Halslymphknotenmetastasen fand sich bioptisch bzw. nach radikaler „neck dissection" im Operationspräparat ein großzelliges Karzinom, das von den Pathologen am ehesten als Adenokarzinom klassifiziert wurde. Je einmal fanden sich ein in eine Mastoidektomiehöhle vorgewachsenes Basaliom, ein Rhabdomyom und ein Chondrosarkom sowie die Metastase eines Prostatakarzinoms in das Felsenbein.

Bei der prätherapeutischen Ausdehnungsbestimmung fand sich in allen Fällen in der Computertomographie eine zum Teil erhebliche knöcherne Destruktion des Felsenbeins, während bei vier Patienten anhand der kernspintomographischen Befunde eine Durainfiltration vermutet wurde, was sich in drei Fällen auch histologisch nachweisen ließ. Schwierigkeiten bei der radiologischen Abschätzung der Tumorexpansion ergaben sich in medialer (A. carotis interna), posteriorer (Sinus sigmoideus) und superiorer Richtung (Dura der Fossa cranii media), wobei das Ausmaß der Infiltration zum Teil unterschätzt wurde. Eine exakte intraoperative Übereinstimmung fand sich in Richtung Kiefergelenk und Hypotympanon. Nach den Kriterien der Klassifikation von Stell [3] bzw. ihrer Modifikation von Clark et al. [1] waren zwei Patienten im Stadium T_2, je fünf im Stadium T_3 und acht im Stadium T_4.

Metastasen in die regionären Lymphknotenstationen wurden fünfmal beobachtet, wobei bei einem Patienten Lymphknotenmetastasen zusammen mit einem lokalen Rezidiv bzw. Residualtumor auftraten. Nach den derzeit gültigen Kriterien der UICC [2] zur Klassifikation von Halslymphknotenmetastasen lag bei unseren Patienten dreimal das Stadium N_{2b} und je einmal das Stadium N_{2a} bzw. N_3 vor.

Fernmetastasen sind bei keinem unserer Patienten aufgetreten und wurden vor Einleitung der definitiven Therapie durch Knochenszintigraphie, Röntgenthorax und Abdomensonographie ausgeschlossen.

Therapeutisch sind zwölf Patienten an ihrem Primärtumor operativ behandelt worden, wobei in zehn Fällen dies in kurativer Absicht und bei zwei Patienten wegen unerträglicher Schmerzen palliativ durchgeführt wurde. Dabei wurden die tumorbefallenen Anteile des Felsenbeins im Sinne einer subtotalen bzw. totalen Petrosektomie nach Fisch zusammen mit Gehörgangsanteilen entfernt und der Gehörgang blindsackähnlich verschlossen. In fünf Fällen musste die Ohrmuschel mitentfernt werden. Die ausgedehnten Resektionshöhlen wurden mit Bauchfett und einem Temporalis- bzw. kranial gestielten Sternokleidomastoideusmuskellappen obliteriert. Zusätzlich war bei vier Patienten ein mikrovaskulärer Latissimus dorsi bzw. gestielter Pectoralis-major-Lappen zum Defektverschluss notwendig.

Bei allen so operierten Patienten erfolgte eine totale Parotidektomie, wobei dreimal der N. facialis unter Monitoring primär erhalten werden konnte und in den restlichen Fällen mit einem Interponat des N. suralis bzw. N. auricularis magnus rekonstruiert wurde. Insgesamt konnte der Primärtumor bei acht Patienten histologisch im Gesunden entfernt werden.

Eine funktionserhaltende „neck dissection" wurde bei drei Patienten durchgeführt. Wegen massiver bilateraler Halslymphknotenmetastasen war bei einer Patientin zunächst eine beidseitige funktionserhaltende „neck dissection" im Sinne einer Tumormassenreduktion geplant, wurde aber wegen ausgeprägter Infiltration in die V. jugularis interna als einseitige radikale „neck dissection" beendet. Wegen massiver Progression des primär als inoperabel eingeschätzten Tumors des Felsenbeins erfolgte die Bestrahlung des Primärtumors und des Lymphabflussgebietes. Bei zwei Patienten wurde wegen eines reduzierten Allgemeinzustands und des hohen Lebensalters auf eine operative Therapie verzichtet und eine primäre Radiatio eingeleitet.

Zehn Patienten wurden einer adjuvanten postoperativen Bestrahlung zugeführt, wobei wegen Wundheilungsstörung und persistierender Liquorfistel, die eine plastische Deckung mit einem myokutan gestielten Trapeziuslappen notwendig machte, in einem Fall erst das lokoregionäre Rezidiv bestrahlt werden konnte. Eine zusätzliche Chemotherapie wurde bei drei Patienten indiziert.

Insgesamt wurden zwölf Patienten in kurativer Intention behandelt, während bei den restlichen drei aufgrund der Ausdehnung des Primärtumors eine sinnvolle radikale Therapie nicht mehr möglich erschien. Bei einer auswärts vorbehandelten Patientin mit einem ausgedehnten Rezidiv wurde lediglich eine Schmerztherapie eingeleitet.

Bisher sind acht Patienten nach einer durchschnittlichen Nachbeobachtungszeit von $3^{1}/_{2}$ Jahren verstorben, wobei in einem Fall computertomographisch vier Wochen vor dem Tod keinerlei Hinweis auf ein lokoregionäres Rezidiv bestand, die exakte Todesursache aber wegen des fehlenden Einverständnisses zur Obduktion nicht eruiert werden konnte. Drei Patienten leben derzeit noch mit einem Lokalrezidiv.

Schlussfolgerungen

- Das Karzinom des Gehörgangs und Mittelohrs ist selten und sollte bei Patienten mit Otitis media chronica in der Anamnese bei Auftreten von hämorrhagischem Ohrsekret und massiven Schmerzen mit in die differentialdiagnostischen Überlegungen einbezogen werden.
- Eine einmalig negative Biopsie schließt ein Karzinom keinesfalls aus; vielmehr sind bei Routineeingriffen am Ohr aus Granulationsgewebe prinzipiell Proben zur histologischen Untersuchung zu geben.
- Der Lymphknotenstatus ist präoperativ sorgfältig durch bildgebende Verfahren abzuklären.

- Zur präoperativen Klärung der Resektabilität ist der Einsatz moderner bildgebender Verfahren unerlässlich. Dabei ermöglicht die hochauflösende CT des Felsenbeins eine genaue Evaluation ossärer Destruktionen der Schädelbasis (Foramen stylomastoideum, Foramen jugulare, Canalis caroticus), während die MRI eine Abschätzung der Weichteilinfiltration im Bereich der Gl. parotidea, des Kiefergelenks und der Halsweichteile sowie der duralen und intrakraniellen Ausdehnung erlaubt.
- Zur Behandlung sind meist ausgedehnte Eingriffe notwendig; eine postoperative Bestrahlung wird empfohlen.

Literatur

1. Clark LJ, Narula AA, Morgan DAL, Bradley PJ (1991) Squamous carcinoma of the temporal bone: a revised staging. J Laryngol Otol 105:346–348
2. Hermanek P, Scheibe O, Spiessl B, Wagner G (Hrsg) (1992) UICC: TNM-Klassifikation maligner Tumoren, 4. Aufl. Springer, Berlin Heidelberg New York Tokyo, S 15–37
3. Stell PM (1984) Carcinoma of the external auditory meatus and middle ear. Clin Otolaryngol 9:281–299

KAPITEL 4

Unser Konzept beim Karzinom des äußeren Gehörganges

U. Schuss · K. Gückel · R. Hagen

Einleitung

Die Plattenepithelkarzinome stellen die größte, einheitliche Gruppe innerhalb der insgesamt seltenen Malignome des äußeren Gehörganges. Die klinischen Symptome sind derart unspezifisch, dass häufig eine vermeintlich chronische Otitis externa behandelt wird. Erschwerend kommt hinzu, dass, bedingt durch das Fehlen einer subkutanen Gewebsschicht, auch bei noch kleinen Tumoren frühzeitig mit einer Ausbreitung von Tumorzellen über die vorhandenen Knochenfissuren gerechnet werden muss. Angesichts dieser Problematik sind wir der Frage nach der angemessenen chirurgischen Behandlung anhand unseres Krankengutes nachgegangen.

Material und Methoden

In der Zeit von 1988–2000 wurden in unserer Klinik 15 Plattenepithelkarzinome behandelt und nachbetreut. Es wurden nur solche Tumoren erfasst, die vom Epithel des Gehörganges ausgingen, was insbesondere bei ausgedehnteren Karzinomen (T_3 und T_4) mitunter schwer zu beurteilen ist. Tumoren der Ohrmuschel mit Einbruch in den Gehörgang oder andere Karzinome wie das adenoidzystische Karzinom wurden nicht berücksichtigt.

Das Durchschnittsalter der Patienten lag bei 65,1 Jahren. 30% der Patienten (n=5) waren aber bereits zum Zeitpunkt der Erstdiagnose älter als 80 Jahre, was die Möglichkeit langfristiger Nachsorge einschränkt. Der Beobachtungszeitraum betrug in elf Fällen mindestens drei Jahre, vier Patienten wurden erst in den letzten zwei Jahren operativ behandelt.

In allen Fällen wurde die histologische Diagnose prätherapeutisch durch eine Biopsie gesichert. Sämtliche Patienten wurden präoperativ mit axialer Computertomographie, in Einzelfällen zusätzlich mit einer MRT untersucht. Die regionären Lymphknotenstationen der Parotisregion und des Halses wurden sonographisch abgeklärt.

Eine einheitliche und international verbindliche Tumorklassifikation liegt nicht vor. Wir haben uns an der Pittsburgh-Klassifikation orientiert [1, 2], die sich international durchzusetzen scheint und von der Einteilung nach Stell von 1984 (Diskussion bei [4]) dadurch unterscheidet, dass die Fazialisparese als Zeichen einer tiefen Tumorinfiltration angesehen wird, d. h. solche Tumoren einem Stadium T_3 (bei Stell dagegen Stadium T_2) zugeordnet werden.

Die T_1-Tumoren (n=7) waren in ihrer Ausdehnung beschränkt auf den Gehörgang, ohne Zeichen einer Knochenarrosion. Die T_2-Tumoren (n=2) zeigten radiologisch eine Knochenarrosion, aber keine Parese des Nervus facialis und keine Organüberschreitung. Bei den T_3-Tumoren (n=4) zeigten die radiologischen Befunde eine tiefere Knocheninfiltration, einen Einbruch ins Mittelohr oder in das Kiefergelenk. Bei einer Patientin erfolgte auswärts die Diagnosesicherung im Rahmen einer Tympanoplastik (T_x) und eine weitere Patientin zeigte eine Infiltration der Dura, des Kiefergelenkes sowie des Mittelohrs (T_4).

Nur in diesem letztgenannten Fall haben wir auf eine chirurgische Maßnahme verzichtet und eine primäre Bestrahlung durchgeführt.

Tumorklassifikation

- T_1=7
- T_2=2
- T_3=4
- T_4=1

Chirurgische Behandlung

Die *erweiterte Mastoidektomie* umfasst eine En-bloc-Resektion des häutigen, knorpeligen und knöchernen Gehörgangs, einschließlich des Trommelfells. Nach Resektion der Jochbeinwurzel wird das Os tympanicum bis zur Darstellung des knöchernen Fazialiskanals abgetragen und eine offene Mastoidhöhle angelegt. Durch Entfernung des Tragusknorpels und teilweiser Resektion von Knorpel aus dem Cavum conchae wird ein breiter Zugang zur offenen Mastoidhöhle geschaffen.

Die *subtotale Petrosektomie* [3] erweitert den vorgenannten Eingriff um die komplette Entfernung der pneumatischen Räume insbesondere perifazial, peritubar sowie supra- und infralabyrinthär. Die Tube wird ebenso wie der Gehörgangseingang verschlossen und der entstandene Hohlraum mit frei transplantiertem, abdominalem Fett obliteriert. Der Eingriff kann zur otischen Kapsel, zur Dura der mittleren Schädelgrube oder zum Kiefergelenk ausgedehnt werden. Der Eingriff entspricht in etwa der „lateral temporal bone resection" im angloamerikanischen Sprachraum [5].

Übergangslos werden nach Entfernung des Tumors zur Behandlung der Lymphabflusswege die *totale Parotidektomie* und die „neck dissection" angeschlossen. Hierbei muss insbesondere die Fossa retromandibularis mit den Lymphonodi infraauriculares, den lateralen L. retropharyngei und den L. cervicalis profundi beachtet werden [6].

Operationen (n=14)

- Erweiterte Mastoidektomie (n=6)
- Subtotale Petrosektomie (n=8)
    - + Nervus-facialis-Resektion/-Rekonstruktion (n=4)
    - + Kiefergelenkresektion (n=3)
- Totale Parotidektomie (n=12)
- „Neck dissection" (n=13)

Ergebnisse

Wir hatten im genannten Beobachtungszeitraum zwei Therapieversager: Im ersten Fall kam es bei einer 80 Jahre alten Frau mit einem Tumor im Stadium $T_1N_{2b}M_0$ 14 Monate nach erweiterter Mastoidektomie und „neck dissection", aber ohne (!) Parotidektomie und ohne Radiatio, zu mehreren regionalen Metastasen im Bereich der Glandula parotis und der oberen Hals-Gefäß-Scheide.

Im zweiten Fall wurde wegen reduziertem AZ und des hohen Alters (84 Jahre) nach Probeexzision bei einem Tumor im Stadium $T_4N_0M_0$ lediglich eine Strahlentherapie eingeleitet, die eine Progression nicht verhindern konnte.

Diskussion

Publikationen der letzten Jahre berichten nahezu ausschließlich über kleine Fallgruppen. Prasad u. Janecka [9] fanden in einer Übersicht von 96 Publikationen keine randomisierte Studie. Die Vergleichbarkeit der Ergebnisse wird dadurch erschwert, dass in Ermangelung größerer Fallzahlen häufig ein breites Spektrum verschiedener Malignomen (u. a. inkl. Basaliome) zusammen erfasst wird. Ebenso ist die Tumorklassifikation nicht einheitlich.

Einigkeit besteht darin, dass eine chirurgische Entfernung des Karzinoms des äußeren Gehörgangs als Mittel der Wahl angesehen wird [1, 4, 7, 9].

Eine postoperative Radiotherapie wird, abhängig vom Tumorstadium, von den meisten Autoren empfohlen [4, 8, 9]. Moody et al. [7] empfehlen eine Radiatio ab Stadium T_3. Im Falle einer Bestrahlung des Felsenbeines sollten *offene* Mastoidhöhlen aus strahlenphysikalischen Gründen vermieden werden; es empfiehlt sich die Fettaugmentation und der Verschluss des äußeren Gehörgangs.

Therapiekonzept

- T_1-Tumoren
  - Erweiterte Mastoidektomie
  - Totale Parotidektomie und „neck dissection"
- T_2-Tumoren
  - Laterale, subtotale Petrosektomie
  - Totale Parotidektomie und „neck dissection"
- T_3- bis T_4-Tumoren
  - Subtotale Petrosektomie
  - Totale Parotidektomie und „neck dissection", ggf.
    Resektion des Nervus facialis
    Resektion des Kiefergelenks
    Resektion der Dura
    Resektion des Bulbus venae jugularis
- Radiatio ab Tumorklassifikation T_2 und ab N_1

Abb. 4.1. Postoperatives Bild 6 Jahre nach subtotaler Petrosektomie links mit Resektion und Rekonstruktion des N. facialis, totaler Parotidektomie, „neck dissection" und Implantation von Bauchfett

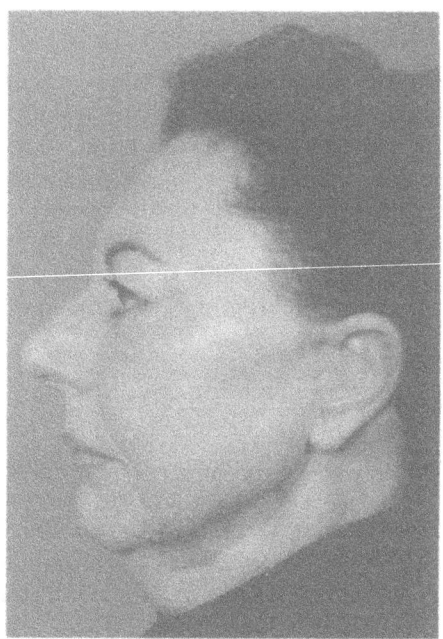

Schlussfolgerungen

Bereits „kleine" Tumoren sollten radikal chirurgisch entfernt werden. Aber auch bei größeren Läsionen, die den Gehörgang weit überschritten haben, kann durch die radikale Operation eine Sanierung erreicht werden. Die mikrochirurgischen Techniken zur Rekonstruktion des Nerven und die Möglichkeit der Deckung auch großer Gewebsdefekte ergänzen in kosmetischer und funktioneller Hinsicht die guten onkologischen Spätresultate (Abb. 4.1).

Literatur

1. Arriaga M, Curtin H, Hirsch BE, Takahashi H, Kammerer D (1990) Staging proposal for external auditory meatus carcinoma based on preoperative clinical examinations and CT findings. Ann Otol Rhinol Laryngol 99:714–721
2. Austin JR, Stewart KL, Fawzi N (1994) Squamous cell carcinoma of the external auditory canal. Arch Otolarngol Head Neck Surg 120:1228–1232
3. Fisch U, Mattox D (1988) Microsurgery of the skull base. Thieme, Stuttgart, pp 4–69
4. Issing PR, Kempf HG, Schönermark M, Lenarz T (1995) Das Felsenbeinkarzinom – Aktuelle diagnostische und therapeutische Aspekte. Laryngorhinootologie 74:666–672
5. Jackler RK (1996) Atlas of neurotology and skull base surgery. Mosby, St. Louis, pp 219–231
6. Krmpotic-Nemanic J, Draf W, Helms J (1985) Chirurgische Anatomie des Kopf-Hals-Bereiches. Springer, Berlin Heidelberg New York Tokyo, S 207
7. Moody SA, Hirsch BE, Myers EN (2000) Squamous cell carcinoma of the external auditory canal: an evaluation of a staging system. Am J Otol 21:582–588
8. Pfreundner L, Schwager K, Willner J, Baier K, Bratengeier K, Brunner FX, Flentje M (1999) Carcinoma of the external auditory canal and middle ear. Int J Radiation Oncology Biol Phys 44:777–788
9. Prasad S, Janecka IP (1994) Efficacy of surgical treatment for squamous cell carcinoma of the temporal bone: a literature review. Otolaryngol Head Neck Surg 110:270–280

KAPITEL 5

Möglichkeiten und Grenzen der Karotiskanalchirurgie

J. Schipper · N. Marangos · W. Maier · U. Spetzger · J. Klisch
H. Husstedt · R. Laszig

Einleitung

Die Möglichkeiten der chirurgischen Exploration des knöchernen Kanals der A. carotis interna sowie der chirurgischen Resektion von Tumoren in dieser Region haben sich in den letzten Jahren erheblich erweitert. Durch die Weiterentwicklung neuroradiologischer Techniken, insbesondere durch die erweiterten Möglichkeiten der Embolisation sowie der intraoperativen Navigation, können heute auch derartig komplexe anatomische Regionen chirurgisch erreicht werden, ohne das Risiko der intraoperativen Morbidität oder Mortalität wesentlich zu erhöhen.

Methoden

Der knöcherne Kanal der A. carotis interna bildet den knöchernen Boden für das Cavum Meckeli. Neben dem Gefäßverlauf der A. carotis interna besteht das Cavum Meckeli aus zahlreichen vitalen Strukturen wie dem Sinus cavernosus sowie Hirnnerven wie dem N. abducens, trochlearis, occulomotorius und trigeminus, deren Verletzung zu einer erheblichen Morbidität oder Mortalität führen würde. Mit Hilfe der Angio-MRT und Angiographie kann bereits präoperativ die Kompensationsfähigkeit des Circulus Willisi getestet und zur Vermeidung einer vital bedrohenden Blutung ein Ballonkatheter in das Lumen der A. carotis interna platziert werden (unterhalb des Abgangs der A. ophthalmica und oberhalb der Karotisbifurkation). Im Falle einer operativ notwendigen Resektion der A. carotis interna kann auf dem Wege einer Angiographie eine permanente Embolisation dieser Gefäßregion erfolgen. Der morphologisch komplex gestaltete Übergang von Weichteilgewebe zum knöchernen Stützgewebe im Bereich der Schädelbasis sowie die unmittelbare Nachbarschaft zu vitalen Nerven- und Gefäßstrukturen erschweren deutlich eine onkologisch sinnvolle Resektion.

Durch Einsatz der 3D-Navigation kann jedoch intraoperativ jederzeit kontrolliert werden, ob die notwendigen Tumorgrenzen und onkologischen Sicherheitsgrenzen erreicht wurden oder nicht. Anhand von drei Beispielen werden die erweiterten Möglichkeiten der Karotiskanalchirurgie demonstriert.

Ergebnisse

Bei den ersten beiden Beispielen handelt es sich um Karzinome im Bereich der Fossa pterygopalatina, die entlang der Tuba auditiva den knöchernen Kanal der A. carotis interna teilweise arrodiert haben und in einem Fall die Gefäßwand der A. carotis interna bereits infiltrierten. Im ersten Fall wurde ein kombinierter synchroner transfrontaler und laterobasaler Zugang gewählt. Der transfrontale Zugang erfolgte über eine modifizierte laterale Rhinotomie von der Gegenseite mit Entfernung des knöchernen Nasenseptums zur Exploration der Rosenmüller-Grube, der laterobasale Zugang als modifizierter infratemporaler Zugangsweg transmastoidal, transtympanal unter Erhalt des Innenohrs entlang der Tuba auditiva bis hin zur Rosenmüller-Grube. Bei beiden Patienten lag bereits präoperativ, bedingt durch das Tumorwachstum, eine ausgeprägte Mittelohrschwerhörigkeit sowie eine Läsion des Ramus maxillaris des N. trigeminus vor, sodass durch die operativ notwendige Resektion des Mastoids und Mittelohrs sowie des 2. Astes des N. trigeminus keine weitere Morbidität erzeugt wurde. Im zweiten Fall erfolgte ein ausschließlich infratemporaler Zugang mit Resektion der A. carotis interna in ihrem knöchernen Verlauf. Präoperativ wurde die A. carotis interna in diesem Bereich embolisiert. In Anlehnung an Glasscock kann somit auch dieser Bereich ausschließlich extradural ohne Retraktion des Neurokraniums über einen Hals-Nasen-Ohren-ärztlichen Zugang exploriert und chirurgisch saniert werden.

Bei dem dritten Beispiel handelte es sich um eine artifiziell entstandene Abduzensparese nach Ballonokklusion einer Karotis-/Kavernosusfistel. Durch Legen dreier Ballons konnte neuroradiologisch zunächst die traumatische Karotis-/Kavernosusfistel verschlossen werden. Jedoch zeigte sich drei Tage postoperativ eine zunehmende Abduzensparese durch den mittleren Ballon in der A. carotis interna. Mit Hilfe der intraoperativen Navigation konnte von endonasal nach Eröffnung der hinteren Keilbeinhöhlenwand der ursächliche Ballon punktiert werden. Nach der transnasalen Entlastung des Ballons im Bereich des Sinus cavernosus und der A. carotis interna kam es zu einer vollständigen Rückbildung der Abduzensparese.

Diskussion

Die drei Beispiele zeigen, wie durch sinnvollen Einsatz mehrerer Fachdisziplinen und der Navigationstechnologie bislang als inoperabel geltende Tumore im Bereich des knöchernen Karotiskanals ohne Erhöhung der Morbidität oder Mortalität chirurgisch resektabel sind. Dies war die Arbeitsgrundlage zur Gründung des ersten anerkannten interdisziplinären Zentrums für Schädelbasis- und kraniofaziale Chirurgie Freiburg zwischen den Abteilungen der Neurochirurgie, Hals-Nasen-Ohrenheilkunde, Mund-, Kiefer- und Gesichtschirurgie, Augenheilkunde, Strahlentherapie und Neuroradiologie sowie einem gemeinsamen Industriepartner, der Firma Stryker-Leibinger, zur Weiterentwicklung von Technologien im Bereich der Navigation und Robotics. Durch jährliche Workshopveranstaltungen sollen die Ergebnisse und Erfahrungen des Zentrums ausgetauscht und weitergegeben werden.

KAPITEL 6

Intrakraniell bedrohliche Erkrankungen durch unscheinbare Entzündungen des Mittelohrs

T. DEITMER · R. SCHULTHEISS

Um die Bedeutung und die Spielarten intrakranieller Komplikationen durch Mittelohrerkrankungen wach zu halten, möchten wir aus unserer Erfahrung über einige Fälle mit einem eher unerwarteten Verlauf berichten.

Die *Patientin I. M., 15 Jahre*, war in einer peripheren HNO-Abteilung zur Operation eines Pars-tensa-Cholesteatomes vorgesehen. Die Kollegen wiesen die Patienten dann jedoch vorzeitig der Klinik zu, da sich nuchale Kopfschmerzen mit einer reaktiven Schiefhaltung der HWS ergeben hatten. Bei Aufnahme bestätigte sich diese Schiefhaltung und eine dolente Kongestion in der Muskulatur unterhalb des Mastoids. Es bestanden eine Schallleitungsschwerhörigkeit, keine Fazialisparese, kein Fieber, kein Meningismus, keine vestibulären Symptome und kein Fistelsymptom. Wir sahen die gegen Mittag eingetroffene Patientin dann für den Folgetag zur Operation unter dem Verdacht auf ein Cholesteatom mit einer beginnenden Ausprägung im Sinne einer Bezold-Mastoiditis vor. Am Operationsmorgen trübte die Patientin ein und entwickelte heftige Kreislaufreaktionen. Eine notfallmäßige Computertomographie zeigt einen erheblich raumfordernden epiduralen Abszess in der hinteren Schädelgrube (Abb. 6.1).

Die neurochirurgische Therapie erfolgte mit einer unmittelbaren Ventrikeldrainage und mit einer offenen Revision des Abszesses. Trotz resistogrammgerecher antibiotischer Therapie kam der Zustand jedoch nicht zur Ausheilung und mehrere teils notfallmäßige Interventionen waren erforderlich. Nach einer hinreichenden Stabilisierung der Patientin konnte dann die operative Revision des Mittelohrcholesteatoms erfolgen, woraufhin auch die intrakranielle Entzündung rasch zur Ausheilung kam.

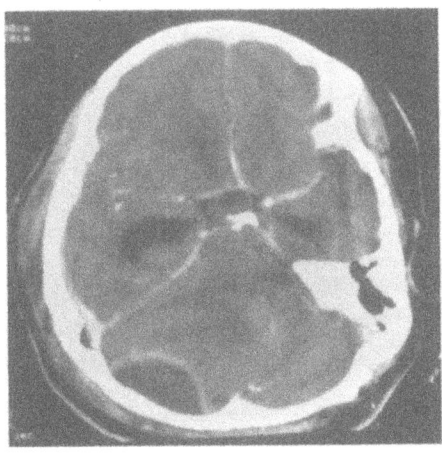

Abb. 6.1. Epiduraler Kleinhirnabszess bei Mittelohrcholesteatom

Die *Patientin L. K., 13 Jahre*, erlitt zwei Monate zuvor eine typische Otitis media, die mit einer 4-tägigen antibiotischen Therapie behandelt wurde. Die Symptomatik klang ab, es entwickelte sich jedoch noch ein bleibendes allgemeines Krankheitsgefühl, zu dem dann nach etwa einem Monat eine homolaterale Abduzensparese, Sehstörungen und beiderseitige Stauungspapillen hinzutraten. Ein externes CT wurde als unauffällig befundet, pädiatrisch-neurologische Untersuchungen inklusive Lumbalpunktion blieben ohne eindeutige Diagnose. Auf einem MRT und einem dazu angefertigten CT waren jedoch eine Mastoidverschattung und ein Prozess in einem großen Foramen jugulare erkennbar (Abb. 6.2 und 6.3).

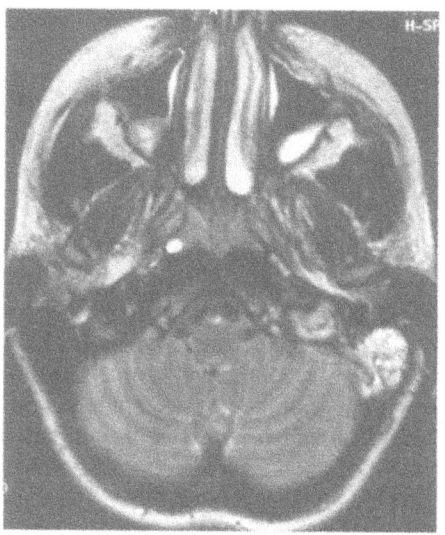

Abb. 6.2. MRT bei chronischer Mastoiditis und Thrombose des Bulbus venae jugularis

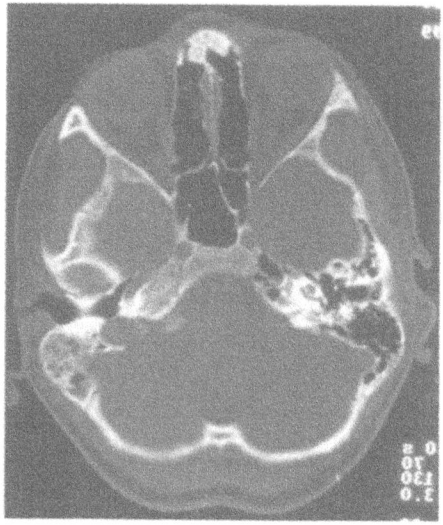

Abb. 6.3. CT bei chronischer Mastoiditis und Thrombose des Bulbus venae jugularis

6 Erkrankungen durch unscheinbare Entzündungen des Mittelohrs

Wir führten gemeinsam eine Mastoidektomie bei granulierender Mastoiditis und eine Freilegung des Bulbus venae jugularis durch. Dieser erschien weich, bläulich und bei Punktion blutführend, sodass wir auch wegen der Dominanz des Bulbus im Seitenvergleich keine chirurgische Eröffnung und Exstirpation durchführten. Unter einer weiteren antibiotischen Therapie mit einer anfänglichen Heparinisierung, später Marcumarisierung, war die Abduzensparese schnell, die Hirndrucksymptomatik mit Stauungspapillen nur recht zögerlich rückläufig.

Die *Patientin W. B., 69 Jahre*, zeigte vor drei Jahren bei einem unsystematischen Schwindel in der MRT eine zystisch wirkende Raumforderung der hinteren Schädelgrube zwischen Pyramidenhinterfläche und dem Kleinhirn (Abb. 6.4).

Der Befund wurde auf subokzipitalem Wege freigelegt und als Cholesteringranulom entleert. Nach drei Jahren entstand unter neuer Symptomatik ein vergleichbares Schnittbild mit einem Rezidiv des Cholesteringranuloms. Da ein Ausgang vom Ohrschädel zu vermuten war, führten wir die neuerliche Freilegung und Drainage im Rahmen einer Mastoidektomie durch, bei der sich auch Cholesteringranulom in den Mastoidzellen fand. Der intrakranielle Anteil wurde entleert und breit in das Mastoid drainiert. Unter der weiteren Verlaufskontrolle ist kein Rezidiv aufgetreten.

Zusammenfassend soll darauf hingewiesen werden, dass recht unscheinbar ablaufende Mittelohrerkrankungen zu bedrohlichen intrakraniellen Befunden selbst in der Zeit moderner Antibiotika führen können. Liegt ein solcher Zusammenhang vor, so sollte eine Sanierung des otologischen Ursprungsherdes erfolgen, sobald der möglicherweise durch die intrakraniellen Veränderungen kritische Allgemeinzustand des Patienten dies zulässt.

Abb. 6.4. Cholesteringranulom der hinteren Schädelgrube

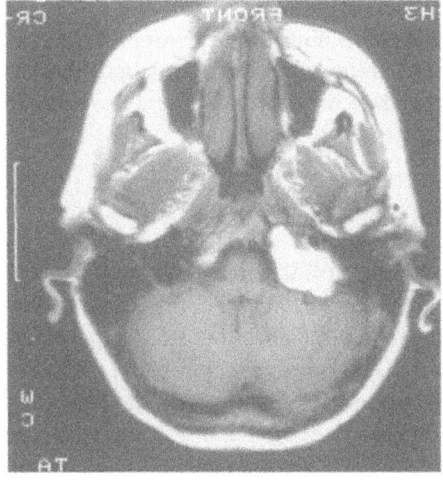

KAPITEL 7

Der transtemporale Zugang zum Klivus und zur petroklivalen Region

Chirurgische Anatomie und klinische Erfahrung

A. Raabe · V. Seifert

Einleitung

Chirurgische Eingriffe zur Entfernung tumoröser und vaskulärer Läsionen im Bereich des Klivus und der petroklivalen Region sind durch die tiefe Lokalisation und die Nähe zu Hirnstamm, Hirnnerven und vitalen neurovaskulären Strukturen historisch mit einer hohen Morbidität und Mortalität assoziiert. Einen wesentlichen chirurgischen Fortschritt stellte die Einführung verschiedener Schädelbasiszugänge dar, bei denen das Prinzip darin besteht, durch Resektion knöcherner Anteile eine Retraktion und Manipulation neuronalen Gewebes zu vermeiden und eine bessere Freilegung der Läsion zu erreichen.

Eine problematische Region bleibt das Gebiet des mittleren Klivus. Zugänge wie von pterional, subtemporal, subokzipital-retromastoidal, weit lateral und transoral-transklival erweisen sich oft als unzureichend für die chirurgische Entfernung klivaler und petroklivaler Läsionen. Transtemporale Zugänge bieten konzeptionell und anatomisch Vorteile, bieten aber als alleinige infratentorielle Zugänge oft keine Verbesserung der Visualisierung.

Wir berichten über unser Konzept der Anwendung des kombinierten suprainfratentoriellen transpetrosalen retrolabyrinthären Zugangs und über klinische Erfahrungen bei der chirurgischen Therapie vaskulärer und tumoröser Läsionen von Klivus und petroklivaler Region.

Material und Methoden

Der kombinierte transpetrosale Zugang wurde bei insgesamt 51 Patienten angewendet. Sie umfassen 32 Patienten mit Tumoren des Klivus und der petroklivalen Region (19 Meningeome, 4 Schwannome, 4 Epidermoide, 2 zystische Ponsgliome, 2 Metastasen und 1 Kraniopharyngeomrezidiv). Bei weiteren 19 Patienten wurden vaskuläre Prozesse operiert (10 Aneurysmen des Basilarisstammes, 3 vertebrobasiläre Aneurysmen, 6 Ponskavernome). Das Ausmaß der Tumorresektion und das Ergebnis der Aneurysmaklippung wurde anhand von postoperativen MRT-Bildern bzw. Angiographien beurteilt. Alle Patienten wurden zur Erfassung von eingriffsbezogenen Komplikationen nachuntersucht.

Chirurgischer Zugang

Die Operation wird standardisiert in halbsitzender Lagerung durchgeführt, bei offenem Foramen ovale auch in Parkbankposition. Nach Anlage eines bogenförmigen

Hautschnittes wird eine sinusübergreifende kombinierte suprainfratentorielle Kraniotomie durchgeführt und die temporale und infratentorielle Dura mater freigelegt. Im Anschluss daran erfolgt die posteriore Petrosektomie mittels High-Speed-Drill zur Darstellung der präsigmoidalen retrolabyrinthären Dura mater. Bei allen 51 Patienten wurde die posteriore Petrosektomie ausschließlich retrolabyrinthär ohne translabyrinthäre oder transkochleare Erweiterung durchgeführt. Ebenfalls in allen Fällen wurde ein präsigmoidaler Zugang als ausreichend empfunden, sodass keine transsigmoidale Erweiterung nötig war. Nach Inzision der temporalen Dura mater und der infratentoriellen präsigmoidalen Dura im Trautmann-Dreieck wird der Sinus petrosus superior unterbunden und das Tentorium parallel zur Felsenbeinkante durchtrennt. Durch diesen entscheidenden Schritt wird eine Mobilisierung des Sinus sigmoideus möglich, sodass eine relativ breite Darstellung des Klivus und der petroklivalen Region erreicht wird. Nach Versorgung des jeweiligen tumorösen oder vaskulären Prozesses erfolgt die Naht und Adaptation der Dura mater sowie das Aufkleben einer Fett- bzw. Muskelplombe und das Wiedereinfügen des Knochendeckels mit Miniplättchen. Der Verschluss des ausgedehnten Petrosektomiedefekts erfolgt mittels Titan-Mash.

Ergebnisse

Von den 32 Tumoren konnten 18 (56%) vollständig exstirpiert werden. Eine subtotale Tumorentfernung (>90%) wurde bei acht Patienten erreicht (25%). Eine Teilentfernung des Tumors von weniger als 90% der Tumormasse konnte bei sechs Patienten erzielt werden (19%). Von den vaskulären Prozessen konnten zwölf Aneurysmen vollständig geklippt werden. Bei einem Aneurysma des Basilariskopfes gelang lediglich eine partielle Klippung. Alle Ponskavernome konnten vollständig exstirpiert werden.

Die operative Mortalität lag bei 2% (1/51). Bei Operation vaskulärer Läsionen traten neue Hirnnervenausfälle in 11% (2/19) auf, von denen 6% (1/19) temporär und 6% (1/19) bleibend waren. Nach Operation klivaler und petroklivaler tumoröser Prozesse traten neue Hirnnervenausfälle in 25% (8/32) auf, von denen 13% (4/32) temporär und 13% (4/32) bleibend waren. Eine postoperative Liquorfistel wurde bei 11% (2/19) der Patienten mit vaskulären Operationen und bei 25% (8/32) der Patienten mit Tumoren beobachtet.

Diskussion

Der lateral-transtemporale Zugang zum Klivus und zur petroklivalen Region stellt eine erhebliche Erweiterung des chirurgischen Repertoires dar. Der alleinige transtemporale Zugang weist für den retrolabyrinthären präsigmoidalen transpetrosalen Zugang den Nachteil auf, dass auch hier nur eine limitierte Freilegung und Visualisierung pathologischer Prozesse möglich ist. Eine Kombination mit dem supratentoriellen infratemporalen Zugang und der Eröffnung des Tentoriums mit der Möglichkeit der Retraktion des Sinus sigmoideus erweitert den Zugang signifikant und erlaubt eine ausreichende Visualisierung von Hirn, Nerven und kritischen neuralen und vaskulären Strukturen. Eine zusätzliche translabyrinthäre Erweiterung ist nur mit einem Gewinn von etwa 3–5 Grad zusätzlicher lateraler Freilegung verbunden und weist das relativ hohe Risiko eines Hörverlustes auf. Eine zusätzliche transkochleäre Erweiterung kann die Freilegung verbessern, sollte aber aufgrund des Hörverlustes und des signifikanten Risikos einer Läsion des N. facialis nur als letzte Alternative angewendet werden. In unserer Serie konnten alle Läsionen durch die Kombination des supratentoriellen infratemporalen Zugangs mit dem infratentoriellen präsigmoidalen retrolabyrinthären Zugang ausreichend freigelegt werden, ohne die Operationsmorbidität durch translabyrinthäre oder transkochleäre Erweiterungen zu erhöhen.

Schlussfolgerungen

Entsprechend anatomischer Studien und unserer klinischen Erfahrungen erweist sich die Kombination aus supratentorieller subtemporaler und infratentorieller präsigmoidaler retrolabyrinthärer transpetrosaler Freilegung bei einem ausgewählten, hochselektierten Patientengut als ein exzellenter operativer Zugang, der die operative Entfernung komplexer tumoröser oder vaskulärer Prozesse von Klivus und petroklivaler Region mit einer akzeptablen Morbidität ermöglicht.

KAPITEL 8

Topographische Anatomie der Felsenbeinspitze und des Dorello-Kanals

A. Prescher · D. Brors · B. Schick

Einleitung

In der anatomischen Literatur werden verschiedene Beschreibungen des Verlaufs des N. abducens in der Region der Felsenbeinspitze und des Sinus cavernosus angegeben. Die unterschiedlichen Meinungen werden durch die folgenden typischen Literaturzitate verdeutlicht:

Rouvière [10]: „C'est dans l'épaisseur de cette membrane que le nerf, oblique en haut et en dehors, croise la face postérieure, puis le bord supérieur du rocher près de sa pointe, en passant en dedans du sinus pétreux supérieur et au-dessous du ligament pétro-sphénoïdal. Ce ligament s'étend du sommet du rocher au bord latéral de la lame quadrilatèrale du sphénoïde."

Hafferl [7]: „Der N. abducens betritt den Sinus cavernosus ebenfalls am dorsalen Ende, dort wo der Sinus petrosus inferior den Sinus verlässt. Die Stelle entspricht der Spitze der Schläfenbeinpyramide. Im Sinus liegt der N. abducens, ebenfalls von Blut umspült, lateral von der Arterie und verlässt den Sinus schließlich durch dessen vordere Wand, etwas caudal von der Mündungsstelle der V. ophthalmica".

Gray [5]: „It pierces the dura mater lateral to the dorsum sellae of the sphenoid bone and then bends sharply forwards as it crosses the superior border of the petrous part of the temporal bone close to its apex. In this situation it is inferior to the petrosphenoidal ligament – a fibrous band which connects the lateral margin of the dorsum sellae to the upper border of the petrous part of the temporal bone near its medial end. It next traverses the cavernous sinus, lying at first lateral and then inferolateral to the internal carotid artery.

Lang [8]: „Zwischen Lig. sphenopetrosum superius, Pyramidenspitze und Dorsum sellae befindet sich eine ovale oder dreieckige Öffnung, die als Dorelloscher Kanal bezeichnet wird. Durch den lateralen Teil dieser Öffnung zieht fast immer der an der Felsenbeinspitze befestigte N. abducens mit seiner duralen und arachnoidalen Scheide hindurch. Selten verläuft der Nerv oberhalb des Bandes oder zwischen zwei Bändern (Variation) hindurch. Dieser Bereich stellt den Anfangsteil des Sinus petrosus inferior dar."

Einige weitere Autoren [1, 9, 11, 12, 13] beschäftigen sich mit dieser interessanten Region und präsentieren komplizierte Konzepte zur Architektur des Dorello-Kanals. Dieses Eponym geht auf eine Veröffentlichung von Primo Dorello (Anatom in Rom und Perugia [2]) in italienischer Sprache aus dem Jahre 1905 zurück. Dorello versucht in seiner Arbeit die leichte Vulnerabilität des N. abducens anhand anatomischer Gegebenheiten zu erklären. Gradenigo veröffentlichte 1906 ein Abstrakt dieser wichtigen Arbeit in deutscher Sprache und wurde dadurch zum Wegbereiter des geläufigen Eponyms „Dorello-Kanal" [3]. Im Gegensatz zu all diesen mehr oder weniger oberflächlichen oder auch teilweise falschen Literaturmitteilungen muss die sehr detaillierte Originalbeschreibung von Wenzel Gruber aus dem Jahre 1859 [6] ins Gedächtnis gerufen werden, die schon alle anatomischen Grundlagen für das Verständnis der Region enthält. Um die augenblicklich verworrene Situation zu klären, erschien es uns ratsam, eigene Untersuchungen zum Dorello-Kanal anzustellen.

Material und Methode

In einer vorläufigen Untersuchung wurden zehn Präparate untersucht. Von fünf Präparaten wurden mit einer Diamantsäge Schnittscheiben angefertigt und die anderen fünf wurden unter dem Operationsmikroskop präpariert. Weiterhin wurden zahlreiche Präparate der laufenden Präparierkurse durchgemustert. Um ein klares Bild von den knöchernen Strukturen zu bekommen, wurden zusätzlich 200 mazerierte Schädel untersucht.

Ergebnisse

Knöcherne Strukturen

In der Region der Felsenbeinspitze und des Dorsum sellae kommen verschiedene Knochensporne vor. Diese verschiedenen Entitäten werden von Gruber [6] genau beschrieben und es besteht überhaupt keine Notwendigkeit, seine Definitionen abzuändern. Für den Verlauf des N. abducens sind nur der Processus clinoideus posterior inferior und der Processus sphenoideus posterior wichtig. Je nach Ausprägung der beiden Fortsätze können drei unterschiedliche Typen der anatomischen Situation in der Region der Felsenbeinspitze und des Dorsum sellae beschrieben werden:

- Typ 1: keine Knochenfortsätze ausgebildet. Kleine Kerbe im Oberrand der Pyramide: 101 (50,5%) beidseitig.
- Typ 2: Processus clinoideus posterior inferior und/oder Processus sphenoideus posterior: 63 (31,5%) beidseitig.
- Typ 3: Foramen petrosphenoideum osseum anomalum Gruber: 9 (4,4%) nur einseitig.

Bandstrukturen

n der Region der Felsenbeinpyramidenspitze und der Sella turcica werden mehrere Bänder beschrieben. Nur das Lig. petrosphenoideum superius ist für den Verlauf des N. abducens von Bedeutung. Bei den Mikrodissektionen stellt sich dieses Ligament als eine leicht präparierbare Struktur dar, die direkt unter der Dura mater liegt. Das Band

8 Topographische Anatomie der Felsenbeinspitze und des Dorello-Kanals

entspringt am Oberrand der Pyramide und inseriert am Processus clinoideus posterior inferior an der lateralen Seite des Dorsum sellae. Manchmal ist das Ligament in zwei oder mehrere Bündel geteilt, die in der Dura mater auf der Rückseite des Dorsum sellae verstreichen.

Venöse Strukturen

Der von einer dünnen bindegewebigen Scheide der Dura mater umgebene N. abducens zieht frei durch den dorsalen Teil des Sinus cavernosus, der trichterartig in den Sinus petrosus inferior übergeht. Dieser dorsale Teil des Sinus cavernosus wird von Bindegewebetrabekeln durchzogen und von Destrieux et al. [1] als „petroclival confluence" bezeichnet.

Topographische Beziehungen

Direkt unterhalb des N. abducens liegt der Eingang des Sinus petrosus inferior, sodass der Nerv geradezu das Dach dieser Öffnung bildet. Aus der Abb. 8.1 ist ersichtlich, dass der N. abducens an keiner Stelle zwischen harten Strukturen eingeklemmt verläuft. An der Pyramidenoberkante ist er jedoch durch straffes Bindegewebe fixiert, sodass hier Zug- und Scherkräfte bei traumatischen Ereignissen übertragen werden können. Im Bereich der Pyramidenoberkante besteht weiterhin eine trabekelartige Aufhängung des Nerven an den Binnenstrukturen des Sinus cavernosus.

Schlussfolgerungen

- Der N. abducens liegt zwischen Lig. petrosphenoideum superius (Gruber) und der Oberkante der Felsenbeinpyramide.
- Der N. abducens wird von einer dünnen Duraschicht umgeben, die an der Felsenbeinpyramide, nicht jedoch am Gruber-Ligament befestigt ist.

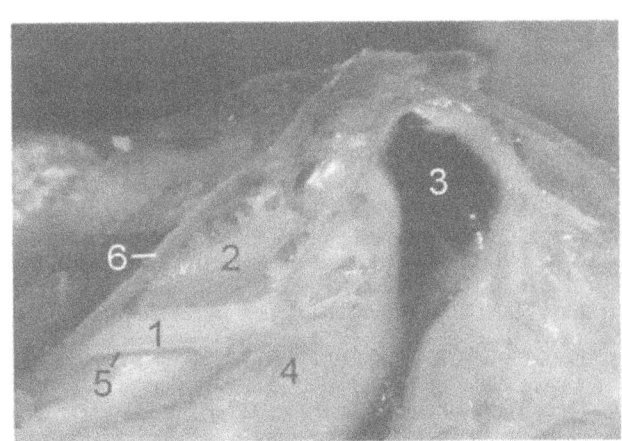

Abb. 8.1. *1* N. abducens, 2 Lig. petrosphenoideum superius (Gruber), 3 A. carotis interna, 4 Pyramidenoberkante, 5 Dura-mater-Scheide des N. abducens, 6 Schnittrand der Dura mater

- Der N. abducens liegt im Sinus cavernosus, oft direkt oberhalb oder im Eingang des Sinus petrosus inferior. Es besteht keine Notwendigkeit, ein „petroclival confluence" zu definieren.
- Der N. abducens verläuft nicht in einem Kanal. Deshalb existiert auch kein „Dorello-Kanal". Wir stimmen mit Destrieux et al. [1] überein, dass dieses Eponym aus der Nomenklatur gestrichen werden sollte, da es anatomisch irreführend ist. Dorello war weiterhin nicht der erste Beschreiber der entsprechenden anatomischen Situation.
- Die Durchtrittstelle des N. abducens sollte als Foramen sphenopetrosum fibrosum bezeichnet werden, wie es Gruber bereits 1859 [6] einführte.
- Wenn das Lig. sphenopetrosum superius (Gruber) verknöchert, resultiert ein akzessorisches knöchernes Foramen, das als „Foramen sphenopetrosum osseum anomalum (Gruber)" bezeichnet werden sollte, da es von Gruber zuerst beschrieben und benannt wurde.
- Dorellos Konzept für die Erklärung der transitorischen Abduzensparese erscheint fragwürdig, weil der Nerv zwischen Knochen und Band nicht eingeklemmt verläuft. Ein leichtes Ödem oder ein Blutstau können deshalb auch keine Kompression des Nerven erzeugen.
- Die hohe Verletzungsgefährdung des N. abducens erklärt sich leicht durch die straffe Fixierung an der wetzsteinartigen oberen Kante der Felsenbeinpyramide. Diese anatomische Situation kann Scherkräfte leicht auf den Nerven übertragen.
- Mikrodissektionen sind nicht geeignet, die Architektur der Region aufzuklären, da die feinen Bindegewebestrukturen zerstört werden. Dies resultiert in einem Kollaps der Hohlstrukturen und Lageveränderungen des Nerven. Die verschiedenen Konzepte der Literatur können auf solche Fehldeutungen zurückgeführt werden.
- Die Nomina Anatomica [4] sind nicht geeignet, die Region ausreichend zu beschreiben, da folgende Strukturen überhaupt nicht benannt werden: Proc. clinoideus posterior inferior, Proc. sphenoideus posterior, Lig. petrosphenoideum superius, Foramen petrosphenoideum fibrosum, Foramen petrosphenoideum osseum anomalum.

Literatur

1. Destrieux C, Velut S, Kakou MK, Lefrancq T, Arbeille B, Santini JJ (1997) A new concept in Dorello's canal microanatomy: the petroclival venous confluence. J Neurosurg 87:67–72
2. Dorello P (1905) Considerazioni sopra la causa della paralisi transitoria dell' adducente nelle flogosi dell' orecchio medio. Atti Clin Otorinolaringoiatrica Univ Roma 3:207–217
3. Dorello P (1906) Über die Ursache der transitorischen Abducenslähmung bei Mittelohrentzündungen. Int Zentralbl Ohrenheilk Rhino-Laryngol 4:418–419
4. Federative Committee of Anatomical Terminology (1998) Terminologia Anatomica. Thieme, Stuttgart New York
5. Gray H (1975) Gray's anatomy, 35. edn. Reprint. Longman, Edinburgh
6. Gruber W (1859) Beiträge zur Anatomie des Keilbeines und Schläfenbeines. Imperatorskaja Akademija Nauk (St. Petersbourg) 7. sér., Tome 1(3):3–13
7. Hafferl A (1969) Lehrbuch der topographischen Anatomie, 3. Aufl. Springer, Berlin Heidelberg New York
8. Lanz T von, Wachsmuth W (1979) Praktische Anatomie, Bd 1: Kopf. Teil B: Gehirn- und Augenschädel. Springer, Berlin Heidelberg New York
9. Nathan H, Ouaknine G, Kosary IZ (1974) The abducens nerve. J Neurosurg 41:561–566
10. Rouvière H (1967) Anatomie humaine, 10. édn. T. 1: Tête et cou. Masson, Paris

11. Umansky F, Elidan J, Valarezo A (1991) Dorello's canal: a microanatomical study. J Neurosurg 75:294–298
12. Vail RL (1922) Anatomical studies of Dorello's canal. Laryngoscope 32:569–575
13. Wolff E (1928) A bend in the sixth cranial nerve – and its probable significance. Br J Ophthalmol 12:22–24

KAPITEL 9

Differentialdiagnosen von Raumforderungen des inneren Gehörgangs

S. Dazert · D. Brors · F. Carducci · A. Greiner · D. Brechtelsbauer
K. Schwager · J. Helms

Einleitung

Raumforderungen im Kleinhirnbrückenwinkel, die histologisch keine Akustikusneurinome (Vestibularisschwannome) darstellen, werden als seltene Prozesse angesehen [1, 3]. Noch weniger häufig finden sich derartige Tumore im inneren Gehörgang. Die vorgestellte Untersuchung wurde mit der Fragestellung durchgeführt, ob eine klinische und radiologische Abgrenzung seltener Tumoren des inneren Gehörganges gegenüber den relativ häufig auftretenden Akustikusneurinomen möglich ist.

Material und Methoden

Aus einer Serie von 351 Patienten, die zwischen 1990 bis 1999 an der Klinik und Poliklinik für Hals-, Nasen und Ohrenkranke der Universität Würzburg an einer Raumforderung des inneren Gehörgangs über einen transtemporalen oder translabyrinthären Zugang operiert wurden, werteten wir diejenigen, die histopathologisch kein Akustikusneurinom aufwiesen, retrospektiv anhand klinischer Symptomatik, präoperativer Bildgebung (CT/MRT), intraoperativer Befunde und histopathologischer Aufarbeitung aus.

Größere Tumoren, die den inneren Gehörgang verließen und sich in Richtung Hirnstamm ausbreiteten, wurden in interdisziplinärer Zusammenarbeit mit den Kollegen der Neurochirurgie über einen subokzipitalen Zugang operiert [6]. Diese ausgedehnteren Befunde fanden in der vorliegenden Untersuchung keine Berücksichtigung.

Ergebnisse

In dem genannten Patientenkollektiv fanden sich sechs Lipome, drei Hämangiome, zwei Neurofibrome, zwei Meningeome, ein Fazialisneurinom und eine Lymphommetastase.

Bildgebung

In acht der insgesamt fünfzehn Fälle lag zum Zeitpunkt der Untersuchung die präoperative Bildgebung vor. Eine Abgrenzung gegenüber Akustikusneurinomen war präoperativ auch bei retrospektiver Auswertung meist nicht sicher möglich. Nur in drei

Fällen, bei einem Hämangiom, einem Lipom und einer Lymphommetastase mit beidseitigem Befall der inneren Gehörgänge, wurde der Verdacht auf einen seltenen Tumor des inneren Gehörganges geäußert.

Symptomatik

Abgesehen von einem Patienten mit Hämangiom, der nur über Schwindel bei erhaltenem Hörvermögen klagte, wiesen alle anderen nachuntersuchten Patienten eine mehr oder minder ausgeprägte Hörminderung in Kombination mit Tinnitus und/oder Schwindel auf.

Operationssitus

Intraoperativ wurde bei 10 der 15 Fälle aufgrund der Morphologie, Vaskularisation und Adhärenz zu Nachbarstrukturen bereits der Verdacht auf eine seltene Raumforderung des inneren Gehörgangs geäußert. Im Vergleich zu Akustikusneurinomen fiel bei den Lipomen eine festere Verbindung zu den umgebenden Hirnnerven und eine härtere Tumorkonsistenz auf. Die Hämangiome waren mit dem N. facialis bindegewebig verklebt und hatten diesen teilweise nach kaudal komprimiert, jedoch ohne funktionelle Beeinträchtigung. Die Lymphommetastase imponierte als gräuliche, stark mit den umgebenden Hirnnerven fixierte Masse, aus der mehrere Proben entnommen wurden.

Diskussion

In der hier nachuntersuchten Patientenserie mit einer Raumforderung des inneren Gehörgangs wiesen 4,3% eine seltene Tumordignität auf, die kein Akustikusneurinom war. In drei großen in der Literatur beschrieben Serien von Kleinhirnbrückenwinkeltumoren waren in 9–24% der Fälle andere Tumoren als Akustikusneurinome nachweisbar [1, 3]. Da in der vorliegenden Studie nur Raumforderungen des inneren Gehörganges, nicht aber solche mit einer Ausdehnung in den Kleinhirnbrückenwinkel berücksichtigt wurden, stimmen die Ergebnisse mit denen anderer Untersucher überein.

Seltene Raumforderungen des inneren Gehörgangs oder des Kleinhirnbrückenwinkels imitieren meist die Symptome und radiologischen Zeichen von Akustikusneurinomen, sodass eine präoperative Unterscheidung zwischen diesen Tumoren schwierig ist. In der kraniellen MRT mit Gabe von Gadolinium, derzeit die Untersuchungsmethode der Wahl, werden unterschiedliche Signalintensitäten zur differentialdiagnostischen Beurteilung herangezogen. Lipome können üblicherweise anhand einer hohen Signalintensität im nativen T1-gewichteten MR-Bild von Akustikusneurinomen unterschieden werden. Letztere weisen im T1-gewichteten MR eine geringe Signalintensität auf. Bei allen anderen genannten seltenen Tumoren des inneren Gehörgangs ist eine präoperative Differentialdiagnose anhand der Bildgebung schwierig, da sie im T1-MR-Bild hypointens sind und nach Gadoliniumgabe das Kontrastmittel anreichern.

Intraoperativ wurde aufgrund der Tumorlokalisation und der Gewebekonsistenz in 10 von 15 der hier vorgestellten Fälle der Verdacht auf einen anderen Tumor als ein Akustikusneurinom geäußert. Operationstechnisch war die Entfernung dieser Prozesse durch Verklebung mit den umgebenden Hirnnerven und ungünstiger zu manipulierender Gewebeeigenschaften gegenüber Akustikusneurinomen erschwert.

Bei den vorgestellten seltenen Prozessen des inneren Gehörgangs war im Gegensatz zu größeren, überwiegend extrameatalen Raumforderungen eine präoperative Einordnung der Tumordignität schwer möglich, sodass erst der intraoperative Befund und die anschließende histopathologische Aufarbeitung zur endgültigen Diagnose führten.

Literatur

1. Bohrer PS, Chole RA (1996) Unusual lesions of the internal auditory canal. Am J Otol 17: 143–149
2. Brackmann DE, Bartels LJ (1980) Rare tumors of the cerebellopontine angle. Otolaryngol Head Neck Surg 88:555–559
3. Kohan D, Downey LL, Lim J, Cohen NL, Elowtz E (1997) Uncommon lesions presenting as tumors of the internal auditory canal and cerebellopontine angle. Am J Otol 18:386–392
4. Moffat DA, Saunders JE, McElveen JT, McFerran DL, Hardy DG (1993) Unusual cerebellopontine angle tumors. J Laryngol Otol 107:1087–1098
5. Thompson J (1976) Cerebellopontine angle tumors other than acoustic neuromas. Acta Otolaryngol 82:106–111
6. Tonn JC, Schlake HP, Goldbrunner R, Milewski C, Helms J, Roosen K (2000) Acoustic neuroma surgery as an interdisciplinary approach: a neurosurgical series of 508 patients. J Neurol Neurosurg Psychiatry 69:161–166

KAPITEL 10

Zum Stellenwert der Sakkotomierevision in der Behandlung des Morbus Menière

G. BAIER · K. SCHWAGER · J. HELMS

Einleitung

Die von Portmann 1927 [4] zum ersten Mal beschriebene Sakkotomie ist eine bewährte chirurgische Therapie bei Morbus Menière zur Druckentlastung des Innenohres. Bei erneuten oder persistierenden Schwindelanfällen nach Sakkotomie stellt sich die Frage, ob eine erneute Sakkuschirurgie sinnvoll ist.

Patienten und Methoden

Von März 1990 bis Januar 2000 wurden 145 Sakkotomien an der Klinik und Poliklinik für Hals-, Nasen- und Ohrenkranke, Kopf- und Halschirurgie der Universität Würzburg durchgeführt. 29 Patienten (12 Frauen, 17 Männer) unterzogen sich einer Sakkusrevision wegen erneuter oder persistierender Schwindelanfälle. Das Durchschnittsalter betrug 49,1 Jahre (24–73 Jahre). 23 Patienten waren primär an unserer Klinik sakkotomiert worden, 6 Patienten auswärts. Die Indikation zur Sakkusrevision wurde gestellt, wenn folgende Punkte erfüllt waren:

- Klinik und Elektrokochleographie sprachen für einen endolymphatischen Hydrops;
- keine oder mangelhafte Besserung der Schwindelsymptomatik durch konservative Therapie;
- es lag ein noch intaktes bzw. verwertbares Hörvermögen vor.

Ergebnisse

Der häufigste intraoperative Befund bei den Sakkusrevisionen war eine Knochenneubildung in der Umgebung des Sakkus (n=11). Bei vier Patienten war der Sakkus nur dekomprimiert, in drei Fällen war er bei der Voroperation nicht erreicht worden. Bei drei Patienten fand sich eine ausgeprägte Fibrose. In zwei Fällen einer Revision kurz nach primärer Operation fand sich ein Fremdkörpergranulom bzw. ein ausgedehntes Hämatom. Bei 18 Patienten führte die Sakkusrevision zu einem vollständigen Sistieren der Schwindelsymptomatik (mittlere Nachbeobachtungszeit: 20 Monate). Eine Linderung der Schwindelanfälle konnte bei vier Patienten erzielt werden. Zwei Patienten erlitten nach 18 Monaten Schwindelfreiheit einen Rückfall. Fünf Patienten zeigten keine klinische Besserung nach Sakkusrevision. In den Fällen erfolgreicher Nachoperation fand sich intraoperativ am häufigsten eine Knochenneubildung in der Umgebung des Sakkus (n=11). Die Sakkusrevision führte bei sieben Patienten zu einem Höranstieg von durchschnittlich 20 dB. Eine Hörverschlechterung (20 dB) trat bei fünf Patienten auf. In den meisten Fällen (n=17) blieb das Hörvermögen unverändert.

Diskussion

Der Morbus Menière ist gekennzeichnet durch Drehschwindelanfälle, eine anfangs fluktuierende Schwerhörigkeit, Tinnitus und ein Druckgefühl im erkrankten Ohr. Pathogenetisch liegt der Erkrankung ein endolymphatischer Hydrops zugrunde [2], dessen Ätiologie bisher ungeklärt ist. Nach erfolglosen konservativen Therapiemaßnahmen der für die Patienten im Vordergrund stehenden Schwindelanfälle wird als chirurgische Therapie die Sakkotomie empfohlen [1, 3].

Im Gegensatz zur Annahme anderer Autoren, dass die Sakkotomie nur einen unspezifischen Effekt habe [5], bestätigen unsere intraoperativen Befunde bei den Sakkusrevisionen die Hypothese, dass die Sakkotomie zu einer Drainage der Endolymphe führt. Bei der Revision wurden zahlreiche Befunde festgestellt, die eine Störung der Drainage der Endolymphe verursachen können. Die Knochenneubildung bzw. Fibrose in unmittelbarer Nähe des Sakkus kann zu einer Dislokation des Silikondreiecks und Blockade der Endolymphdrainage führen. Alle Patienten, bei denen eine Knochenneubildung nach Sakkotomie auftrat, hatten ein beschwerdefreies Intervall nach der Erstoperation.

Da ein Wiederauftreten von Drehschwindelanfällen nach erfolgreicher Sakkotomie häufig auf eine Knochenneubildung zurückzuführen war, ist es wichtig, das Silikondreieck korrekt in den eröffneten Sakkus einzulegen, um eine sichere Drainage auch bei Knochenneubildung zu gewährleisten. Aufgrund unserer Ergebnisse bei primärer und sekundärer Sakkotomie können wir die von anderen Autoren vorgeschlagene Neurektomie als primäre chirurgische Behandlung bei Morbus Menière [6] nicht empfehlen. Die Ergebnisse zeigen, dass einer Sakkusrevision der Vorrang vor einer weitergehenden destruktiven Chirurgie gegeben werden sollte.

Literatur

1. Helms J (1985) Die chirurgische Therapie des Morbus Menière. Arch Otorhinolaryngol [Suppl] 1:67–118
2. Morgenstern C, Zabel A, Lamprecht J (1983) Zur Pathogenese und Klinik des Morbus Menière. Eine Studie an 739 Patienten. HNO 31:140–143
3. Plester D (1970) Die chirurgische Behandlung des Morbus Menière. HNO 18:205–210
4. Portmann G (1927) Endolymphatic decompressive operations for Menière's disease. Laryngoscope 42:802
5. Thomsen J, Kerr A, Bretlau P, Olsson J, Tos M (1996) Endolymphatic sac surgery: why we do not do it. The non-specific effect of sac surgery. Clin Otolaryngol 21(3):208–211
6. Welling DB, Pasha R, Roth LJ, Barin K (1996) The effect of endolymphatic sac excision in Menière disease. Am J Otol 17:278–282

KAPITEL 11

Der subtemporale Zugangsweg – eine gehörerhaltende Alternative beim Felsenbeincholesteatom

W. MAIER · J. SCHIPPER · J. J. ZENTNER · J. R. LASZIG

Einleitung

In der Cholesteatomchirurgie wird üblicherweise der pathologische Prozess nach der Regel „follow the pathology" exstirpiert. Beim ausgedehnten Cholesteatom mit supralabyrinthärem Wachstum und Beteiligung des Felsenbeins impliziert dies bei transmastoidalem Vorgehen eine Labyrinthektomie und somit eine Ertaubung des betroffenen Ohrs. Insbesondere bei Vorliegen einer zusätzlichen kontralateralen Hörminderung führt dies zu einer starken Beeinträchtigung der Patienten. Zudem ist beim Felsenbeincholesteatom die Symptomatik initial meist gering oder uncharakteristisch, sodass bis zur Diagnosestellung ein langer Zeitraum vergehen kann mit entsprechend großer Ausdehnung des Tumors; häufig ist eine Fazialisparese das initiale Symptom [5]. So ist es in hohem Maße relevant, alternative Zugangswege zu anzuwenden, die neben einer guten intraoperativen Übersicht eine vollständige Resektion des Cholesteatoms unter Erhaltung des Gehörs erlauben.

Methoden

Eine 62-jährige Patientin stellte sich mit linksseitiger kompletter peripherer Fazialisparese (House/Brackman VI), die sich ein Jahr zuvor rasch progredient entwickelt hatte, und Otalgie links seit wenigen Wochen vor. Bei Z. n. Radikalhöhlenanlage rechts wegen eines Cholesteatoms 1975 bestand bilateral eine kombinierte Schwerhörigkeit, wobei bei intaktem reizlosem Trommelfell das Gehör links besser war (Hörverlust für Zahlen 50 dB links vs. 60 dB rechts im Freiburger Sprachtest). Im CT fand sich eine Osteolyse im linken Felsenbein bei weitgehend eburnisiertem Mastoid. Gegen eine Mammakarzinommetastase (Z. n. Mammakarzinom 1991) sprachen die geringe Beschwerdeprogredienz in den letzten Monaten und die fehlende Kontrastmittelanreicherung in den T1-gewichteten Aufnahmen des MR [6]. Bei ansonsten negativer Anamnese bezüglich des linken Ohrs wurde die Verdachtsdiagnose eines primären Felsenbeincholesteatoms gestellt, die sich intraoperativ bestätigte. Für die Exstirpation der Raumforderung wählten wir nach interdisziplinärem Konsil im Rahmen des Freiburger Schädelbasiszentrums einen otoneurochirurgischen subtemporalen Zugangsweg mit elektrophysiologischem Monitoring, um das bessere Sprachgehör links zu erhalten.

Ergebnisse

Intraoperativ zeigte sich bei hervorragender Übersicht die laterobasale Dura vom Cholesteatom infiltriert. Sie wurde reseziert und mit Duraplastik versorgt. Das Cholesteatom umschloss bei weitgehender Osteolyse des Felsenbeindaches den Bogengangsapparat von medial, kranial und lateral und im inneren Gehörgang den N. facialis von drei Seiten. Es konnte mikrochirurgisch unter Schonung der knöchernen Labyrinthkapsel in toto abgetragen werden. Der breitflächig bedeckte N. facialis wurde erhalten. Das simultane Monitoring der akustisch evozierten Potentiale wies eine Reduktion derselben während der Präparation im inneren Gehörgang bei jedoch fortbestehend nachweisbarer Hirnstammantwort auf. Auch die Mastoidexploration mit Entfernung der kaudal-lateralen Cholesteatomausläufer und die Inspektion des Mittelohres, das sich intraoperativ als nicht vom Cholesteatom betroffen zeigte, wurden über diesen Zugang vorgenommen. Postoperativ bestand eine geringgradige Verschlechterung des linksseitigen Gehörs, das nun sprachaudiometrisch knapp das schlechtere Ohr war (Hörverlust für Zahlen 65 dB) mit allerdings weiterhin nutzbaren Höreindrücken. Der N. facialis erholte sich binnen 5 Monaten vom Stadium VI nach House und Brackman bis zum Stadium IV und weist seither (20 Monate postoperativ) eine weitere diskrete Verbesserung auf. Weitere bildgebende Kontrollen waren aufgrund einer Verschlechterung des Allgemeinzustandes mit malignem Pleuraerguss nicht mehr möglich.

Diskussion

Das Felsenbeincholesteatom kann sowohl kongenital als auch aufgrund einer chronischen Mittelohrpathologie entstehen (NN). Bei intrakranieller Ausdehnung liegt meist ein supralabyrinthäres Wachstum in die mittlere Schädelgrube vor [6]. Während bis vor wenigen Jahren nur translabyrinthäre (vertäubende) Eingriffe oder eine (palliative) Marsupialisation möglich waren [2], sollte heute je nach Lage des Prozesses ein labyrintherhaltender Zugang erwogen werden [3, 6]. Ein interdisziplinäres otoneurochirurgisches Vorgehen in einem entsprechend ausgestatteten Zentrum bietet beim Felsenbeincholesteatom die optimale Chance, über die Wahl des adäquaten Zugangsweges das Gehör und den N. facialis zu erhalten und zugleich eine vollständige Tumorresektion zu gewährleisten. Der subtemporale Zugang stellt eine Alternative zur transmastoidal-translabyrinthären Operation dar, der insbesondere bei bilateraler Gehörschädigung und bei Überwiegen der supralabyrinthären Cholesteatomanteile vermehrt Beachtung geschenkt werden sollte [1, 4, 9]. Allerdings zeigt unser Fallbericht, dass dieser Zugang außer einem hervorragenden Überblick über das Felsenbein auch eine gute Übersicht über das Mastoid und das Mittelohr bietet, sodass er in Erweiterung des Vorschlags von Yanagihara [9] auch bei Beteiligung des Letzteren angewandt werden kann. Eine klassische Mastoidektomie und/oder Tympanotomie können dann unterbleiben. Zugleich gestattet er eine Resektion und Rekonstruktion betroffener Duraanteile. Auch ein in die Felsenbeinspitze und bis zur A. carotis interna fortgeschrittener Prozess kann so suffizient angegangen werden [7, 8]. Eine vollständige Erholung des N. facialis ist allerdings auch bei vollständiger Resektion des Cholesteatoms aufgrund der lang anhaltenden Kompression und ggf. Infiltration unabhängig vom Zugangsweg selten [9].

11 Der subtemporale Zugangsweg

Zusammenfassend zeigt unser Fallbericht, dass der subtemporale Zugangsweg beim Felsenbeincholesteatom eine sinnvolle Alternative unter Erhaltung der Labyrinthfunktion darstellt.

Literatur

1. Charachon R (1985) Temporal bone choesteatoma. Am J Otol 6:233-236
2. Gacek RR (1980) Evaluation and management of primary petrous apex cholesteatoma. Otolaryngol Head Neck Surg 88:519-523
3. Gianoli GJ, Amadee RG (1994) Hearing results in surgery for primary petrous apex lesions. Otolaryngol Head Neck Surg 111:250-257
4. Glasscock ME, Woods CI et al. (1989) Petrous apex cholesteatoma. Otolaryngol Clin North Am 22:981-1002
5. Gürsel B, Sennaroglu L, Ergin T (1996) Das primäre Cholesteatom der Felsenbeinspitze. Laryngorhinootologie 75:551-553
6. Horn KL (2000) Intracranial extension of acquired aural cholesteatoma. Laryngoscope 110:761-772
7. Naguib MB, Sanna M (1999) Subtemporal exposure of the intrapetrous internal carotid artery. Ana anatomical study with surgical application. J Laryngol Otol 113:717-720
8. Sekhar LN, Schramm VL Jr, Jones NF, Yonas H, Horton J, Latchaw RE, Curtin H (1986) Operative exposure and management of the petrous and upper cervical internal carotid artery. Neurosurgery 19:967-982
9. Yanagihara N, Matsumoto Y (1981) Cholesteatoma in the petrous apex. Laryngoscope 91:272-278

KAPITEL 12

Wie stellt sich die laterale Schädelbasis im Dünnschnittplastinat dar?

W. SCHMIDT · J. H. STEINKE

Einleitung

Im folgenden Beitrag wird die Darstellung der topographischen Schnittanatomie der lateralen Schädelbasis an plastinierten Körperscheiben mit einer Dicke von 0,8 mm behandelt.

Material und Methoden

Die Plastination ist seit ihrer Entwicklung vor 20 Jahren eine sehr beliebte Methode zur Konservierung verwesender Gewebsstrukturen geworden. Die Scheibenplastination wird weltweit in der Dicke zwischen 2,5 und 4 mm angewendet. Schnittanatomie erfährt zurzeit eine Renaissance durch die modernen bildgebenden Verfahren. Dem wird entsprochen z. B. durch das bekannte „Visible Man Project", bei dem ein tiefgefrorener Körper in 1872 Scheiben abgehoben und die Oberfläche digital fotografiert wurde. Bei der Aufnahme scheinen durch den Wassergehalt des Gewebes die tieferliegenden Strukturen hindurch. Deshalb wird auch bei dem Folgeprojekt, bei dem ein Körper in 0,33-mm-Ebenen abgehoben wurde, keine wesentliche Verbesserung der Abbildungsqualität erreicht.

Das Mittel der Wahl bleibt deshalb die tradierte Schnitttechnik, z. B. die Scheibenplastination.

Durch die Verminderung der Schnittdicke wird die Abbildungsqualität erhöht. Wir können eine Schnittdicke von 0,8 mm technisch realisieren. Dadurch ist eine optische Auflösung von 1200 dpi möglich. Die Körperscheiben werden eingescannt und stehen für die Auswertung zur Verfügung.

Ergebnisse

In einer Plastinationsscheibe durch den Kopf von ventral nach dorsal stellen sich Teile der Nasenhöhle, der Sinus maxillaris, die Kaumuskulatur, die mimische Muskulatur, die Pars petrosa des Os temporale sowie die Halswirbelsäule mit anliegender prävertebraler Muskulatur und die Nackenmuskulatur dar (Abb. 12.1).

Vergrößerte Ausschnitte lassen in Höhe des Axis die im Foramen intervertebrale verlaufende A. vertebralis und etwas ventral davon die A. carotis interna und die V. jugularis interna erkennen. Dorsal der beiden Gefäße sind die Nn. vagus et accessorius angeordnet. Vom Proc. styloideus entspringen der M. styloglossus und der M. stylopharyngeus. 8,8 mm nach kranial und nur 0,8 mm unterhalb des Foramen jugulare be-

12 Wie stellt sich die laterale Schädelbasis im Dünnschnittplastinat dar?

Abb. 12.1. Schnitt durch einen Kopf in Höhe des Atlas: Verkl. 0,3:1

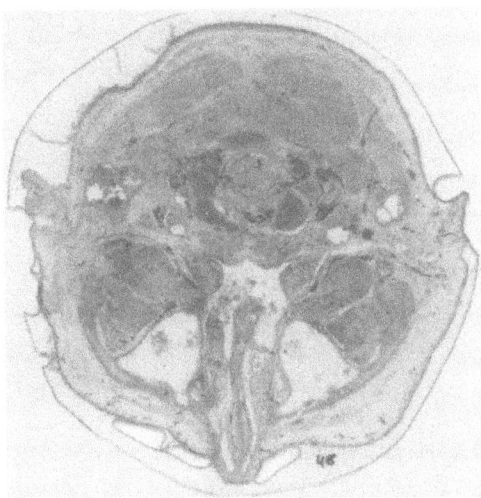

finden sich zwischen den beiden Gefäßen N. vagus, N. accessorius und N. glossopharyngeus (Abb. 12.2).

Das Foramen stylomastoideum mit dem darin verlaufenden N. facialis vervollkommnet den Befund. Im Foramen jugulare ist deutlich eine Abgrenzung zwischen der dorsal verlaufenden V. jugularis interna und dem davor angeordneten Nervenblock, der aus den Nn. vagus, glossopharyngeus et accessorius besteht, zu sehen. Das Ggl. inferius nervi glossopharyngei kleidet die Fossula petrosa aus (Abb. 12.3).

Die A. carotis interna orientiert sich in Richtung auf den Canalis caroticus, um sie danach am Sulcus caroticus des Os sphenoidale weiterzuverfolgen. Der N. opticus, das Chiasma opticum und das Infundibulum hypophysialis verdeutlichen die topographische Nähe. Die folgende Plastinationsscheibe gewährt einen Einblick in die Strukturen des Innenohres. Auch die Nn. facialis et vestibulocochlearis und das Ggl. trigeminale

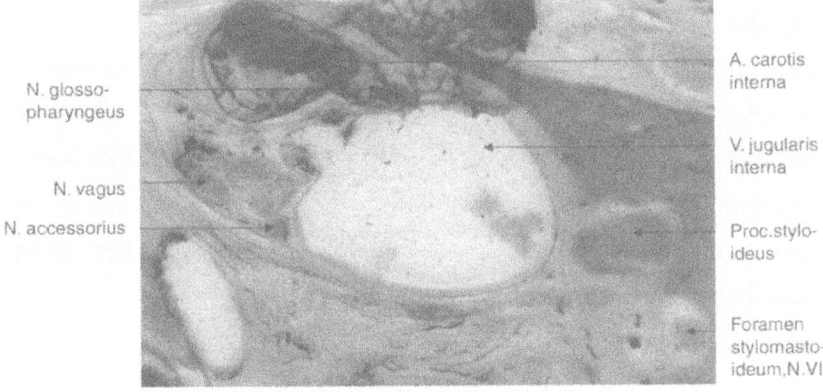

Abb. 12.2. 0,8 mm unterhalb des Foramen jugulare liegende Strukturen; Vergr. 3,4:1

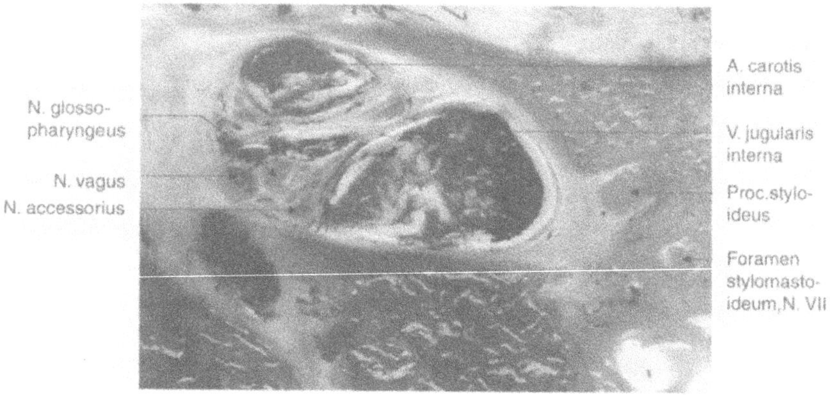

Abb. 12.3. Foramen jugulare; Vergr. 2,7 : 1

sind zu erkennen. Nach Darstellung der knöchernen Strukturen der Paukenhöhle lässt ein Blick in die Fossa pterygopalatina das Ggl. pterygopalatinum und den zu diesem ziehenden N. canalis pterygoidei erkennen. Die topographische Nähe des Sinus maxillaris zur Flügelgaumengrube wird deutlich (Abb. 12.4).

3,2 mm tiefer und lateral der Fossa pterygopalatina erfolgt der Eintritt in die Fossa infratemporalis (Abb. 12.5). Der Processus pterygoideus mit seiner Lamina medialis et lateralis und den aus der Fossa pterygoidea bzw. der Lamina lateralis entspringenden Mm. pterygoideus medialis et pterygoideus lateralis, der Stamm des N. mandibularis, die Chorda tympani, die A. meningea media, der N. auriculotemporalis sowie die A. carotis interna und die V. jugularis interna stellen sich dar. Im 2,4 mm tiefer liegenden Schnitt hat sich der N. mandibularis in seine Äste aufgeteilt: N. lingualis und N. alvolaris inferior mit dem aus ihm abgehenden N. mylohyoideus. Der N. facialis ordnet sich im Kanal zwischen dem Processus styloideus und dem Processus mastoideus an.

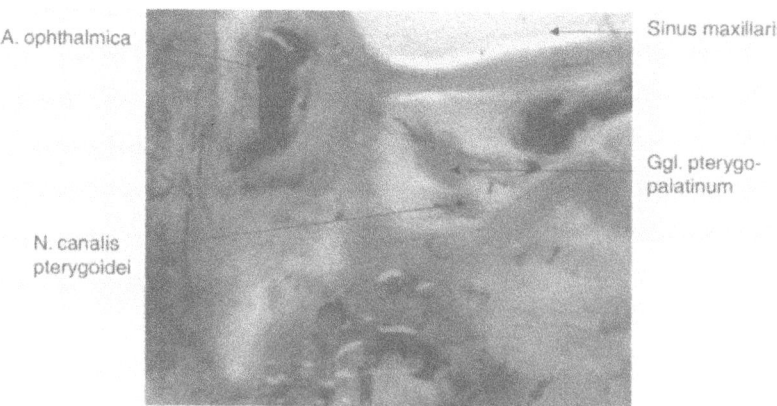

Abb. 12.4. Fossa pterygopalatina; Vergr. 6,6 : 1

12 Wie stellt sich die laterale Schädelbasis im Dünnschnittplastinat dar?

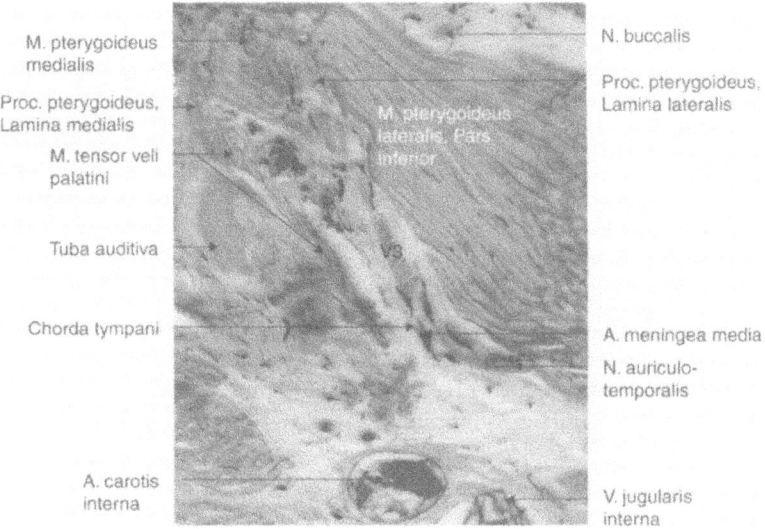

Abb. 12.5. Fossa infratemporalis; Vergr. 1,7:1

Die Mm. tensor veli palatini et levator veli palatini vervollständigen den Ausschnitt. 1,8 mm kaudal sind neben den bereits erwähnten Strukturen die A. carotis externa mit abgehender A. maxillaris und der von dieser nach kranial strebenden A. meningea media dargestellt. Der N. massetericus zieht in den M. masseter hinein (Abb. 12.6).

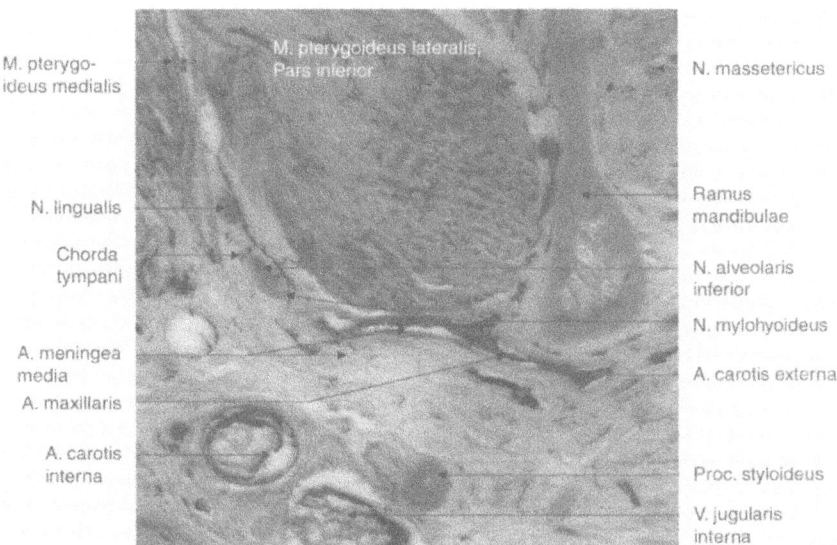

Abb. 12.6. Fossa infratemporalis, 1,8 mm unterhalb der Ansicht in Abb. 12.5; Vergr. 1,5:1

Diskussion

Mit unseren Befunden können wir nachweisen, dass unfixierte Präparate, die als 800 µm dicke Körperscheiben plastiniert sind, ähnliche Qualität wie gezeichnete Lehrbuchdarstellungen aufweisen. Vor allem die injizierten Blutgefäße, Muskelgewebe und Organe können in ihrem unkollabierten und nicht verschobenen Zustand sehr gut beurteilt werden. Besonders Nerven werden topographisch unzerstört in der ursprünglichen Lage dargestellt, weil sie optisch dichter sind und dadurch einen anderen Lichtbrechungsindex aufweisen. Die Lagebeziehungen der Strukturen lassen sich sehr gut bis in den feinsten Bereich darstellen. Diese Technik eignet sich hervorragend zur Untersuchung im wichtigen Übergangsbereich von der Makroskopie zur Mikroskopie. Der weiteren Verbesserung der Bildanalysesysteme bleibt es vorbehalten, Ganzkörperplastinate in einer entsprechend hohen Auflösung und der damit verbundenen Vergrößerung des Datenumfanges dreidimensional zusammensetzbar zu machen.

Literatur

Hagens G von (1979) Emuslifying resins for plastination. Plastination mit emulgierenden Kunststoffen. Der Präparator 25:43-50

Hagens G von (1985) Heidelberger Plastinationshefter. Anatomisches Institut Heidelberg

Hagens G von, Tiedemann K, Kritz W (1987) The current potential of plastination. Anat Embryol 175:411-421

Romrell LJ, Mancuso AA, Larkin LH, Rarey KE, Mahan PE, Ross MH (1996) Kopf und Hals – Schnittanatomie und Tomographie mit klinischen Bezügen. Ullstein Mosby, Berlin Wiesbaden

Romrell LJ, Lanier L, Ross MH, Hagens G von (1996) Der menschliche Körper – Schnittanatomie und Tomographie, Ullstein Mosby, Berlin Wiesbaden

KAPITEL 13

Langerhans-Zellhistiozytose mit Beteiligung des Felsenbeins

D. BRORS · M. SCHÄFERS · B. SCHICK · G. KAHLE · W. DRAF

Einleitung

Die Langerhans-Zellhistiozytose (LCH) ist eine seltene proliferative Erkrankung, die sich vor allem im Kindesalter manifestiert. Das Auftreten lokaler Granulome (Hand-Schüller-Christian-Krankheit, eosinophiles Granulom) oder die breite Ausdehnung auf verschiedene Organsysteme (Letterer-Sive-Krankheit) sind typisch. Spezifische dendritische Zellen (Langerhans-Zellen) des Makrophagen-Monozyten-Systems bilden mit Lymphozyten, Eosinophilen und Histiozyten das klassische Infiltrat bei dieser Erkrankung [2]. Die Ätiologie dieser Erkrankung ist noch immer unklar, eine neoplastische oder reaktive Genese wird neben einer aberranten Immunfunktion diskutiert. Aktuelle Studien weisen auf eine klonale Proliferation von Langerhans-ähnlichen Zellen hin [1, 3]. Der Erkrankungsgrad reicht von solitären lytischen Knochenläsionen (meistens bei Erwachsenen) bis hin zu letalen Leukämie-ähnlichen Verläufen (häufig bei betroffenen Kindern). Kopf- und Halsregion sind typische Lokalisationsorte der benignen Formen [2] und können Initialsymptom verschiedener schwerwiegender Variationen sein. Das Felsenbein und der Schädel sind besonders häufig betroffen [5, 6]. Die klinische Symptomatik, das therapeutische Prozedere sowie die Prognose hängen von der Ausdehnung der Erkrankung sowie dem Erkrankungsalter des Patienten ab. Operative Intervention, Radio- und Chemotherapie sind verschiedene therapeutische Optionen. Eine lokalisierte Affektion (z. B. Knochen oder Lymphknoten) haben allgemein eine gute Prognose bei spontaner Remission oder operativer Resektion bzw. Radiochemotherapie [1]. Die häufigen Manifestationen im Kopf-Hals-Bereich erfordern die Kenntnis dieses Krankheitsbildes in allen an der Schädelbasis tätigen Fachgebieten.

Ziel des Beitrages ist, anhand einer Falldemonstration die Erfahrungen in der Diagnostik und Therapie der Langerhans-Zellhistiozytose mit Beteiligung des Felsenbeins vorzustellen und zu diskutieren.

Material und Methode (Falldarstellung)

Ein 12-jähriger Patient stellte sich 1979 mit rezidivierenden Weichteiltumoren des Kopfes, multiplen Knochenläsionen in verschiedenen Extremitäten (Femur, Tibia) sowie des Schädels (Abb. 13.1) vor. Anhand einer Hautbiopsie und Knochenmarkspunktion wurde die Diagnose einer Langerhans-Zellhistiozytose gestellt. In den nachfolgenden Jahren wurde der Patient alle 6 Monate aufgrund von weiteren schmerzhaften Tumoren in der Halswirbelsäule, dem Becken, beiden Sprunggelenken sowie im linken Femur behandelt. Trotz Einleitung einer lokalen Radiatio hatte der Patient weiter

Abb 13.1. Laterales Schädelröntgenbild mit Darstellung mehrerer Osteolysen der Schädelkalotte, die Granulomen der bekannten Langerhans-Zellhistiozytose entsprechen

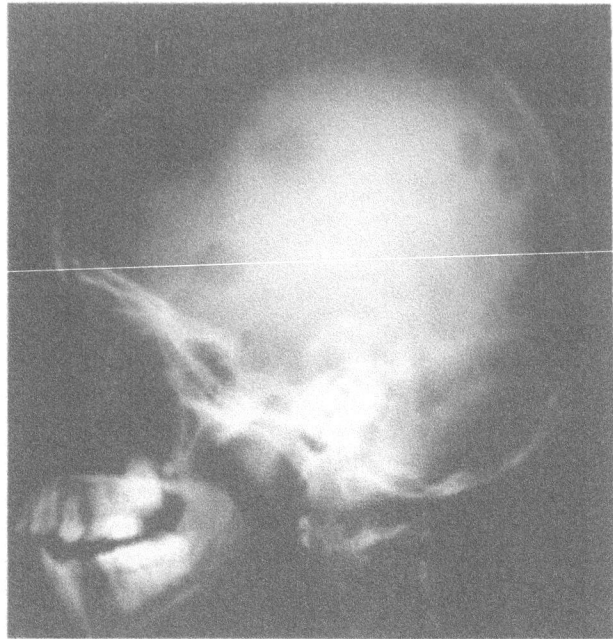

Schmerzen, bedingt durch Tumoren in der rechten Mandibula, dem proximalen Femur und der Tibia. 1986 klagte der Patient über eine rezidivierende Otorrhö, radiologisch war eine Felsenbeindestruktion nachweisbar, die erneut mit einer lokalen Radiatio behandelt wurde. Topische Applikation von Steroiden, lokale Radiatio sowie eine Chemotherapie mit systemischer Applikation von Steroiden, Methotrexat, Vinblastin und Azathioprin konnte nicht die Entstehung weiterer Läsionen in den nachfolgenden Jahren verhindern. 1989 klagte der Patient über Schwindel, Sehstörungen und Otorrhö ohne Beeinträchtigung des Hörvermögens.

Ergebnisse

Bei der HNO-ärztlichen Vorstellung zeigten sich im Spiegelbefund reizlose Trommelfelle sowie eine intakte Fazialisfunktion. Im Tonschwellenaudiogramm zeigte sich beidseits eine Normakusis. In einer kraniellen Computertomographie und Kernspintomographie konnte 1994 ein Weichteiltumor im laterodorsalen Anteil des linken Felsenbeins mit lokaler Knochendestruktion des lateralen Bogengangs dargestellt werden. Aufgrund der geringen klinischen Symptomatik und eines erhaltenen Hörvermögens wurde nach interdisziplinärer Diskussion zwischen HNO-Chirurgen, Kinderonkologen und Radiologen von einer operativen Therapie abgesehen und eine Chemotherapie eingeleitet. Durch diese Therapie kam es zu keiner weiteren Progredienz des Felsenbeinprozesses, der jährlich kernspintomographisch kontrolliert wird.

Diskussion

Bei der Manifestation einer Langerhans-Zellhistiozytose im HNO-Gebiet dominieren meist die otologischen Symptome, die jedoch unspezifisch sind. Sollte die Erkrankung noch nicht bekannt sein und keine Generalisierung vorliegen, so muss bei radiologisch gesichertem Herdbefund immer eine histologische Klärung angestrebt werden [4], da Leukämien, Lymphome und Karzinome synchron, metachron und paraneoplastisch mit einer LCH auftreten können. Vestibuläre Symptome sind seltene Anzeichen einer LCH und erfordern eine genaue radiologische Diagnostik. Das hochauflösende CT der Felsenbeine erlaubt einen detaillierten anatomischen Überblick mit Darstellung möglicher Knochenläsionen. Die MRT kann bei der Aufdeckung möglicher Weichteilherde hilfreich sein. Eine frühzeitige Behandlung kann dauerhafte Schädigungen, z. B. eine Ertaubung verhindern. Operative Resektionen von Läsionen im Felsenbein stellen ein erhöhtes Risiko (Ertaubung, Fazialisparese) dar und sollten wenn möglich vermieden werden. Alternative Therapieoptionen bei lokalem Befall sind eine niedrigdosierte Radiatio (6–10 Gy) oder eine Monotherapie mit Kortikosteroiden, bei Multiorganbefall muss eine Kombinationstherapie mit einer Polychemotherapie erfolgen. In Zukunft könnten neue Chancen entstehen durch Immuntherapien (α-Interferon, Cyclosporin A) oder eine Gentherapie der LCH [1].

Die Komplexität und Variabilität der LCH mit möglicher spontaner Remission bis zu schweren, z. T. letalen Verläufen bei Multiorganbefall erfordert in der Behandlung bei Beteiligung der Felsenbeine und der Schädelbasis immer eine enge interdisziplinäre Zusammenarbeit.

Literatur

1. Arceci RJ, Brenner MK, Pritchard J (1998) Controversies and new approaches to treatment of Langerhans cell histiocytosis. Hematol Oncol Clin North Am 12(2):339–357
2. Devaney KO, Putzi MJ, Ferlito A, Rinaldo A (1997) Head and neck Langerhans cell Histiocytosis. Ann Otol Rhinol Laryngol 106:526–532
3. Howard DM, Gilchrist GS, Mullan BP, Wiseman GA, Edmonson JH, Schomberg PJ (1999) Langerhans cell histiocytosis: diagnosis, natural history, management and outcome. Cancer 10:2278–2290
4. Issing PR, Ernst A, Kempf HG, Buhr T, Lenarz T (1995) Langerhans-Histiozytosis des Felsenbeins. Laryngorhinootologie 74:702–706
5. Jones R, Pillsbury HC, Hill C (1984) Histiocytosis X of the head and neck. Laryngoscope 94:1031–1035
6. Nanduri VR, Pritchard J, Chong WK, Phelps PD, Sirimanna K, Bailey CM (1998) Labyrinthine involvement in Langerhans' cell histiocytosis. Int J Pediat Otorhinolaryngol 46:109–115

KAPITEL 14

Massive Osteolyse Gorham-Stout des Felsenbeins und des kraniozervikalen Übergangs

S. Plontke · R. Zimmermann · A. Koitschev

Einleitung

Das Gorham-Stout-Syndrom ist eine seltene, fortschreitende Osteolyse ganzer Knochen und Skelettabschnitte. Es tritt in allen Altersstufen, jedoch bevorzugt im Kindes- und Jugendalter ohne Hinweis auf eine genetische Übertragung oder klare Geschlechtsbevorzugung auf. Bei der ätiologisch ungeklärten Erkrankung kommt es zu einer zunehmenden, regional begrenzten Auflösung von Spongiosa und Kompakta des befallenen Knochens mit späterem Ersatz durch Bindegewebe. Anhand eines seltenen Falles soll auf das Krankheitsbild der massiven idiopathischen Osteolyse nach Gorham-Stout als seltene Differentialdiagnose bei Schädelbasistumoren aufmerksam gemacht werden.

Vorgeschichte

Bei einer Routineuntersuchung berichtete die 54-jährige Patientin über zunehmenden, rechtsseitigen Hörverlust bei vorbestehender symmetrischer Hörminderung beidseits. Acht Jahre zuvor wurde bei der Patientin wegen eines Plattenepithelkarzinoms des Hypopharynx (Stadium: $T_3(C_4)N_1(C_4)M_0(C_2)G_2$) eine Laryngektomie und „neck dissection" beidseits durchgeführt. Nachfolgend erhielt die Patientin eine adjuvante Radiatio bis 50 Gy. Die Patientin ist rezidivfrei. Bei der HNO-ärztlichen Untersuchung zeigte sich eine Surditas rechts. Die übrigen Untersuchungsbefunde einschließlich des Hirnnervenstatus ergaben unauffällige Befunde.

CT und MRT der Schädelbasis und zerebrale Angiographie

In einem CT und MRT der Schädelbasis und des kraniozervikalen Übergangs fand sich eine große, aufnehmende Raumforderung mit breitbasiger, knöcherner Destruktion der rechten Pars basalis des Os occipitale und ausgedehnter Arrosion des Foramen magnum, der Massa lateralis des Atlasbogens sowie der Felsenbeinhinterkante rechts (Abb. 14.1 a–d). Bei der Angiographie wurde eine Raumforderung der rechten Schädelbasis beschrieben, die die A. vertebralis rechts im V3-/V4-Segment nach medial und dorsal verschiebt und die A. vertebralis im V3-Segment zirkumskript einengt.

14 Osteolyse Gorham-Stout des Felsenbeins und des kraniozervikalen Übergangs

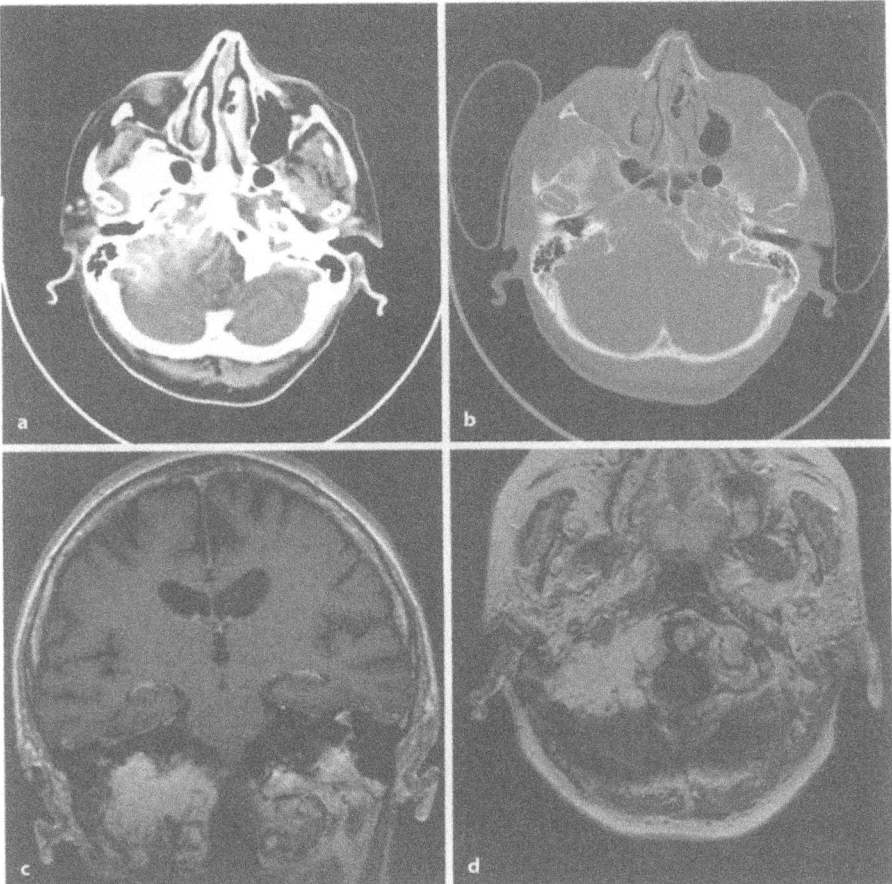

Abb. 14.1 a–d. Computertomographie (**a, b**) und Kernspintomographie (**c, d**) der Schädelbasis. Große deutlich Kontrastmittel aufnehmende Weichteilformation, die die gesamte Felsenbeinspitze und -hinterkante einnimmt, von rechtsparietal in das Foramen Magnum reicht und kaudal den atlantookzipitalen Übergang und die rechte Massa lateralis des Atlasbogens arrodiert hat

Probeexzision und Histopathologie

Bei der transmastoidalen Histologiegewinnung fand sich eine stark vaskularisierte, zystische Struktur, die den Knochen aufgebraucht hatte und intraoperativ wie ein Glomus-jugulare-Tumor imponierte. In der histopathologischen Begutachtung zeigte sich eine gutartige angiomatöse Läsion mit reaktivem Knochenumbau (Abb. 14.2).

Prozedere: Nach Versorgung der kraniozervikalen Instabilität mit einer Schanz-Kravatte wurde eine fraktionierte Radiotherapie (Zielvolumendosis: 30,6 Gy) begonnen.

Abb. 14.2 a, b. Histopathologie. Lockeres bindegewebiges Stroma mit zahlreichen unterschiedlich ektatischen Gefäßen, die von einem flachen Endothel ausgekleidet und vielfach mit Blut gefüllt sind. **a** Hämatoxylin-Eosin (HE) und **b** Immunhistochemie (CD 34) zur Endotheldarstellung

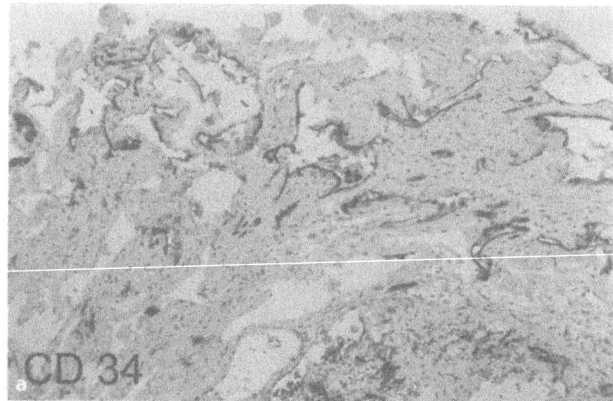

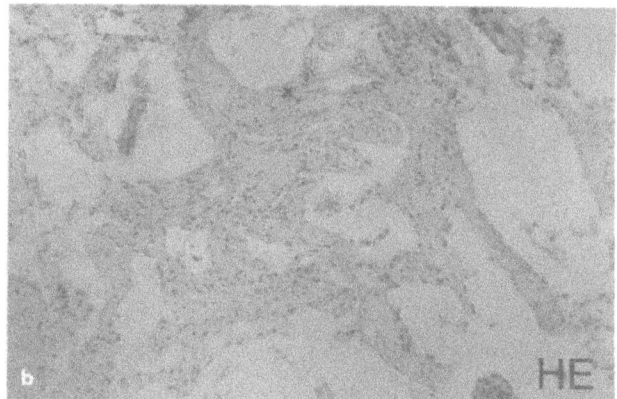

Diskussion

Das Gorham-Stout-Syndrom ist eine seltene, fortschreitende, massive Osteolyse ganzer Knochen und Skelettabschnitte mit Prädilektion für den Schulter- und Beckengürtel. Die klinische Entität wurde 1955 von Gorham und Stout als besonders aggressive Form einer skelettalen Angiomatose etabliert [2]. Seither wurde das Syndrom unter zahlreichen, bereits von Gorham und Stout 1955 genannten Synonymen: „disappearing bone disease", „vanishing bone disease", „phantom bone" und „acute spontaneous absorption of bone" oder als Gorham-Krankheit beschrieben. Bei der *ätiologisch* und *pathogenetisch* ungeklärten Erkrankung kommt es zu einer zunehmenden, regional begrenzten Auflösung von Spongiosa und Kompakta des befallenen Knochens mit späterem Ersatz durch Bindegewebe. Es wird u. a. angenommen, dass eine Hyperämie-auslösende Gefäßwucherung die normale Balance von Osteoklasten und Osteoblasten stört, sodass ein Exzess von Knochenabbau dem Knochenumbau überwiegt [4]. Das *histopathologische Substrat* der Erkrankung ist eine intraossäre Kapillarproliferation, die ein anastomosierendes Netzwerk von Blutgefäßen, selten auch von Lymphgefäßen bildet [5].

Die *Diagnose* Gorham-Stout-Syndrom ist eine Ausschlussdiagnose (s. Übersicht). Sie besteht aus einer Kombination der klinischen, radiologischen und histologischen Befunde [1,2]. Die bildgebende Diagnostik umfasst in der Regel konventionelles Röntgen, CT, ggf. Knochenszintigraphie und Angiographie. *Differentialdiagnostisch* muss die Krankheit von anderen idiopathischen und von sekundären Osteolysen und von nichtaggressiven regionalen oder disseminierten Skelettangiomatosen unterschieden werden. *Therapie* und *Prognose* können aufgrund der Seltenheit der Erkrankung nicht allgemein gültig empfohlen bzw. beurteilt werden. Anhand der beschriebenen Fälle lässt sich jedoch schließen, dass eine fraktionierte Radiotherapie mit Gesamtdosen von 30–45 Gy den osteolytischen Prozess günstig beeinflussen kann [1].

Kriterien zur Abgrenzung des Gorham-Stout-Syndroms von anderen Erkrankungen mit Knochendestruktion. (Nach [3])

- Angiomatöses Gewebe in der Biopsie
- Abwesenheit von zellulären Atypien
- Minimale oder keine osteoblastische Reaktion und Abwesenheit dystropher Kalzifikation
- Nachweis lokaler, progressiver Knochenresorption
- Keine expansiv wachsende oder ulzerierende Läsion
- Keine viszerale Beteiligung
- Radiologisch typische osteolytische Befunde
- Keine hereditäre, metabolische, neoplastische, immunologische oder infektiöse Ätiologie

---

Zusammenfassung

Die massive idiopathische Osteolyse Gorham-Stout ist eine seltene gutartige, aber aggressive Knochenangiomatose mit Prädilektion für den Schulter- und Beckengürtel. Auch im Bereich der Schädelbasis muss das Gorham-Stout-Syndrom als seltene Differentialdiagnose in Betracht gezogen werden. Der osteolytische Prozess kann derzeit am ehesten durch Strahlentherapie günstig beeinflusst werden.

Literatur

1. Flörchinger A, Böttger E, Claass-Böttger F, Georgi M, Harms J (1998) Gorham-Stout syndrome of the spine. Case report and review of the literature. Rofo Fortschr Geb Rontgenstr Neuen Bildgeb Verfahr 168(1):68–76
2. Gorham LW, Stout AP (1955) Massive osteolysis (acute spontaneous absorption of bone, disappearing bone, phantom bone): its relation to hemangiomatosis. J Bone Joint Surg Am 37: 985–1004
3. Heffez L, Doku HC, Carter BL, Feeney JE (1983) Perspective on massive osteolysis: report of a case and review of the literature, Oral Surg Oral Med Oral Pathol 55:331–343
4. Möller G, Gruber H, Priemel M, Werner M, Kuhlmey AS, Delling G (1999) Gorham-Stout idiopathic osteolysis – a local osteoclastic hyperactivity? Pathologe 20(3):177–182
5. Schajowicz F (1994) Tumors and tumorlike lesions of bone. Springer, Berlin Heidelberg New York Tokyo, S 382–383

KAPITEL 15

Falldarstellung: Lymphangiom des Felsenbeins

R. MLYNSKI · D. BRORS · S. DAZERT

Einleitung

Lymphangiome sind gutartige kongenitale Tumoren mit häufiger Lokalisation im Kopf-Hals-Bereich. Ein Großteil der Tumoren manifestiert sich vor der Pubertät und zeichnet sich durch überwiegenden Weichteilbefall aus. Häufig kommen verschiedene histologische Variationen in einem Tumor vor (Lymphangioma simplex, kavernöses Lymphangiom, zystisches Lymphangiom). Das biologische Verhalten reicht von sehr langsamem Wachstum mit spontaner Remission bis hin zu schnell und destruierender Ausbreitung. Der Ursprung liegt in der Mehrzahl der Fälle im Weichteilgewebe und führt nie zu einer ossären Infiltration [4]. Primäre Manifestationen in den Knochen sind meist nur in Verbindung mit Syndromen (Lymphangiomatose, Osteolyse Gorham-Stout) und multiplem Befall beschrieben. Die Diagnose wird anhand des klinischen Erscheinungsbildes und radiologisch durch die Kontrastaufnahme im CT und die Signalintensität im T2-gewichteten MRT sowie die Histologie gestellt [2]. Therapeutische Optionen sind die klinische Observation (Möglichkeit der Spontanremission), eine komplette oder partielle chirurgische Resektion [3], Slerosierung (OK-432 [1]), systemische Behandlung mit Kortikosteroiden oder Cyclophosphamiden sowie die perkutane Embolisation [4]. Das Ziel der Fallpräsentation ist, über unsere Erfahrungen in der Diagnostik und Therapie eines Lymphangioms des Felsenbeins zu berichten.

Material und Methode (Falldarstellung)

Eine 25-jährige Patientin stellte sich mit seit zwei Jahren bestehender Hörminderung und intermittierendem Tinnitus links in unserer Klinik vor. Anamnestisch fand zwei Jahre zuvor eine rheologische Vorbehandlung unter dem Verdacht eines Hörsturzes statt. Bei einseitiger progredienter Schallempfindungsschwerhörigkeit wurde ein Schädel-CT durchgeführt, das eine ausgedehnte ossäre Destruktion an der Basis des linken Felsenbeins, der Felsenbeinhinterkante, des Gehörgangsdaches, des lateralen Randes des Foramen jugulare sowie des Canalis caroticus zeigte (Abb. 15.1). Das daraufhin veranlasste MRT ergab in der T1-Wichtung eine hypointense Raumforderung am basalen Felsenbein mit inhomogener Signalhyperintensität in der T2-Wichtung. Zur Sicherung der Diagnose erfolgte eine transmastoidale Probexzision, die das histologische Bild eines Lymphangioms ergab (Abb. 15.2).

15 Falldarstellung: Lymphangiom des Felsenbeins

Abb. 15.1. Im CT auffallende knöcherne Destruktionen der Felsenbeinhinterkante

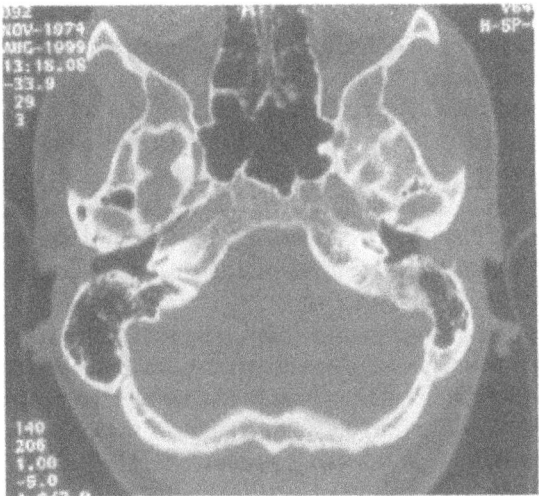

Abb. 15.2. Mit dem für Lymphendothel spezifischen Antikörper CD 31 konnten Lymphkapillaren angefärbt werden

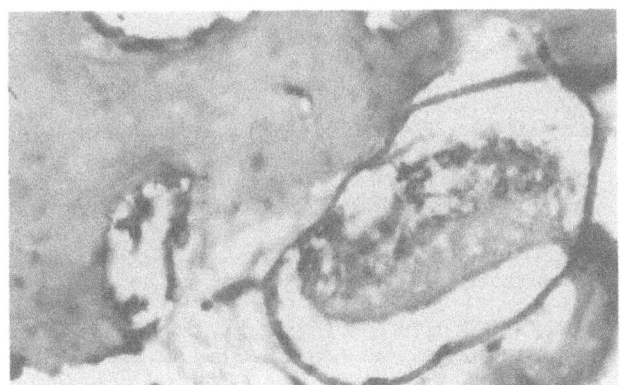

Ergebnisse

Aufgrund des hohen Risikos einer Ertaubung und der prinzipiellen Benignität wurde nach interdisziplinärer Diskussion zwischen HNO-Chirurgen, Radiologen und Pathologen von einer weiteren chirurgischen Intervention abgesehen. Bei den regelmäßigen klinischen Kontrollen zeigte sich ein unverändertes Hörvermögen und eine intakte Fazialisfunktion, radiologisch (CT, MRT) konnte keine weitere Größenprogredienz des Tumors nachgewiesen werden.

Diskussion

Die seltene Manifestation eines Lymphangioms im Felsenbein wird in den meisten Fällen durch eine kombinierte oder reine Schallempfindungsschwerhörigkeit sowie vestibuläre Beschwerden symptomatisch. Tinnitus sowie eine Parese des N. facialis wurden in Einzelfällen beschrieben. Aufgrund der Rarität von gutartigen Tumoren des Felsenbeins und einer langsamen Progredienz dauert es oft Jahre, bis die Diagnose gestellt wird. Bei radiologischem Verdacht auf einen Tumor des Felsenbeins sollte immer eine histologische Klärung angestrebt werden, da auch maligne Tumoren, Cholesteatome oder chronische Entzündungen ähnlich imponieren können. Zur genauen Ausdehnungsbestimmung der Knochendestruktion eines Lymphangioms des Felsenbeins stellt das hochauflösende CT das Verfahren der Wahl dar. Weichteilherde können zuverlässig im MRT beurteilt werden, bei dem die homogene Signalintensität im T2-gewichteten Bild typisch ist.

Bei Lymphangiomen des Kopf-Hals-Gebietes, insbesondere mit Lokalisation an der Schädelbasis oder in Hirnnervennähe, sollte bei der Wahl des therapeutischen Regimes das funktionelle Ergebnis berücksichtigt werden, das vor allem vom Wachstumsverhalten des Tumors abhängig ist. Eine abwartende Haltung mit regelmäßigen radiologischen Kontrollen ist nach histologischer Sicherung der Diagnose gerechtfertigt, da auch Spontanremissionen möglich sind. Die Indikation zur chirurgischen Therapie kann unter Kontrolle des Lokalbefundes im Gegensatz zur Lokalisation in den Weichteilen zurückhaltend gestellt werden.

Literatur

1. Brewis C, Pracy JP, Albert DM (2000) Treatment of the head and neck in children by intralesional injection of OK-432 (Picibanil). Clin Otolaryngol 25(2):130–134
2. Forstner R, Datz C, Dietze O, Rettenbacher L (1998) Sclerotic variant of lymphangiomatosis of bine: imaging findings at diagnosis and long-term follow-up. Skeletal Radiol 27(8): 445–448
3. Riechelmann H, Muehlfay G, Keck T, Mattfeldt T, Rettinger G (1999) Total, subtotal, and partial surgical removal of cervicofacial lymphangiomas. Arch Otolaryngol Head Neck Surg 6: 643–648
4. Sinard RJ, Welling DB (1995) Cervical lymphangioma with simultaneous skull base invasion and soft tissue regression. Ann Otol Rhinol Laryngol 104(8):662–664

KAPITEL 16

Missbildungen der lateralen Schädelbasis

B. SCHICK · D. BRORS · A. PRESCHER

Einleitung

Da Missbildungen der Schädelbasis zugleich vielfältig und selten sind, sind das Wissen und das Verständnis von Fehlbildungen an der Schädelbasis unverändert rudimentär. Nur durch die sorgfältige Dokumentation von Missbildungsbeobachtungen und den Versuch ihrer embryologischen Deutung wird in der Zukunft ein wachsendes Verständnis der grundlegenden Mechanismen der Entstehung von Schädelbasismissbildungen möglich sein. Bei der Mannigfaltigkeit der möglichen Missbildungen an der Schädelbasis beschränken sich die folgenden Ausführungen auf die Erläuterung von zwei Grundprinzipien der Entstehung von Fehlbildungen an der lateralen Schädelbasis, die in klinischer, anatomischer und embryologischer Synopsis erarbeitet werden konnten: die fehlende Auflösung einer Epithelduplikatur und der Atavismus.

Fehlende Auflösung der Epithelduplikatur

In der embryonalen Entwicklung berühren sich die ektodermalen Kiemenfurchen und endodermalen Schlundtaschen in mesenchymfreien Zonen, die als Epithelduplikaturen bezeichnet werden [1, 4]. Diese Epithelduplikaturen werden bei regulärer embryonaler Entwicklung durch die Einwanderung von Mesenchymzellen mit Verlagerung der Epithelien zu den inneren und äußeren Körperoberflächen aufgelöst (Abb. 16.1). An der lateralen Schädelbasis ist eine mesenchymfreie Zone im Bereich der sich entwickelnden Felsenbeinspitze anzutreffen. Sie wird auch als basale Verschlussplatte bezeichnet und regulär zwischen der 4. und 5. Embryonalwoche aufge-

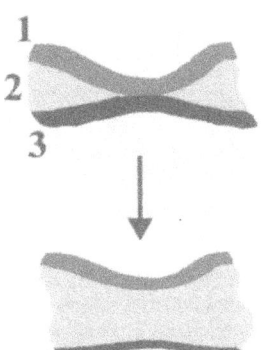

Abb. 16.1. Die mesenchymfreien Epithelduplikaturen werden bei regulärer Entwicklung durch Lösung des Endoderms (*1*) vom Ektoderm (*3*) mit nachfolgender Einwanderung von Mesenchymzellen aufgelöst

löst. Ihre verzögerte oder fehlende Auflösung führt zur Entstehung von Zelen oder Gliomen (Abb. 16.2).

Atavismus

Der Atavismus kann einzelne Fehlbildungen vor phylogenetischem Hintergrund erklären. Dieser Begriff beschreibt, dass als Fehlbildungen imponierende Veränderungen als Relikte zunächst regulär angelegter Strukturen aufzufassen sind, die nicht die notwendige Rückbildung erfahren haben. Da im Tierreich einzelne Gewebsrückbildungen im Gegensatz zu den menschlichen Entwicklungsprozessen nicht stattfinden, kann die vergleichende Embryologie und Anatomie wertvolle Hilfestellungen zum Verständnis von Fehlbildungen bieten. Dem pathogenetischen Phänomen des Atavismus liegt eine Hammerkopffixation zugrunde [5]. Der Hammer weist beim Menschen im Laufe seiner Entwicklung zunächst einen langen Processus anterior mallei auf, der eine Fixation im Bereich der Fissura petrotympanica hervorruft. Bei regulärer Entwicklung geht aus dem Hauptanteil dieses knöchernen Fortsatzes das Ligamentum anterior mallei hervor und am Hammer verbleibt nur ein kleiner knöcherner Vorsprung (Abb. 16.3). Tritt die Rückbildung von Hauptanteilen des knöchernen Processus anterior mallei zum Lig. anterior mallei nicht ein, so verbleibt die in der Embryogenese zunächst regelhaft auftretende Hammerkopffixation, wie sie im Tierreich bei einer Vielzahl von Säugetieren zu beobachten ist.

Diskussion

Die vorgestellten Grundmechanismen einer fehlerhaften Auflösung von Epithelduplikaturen und des Atavismus in der Entstehung von Fehlbildungen der Schädelbasis werden durch aktuelle embryologische Forschungsergebnisse bestätigt. Die molekularbiologischen Untersuchungen von mesenchymfreien Zonen haben die zeitgerechte

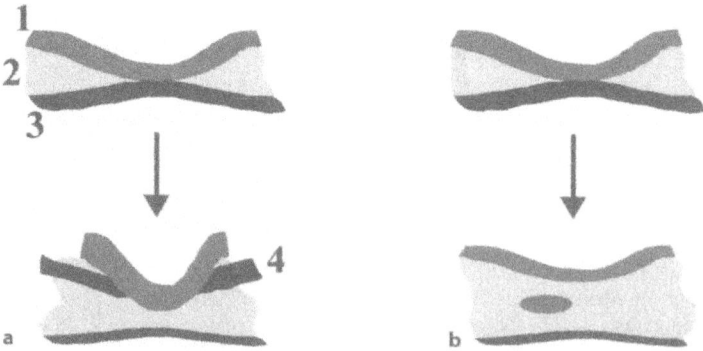

Abb. 16.2. **a** Die verzögerte Auflösung einer Epithelduplikatur (*1* Endoderm, *2* Ektoderm, *3* Mesenchym) kann zu einer fehlenden Einwanderung von osteogenen Zellen (*4*) führen, sodass eine Knochenlücke im Bereich der Schädelbasis entsteht. **b** Im Rahmen der Auflösung einer Epithelduplikatur kann eine Epithelversprengung auftreten

Abb. 16.3. Im Verlauf der Hammerentwicklung tritt der Processus anterior mallei durch die Fissura petrotympanica (*1*). Der überwiegende Anteil dieses knöchernen Fortsatzes wird zum Lig. anterior mallei umgewandelt (*2*). Unterbleibt diese Umwandlung (Atavismus), so ist beim Menschen als fehlerhafte Entwicklung eine Hammerkopffixation (*3*) zu beobachten

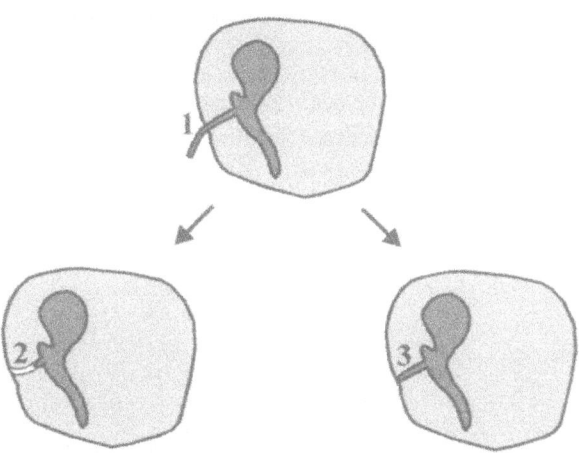

Abschwächung epithelialer Zelladhäsionskräfte als wesentliche Determinante für die reguläre Auflösung von Epithalduplikaturen bestimmt [2] und unterstreichen die fundamentale Bedeutung der zeitgerechten Lösung von endodermalen und ektodermalen Epithelkontakten in der Embryogenese. Das zweite klinisch erarbeitete pathogenetische Grundprinzip der Entstehung von Fehlbildungen in Form des Atavismus findet seine molekularbiologische Bestätigung im Phänomen der Apoptose. Eine reguläre embryologische Entwicklung setzt den Apoptosetod von mehr als 50% der Zellen voraus. Unterbleibt die Apoptose, so persistieren Entwicklungsformen, die später als Atavismus imponieren.

Diese faszinierenden Forschungsergebnisse dürfen aber nicht darüber hinwegtäuschen, dass das klinische Verständnis der Fehlbildungen im Bereich der Schädelbasis unverändert lückenhaft ist. Die sorgfältige Dokumentation einer jeden Fehlbildung der Schädelbasis und ihre embryologische Wertung ist notwendig, um in einer Synopsis aller Fehlbildungsbeobachtungen die Vielfalt ebenso wie die Grundmechanismen der Entstehung von Fehlbildungen in dem interessanten Grenzgebiet der Schädelbasis zu erfassen.

Literatur

1. Hochstetter F (1948) Entwicklungsgeschichte der Ohrmuschel und des äußeren Gehörgangs des Menschen. Denkschr Akad Wiss; Math-Naturwiss Kl Wien 108:1-50
2. Kerrigan JJ, McGill JT, Davies JA, Andrews L, Sandy JR (1998) The role of cell adhesion molecules in craniofacial development. J R Coll Surg Edinb 43:223-229
3. Mazarakis ND, Edwards AD, Mehmet H (1997) Apoptosis in neural development and disease. Arch Dis Child 77:165-170
4. Otto HD (1994) Teratogenetische und klinische Aspekte bei Missbildungen des Kopf- und Halsbereiches. Eur Arch Otorhinolaryngol Suppl I:15-100
5. Schick B, Brors D, Prescher A, Draf W (1999) Conductive hearing loss in Beckwith-Wiedemann syndrome. Int J Pediatr Otorhinolaryngol 48:175-179

TEIL II

Die Therapie des Vestibularisschwannoms

KAPITEL 17

Funktionserhaltende Chirurgie des Akustikusneurinoms – Ergebnisse interdisziplinärer Kooperation

R. BEHR · H. P. SCHLAKE · O. MICHEL · C. WEDEKIND · J. HELMS · E. STENNERT
K. ROOSEN · N. KLUG

Material und Methoden

Die Versorgung von Akustikusneurinompatienten in Würzburg erfolgt verstärkt seit 1991 in gemeinsamer Kooperation von Neurochirurgischer Klinik und Hals-Nasen-Ohren-Klinik. Dabei werden die größeren, extrameatalen Neurinome von einem gemeinsamen Team operiert, wobei der Neurochirurg den extrameatalen Tumorteil entfernt und der Otochirurg den intrakanalikulären. Rein intrameatale Tumoren werden zumeist transtemporal allein durch die HNO-Klinik versorgt. Dieses Konzept wurde von 1999 an auch an der Universitätsklinik in Köln etabliert. Allerdings werden hier auch die rein intrameatalen Tumoren gemeinsam operiert.

Die operative Methode, neben dem transtemporalen Vorgehen, besteht in der retrosigmoidalen osteoplastischen Trepanation in halbsitzender Position des Patienten. Es erfolgt ein intensives intraoperatives Monitoring des N. facialis [13] durch EMG-Ableitung, direkte bipolare Reizung und Bestimmung der F-Welle [14]. Die Hörfunktion wird durch Ableitung der auditorischen Hirnstammpotentiale überwacht.

Die dargestellten Ergebnisse beziehen sich auf die konsekutive Würzburger Patientenserie des Erstautors von 1996–1998 jeweils mit unterschiedlichen Kollegen der HNO-Klinik und auf alle Patienten der Klinik für Allgemeine Neurochirurgie und HNO-Heilkunde der Universität Köln, die seit Mai 1999 vom Erst- und Drittautor operiert wurden.

Ergebnisse

Im untersuchten Zeitraum wurden in der Würzburger Klinik 54 Patienten operiert, in Köln 20. Das durchschnittliche Alter beider Patientengruppen war nicht verschieden und betrug 54,8 (SD 4,2) bzw. 56,2 (6,3) Jahre. Beide Geschlechter waren annähernd gleich vertreten mit 52% Männern und 48% Frauen.

Klinisch wurden die Patienten wegen Ohrgeräuschen, Hörstörung und Schwindel auffällig. Nur bei einer Patientin lag präoperativ wegen eines Rezidivtumors eine Fazialisparese (HB III) vor.

Die postoperative Funktion des N. facialis wurde in der Regel nach 6 Monaten untersucht, bei kürzer zurückliegenden Operationen wurde der Entlassungsbefund herangezogen. Das Gleiche gilt auch für die Hörfunktion, die mittels Tonaudiometrie festgestellt wurde.

Die Klassifizierung der Fazialisfunktion erfolgte in leichter Modifikation nach House-Brackmann, HB [5]. Dabei wurden die HB-Grade II und III zur Gruppe II zusammengefasst, die Grade IV und V zu Gruppe III. Die Aussagen von Grad I und VI blieben bestehen. Die Einteilung der Tonaudiometrie ergab sich nach der Klassifikation von Gardner und Robertson, GR [3]. Die Tumorgröße ergab sich aus dem größten extrameatalen Durchmesser.

Postoperative Funktion des N. facialis

Aus den Tabellen 17.1 und 17.2 ergibt sich, dass bei den Patienten mit extrameatalen Tumorgrößen bis 20 mm eine sehr gute Facialisfunktion, keine postoperative Parese, in 86,4% erzielt wurde. Ein gutes funktionelles Ergebnis, diskrete bis leichte Parese, wurde in 10,8% erzielt. Bei einem Patienten (2,7%) stellte sich eine schwere Parese ein. Da die Resultate nach 6 Monaten erhoben wurden, ist besonders bei den motorischen Störungen noch mit einer Besserung zu rechnen.

Postoperative Hörfunktion

Betrachtet man aus den Tabellen 17.3 und 17.4 die Patienten mit Tumoren bis 20 mm und ausreichendem funktionellen Hörvermögen prä- und postoperativ entsprechend GR 1-2, so ergibt sich ein postoperativer Hörerhalt von 68,1%. Unter Berücksichtigung auch der größeren Tumoren bis 30 mm sinkt diese Rate auf 61% ab. Werden auch die Tumoren über 30 mm eingerechnet, so ergeben sich 56%. Von 23 präoperativ ertaubten Patienten (GR 5) hat sich die Rate auf 49 erhöht. 50% (8/16) der präoperativ bereits schlecht hörenden Patienten (GR 3) ertaubten nach der Operation.

Die operativen Komplikationen betrafen im Wesentlichen subkutane Liquorfisteln wie der nachfolgenden Aufstellung zu entnehmen ist.

Liquorpolster	5 (6,7%)
Liquorrhö	2 (2,7%)
Wundinfektion	1 (1,3%)
Luftembolie	3 (4,0%)
Transiente Hemiparese	1 (1,3%)
Zerebraler Infarkt	1 (1,3%)

Bei einem Patienten kam es zu einem schweren neurologischen Defizit nach einer gekreuzten Luftembolie mit Teilinfarzierung im Mediastromgebiet. Eine Patientin zeigte eine vorübergehende Hemiparese bei ausgeprägtem Pneumozephalus und Mittellinienverlagerung. Nach Resorption der Luft bildete sich die Hemiparese komplett zurück.

Tabelle 17.1. Darstellung der postoperativen Fazialisfunktion des Würzburger Patientengutes nach der modifizierten House-Brackmann-Graduierung in Abhängigkeit von der Tumorgröße. Fazialisplegien (IV) traten nicht auf

	I	II	III	IV
–10 mm	8/9 (88,8%)	1/9 (11,1%)	–	–
11–20 mm	18/22 (81,8%)	3/22 (13,6%)	1/22 (4,5%)	–
21–30 mm	6/12 (50%)	5/12 (41,6%)	1/12 (8,3%)	–
>30 mm	1/11 (9%)	10/11 (90,9%)	–	–

Tabelle 17.2. Postoperative Fazialisfunktion des Kölner Patientengutes. Bei einer Patientin mit Rezidivtumor lag präoperativ eine Fazialisparese Grad III nach HB vor

	I	II	III	IV
-10 mm	4/4 (100%)	-	-	-
11-20 mm	2/2 (100%)	-	-	-
21-30 mm	7/9 (77,7%)	1/9 (11,1%)	-	1/9 (11,1%)
>30 mm	4/4 (100%)	-	-	-

Tabelle 17.3. Postoperative Hörfunktion nach Gardner-Robertson des Würzburger Patientengutes. Die Prozentangaben beinhalten die Klassen GR 1-3 prä- und postoperativ

	Bis 10 mm Präop./postop.	11-20 mm Präop./postop.	21-30 mm Präop./postop.	>30 mm Präop./postop.
GR 1	4/2	9/3	2/0	1/0
GR 2	1/2	3/4	2/1	1/0
GR 3	1/0	5/5	2/1	4/1
GR 4	-	-	2/0	1/0
GR 5	3/5	5/9	5/11	5/11
Hörerhalt [%]	66,6	70,5	33,3	16,6

Tabelle 17.4. Postoperative Hörfunktion der Kölner Patienten nach Gardner-Robertson. Die Prozentangaben beinhalten die Klassen GR 1-3 prä- und postoperativ

	Bis 10 mm Präop./postop.	11-20 mm Präop./postop.	21-30 mm Präop./postop.	>30 mm Präop./postop.
GR 1	2/1	2/2	-	-
GR 2	1/1	-	2/1	-
GR 3	1/0	-	1/0	2/1
GR 4	-	-	3/1	1/0
GR 5	1/3	-	3/7	1/3
Hörerhalt [%]	50	100	33,3	50

Diskussion

Die Ziele in der Behandlung der Akustikusneurinome haben sich im Laufe der vergangenen hundert Jahre wesentlich geändert. Nach der ersten erfolgreichen Entfernung eines solchen Tumors durch Sir Charles Ballance, 1894 in London, wie Malis [7] in seiner Monographie „Acoustic Neuroma" schreibt, wuchs die Zahl der Berichte über erfolgreiche Tumorresektionen. Als Erfolg galt das Überleben des Patienten, und die Überlebensrate lag zu Beginn des letzten Jahrhunderts bei Horsley, Krause und Eiselberg zwischen 16 und 21%. Cushing publizierte 1917 30 Patienten mit 23 Überlebenden (76%), wobei er allerdings eine subtotale Tumorentfernung durchführte. Das Verdienst Dandys war die Verbesserung der Operationstechnik, da er keine Fingerenukleation mehr durchführte, sondern den Tumor primär aushöhlte und dann die Kapsel sorgfältig präparierte. Allerdings wurde kein Funktionserhalt von Hirnnerven erzielt. Die erste Erhaltung des N. facialis bei kompletter Tumorentfernung wird Hugh Cairns, 1931, zugeschrieben [zit. bei 7].

Durch die Entwicklung der Mikroneurochirurgie und des intraoperativen Monitorings haben sich die Ziele der Akustikusneurinomchirurgie neben der kompletten Tumorentfernung mehr dem Funktionserhalt des N. facialis und des N. statoacusticus zugewandt. Dabei liegt der Schwerpunkt, insbesondere bei unilateralen Tumoren auf dem Erhalt der Fazialisfunktion was auch der subjektiven Einschätzung der betroffenen Patienten entspricht [15].

In unserem Patientengut zeigte sich, wie auch in zahlreichen anderen Serien, eine klare Abhängigkeit des funktionellen Ergebnisses von der Tumorgröße. Die postoperative Fazialisfunktion entsprechend HB I lag im Würzburger Patientengut zwischen 81 und 88% bei Tumoren bis 2 cm Durchmesser. Die Zahlen im Kölner Patientengut sind für eine eigene statistische Betrachtung noch zu gering, zeigen aber tendenziell in die gleiche Richtung. Eine gute Fazialisfunktion mit sehr geringer oder leichter, aber nicht entstellender Beeinträchtigung entsprechend der Grade HB II und III wurde in 11–13% erzielt. Bei größeren Tumoren (bis 3 cm) nahm der Anteil der Grad-II- und -III-Patienten auf 41% und bei noch größeren Tumoren auf 90% zu. Betrachtet man die größeren Serien aus den 90er-Jahren mit subokzipitalem Zugang, so ergeben sich folgende Resultate: Im Mittel liegt die Erhaltungsrate somit bei 73% mit einem Bereich von 61–90%. Wobei die allgemeine Vergleichbarkeit der Daten wegen unterschiedlicher Anwendung des Neuromonitorings und unterschiedlicher Größenklassen eingeschränkt ist.

Autor	Anzahl	N.-VII-Erhalt HB I und II [%]
Irving et al. 1998 [6]	98	90
Sampath et al. 1997 [12]	611	85
Gormley et al. 1997 [4]	179	69
Ojemann 1993 [9]	410	72
Mazzoni et al. 1993 [8]	90	78
Samii u. Matthies 1997 [11]	1000	64
Ebersold et al. 1992 [1]	255	61
Fischer et al. 1992 [2]	99	65

Zusammengenommen ergab sich in unserem Patientengut eine gute bis sehr gute N.-VII-Funktion in 96%, sodass das interdisziplinäre Behandlungskonzept zumindest nicht schlechter abschneidet als die oben zitierten Serien. In ähnlicher Weise zeigten sich gut vergleichbare Resultate hinsichtlich des Hörerhaltes.

Bei Tumoren bis 20 mm gelang im Würzburger Patientengut ein Hörerhalt entsprechend GR 1–3 in 66–70%. Bei deutlich weniger Patienten ergaben sich in der Kölner Serie tendenziell vergleichbare Resultate. Da die Gruppe III nach GR einen weiten Bereich der Hörminderung von 50–90 dB abdeckt und zumindest im unteren Bereich dieser Gruppe ein für die verbale Kommunikation sinnvolles Hören fraglich erscheint, haben wir unsere Patienten auch isoliert nach den Gruppen GR 1–2 analysiert. Die Rate der Patienten, die prä- und postoperativ in diese Gruppen fielen und Tumoren bis 20 mm extrameatalen Durchmessers hatten, betrug 68% und nahm bei Tumorgrößen bis 30 mm auf 61% ab. Betrachtet man alle Tumoren mit diesen Hörparametern, so ergab sich eine Rate von 56%. Lag präoperativ bereits ein Grad 3 nach GR vor, so ertaubten 50% dieser Patienten. Dies erscheint prognostisch und für die Beratung der Patienten von Bedeutung. Die in der neueren Literatur berichteten Erhaltungsraten schwanken zwischen 14 und 50%, wobei auch hier die Klassifikationsschemata unterschiedlich sind und ein Vergleich eher hinsichtlich der Größenordnung sinnvoll erscheint.

Autor	Anzahl	N.-VIII-Erhalt [%]
Irving et al. 1998 [6]	98	14
Gormley et al. 1997 [4]	179	38
Mazzoni et al. 1993 [8]	90	44
Samii u. Matthies 1997 [10]	1000	50
Ebersold et al. 1992 [1]	255	23
Fischer et al. 1992 [2]	99	29

Danach darf man durchschnittlich von Hörerhaltungsraten um 33% ausgehen, wie die oben stehende Aufstellung bei subokzipitaler Vorgehensweise ergibt. Die von uns erzielten Ergebnisse hinsichtlich des Hörerhaltes ordnen sich somit, ähnlich wie beim N. facialis, in den oberen Bereich der veröffentlichten Ergebnisse ein. Wir sehen hierin sowohl eine Bestätigung des von uns verfolgten interdisziplinären Behandlungskonzeptes als auch eine Bestätigung der angewendeten Operationsmodalitäten. Hier sind vor allem der subokzipitale Zugang bei halbsitzender Position des Patienten, besonders aber auch das intensive intraoperative Monitoring der Fazialis- und Hörfunktion zu nennen.

Literatur

1. Ebersold MJ, Harner SG, Beatty CW (1992) Current results of the retrosigmoid approach to acoustic neuroma. J Neurosurg 76:901–909
2. Fischer G, Fischer C, Remond J (1992) Hearing preservation in acoustic neuroma surgery. J Neurosurg 76:910–917
3. Gardner G, Robertson JH (1988) Hearing preservation in unilateral acoustic neuroma surgery. Ann Otol Rhinol Laryngol 97:55–66
4. Gormley WB, Sekhar LN, Wright DC, Kamerer D, Schessel D (1997) Acoustic neuromas: results of current surgical management. Neurosurgery 41(1):50–60
5. House JW, Brackmann DE (1985) Facial nerve grading system. Otolaryngol Head Neck Surg 93:184–193
6. Irving RM, Jackler RK, Pitts LH (1998) Hearing preservation in patients undergoing vestibular schwannoma surgery: comparison of middle fossa and retrosigmoid approaches. J Neurosurg 88:840–845
7. Malis LI (1998) Acoustic Neuroma. Elsevier, Amsterdam
8. Mazzoni A, Calobrese V, Danesi G, De Nigiris M (1993) The suboccipital approach in functional surgery of acoustic neuroma. Act Otorhinolaryngol Ital 13:3–11
9. Ojemann RG (1993) Management of acoustic neuromas (vestibular schwannomas) (honored guest presentation). Clin Neurosurg 40:498–535
10. Samii M, Matthies C (1997) Management of 1000 vestibular schwannomas (acoustic neurinomas): hearing function in 1000 tumor resections. Neurosurg 40(2):248–262
11. Samii M, Matthies C (1997) Management of 1000 vestibular schwannomas (acoustic neurinomas): the facial nerve – preservation and restitution of function. Neurosurg 40(4):684–695
12. Sampath P, Holliday MJ, Brem H, Niparko JK, Long DM (1997) Facial nerve injury in acoustic neuroma (vestibular schwannoma) surgery: etiology and prevention. J Neurosurg 87:60–66

13. Schlake H-P, Goldbrunner R, Milewski C et al. (1999) Technical developments in intra-operative monitoring for the preservation of cranial motor nerves and hearing in skull base surgery. Neurological Research 21:11–24
14. Wedekind Ch, Vahl J, Ernestus R-I, Klug N (2000) Prognostic significance of preoperative electrophysiologic investigation for facial nerve outcome in acoustic neuroma surgery. Muscle Nerve 23:1868–1871
15. Wiegand DA, Fickel V (1989) Acoustic neuromas – the patient's perspective: subjective assessment of symptoms, diagnosis, therapy, and outcome in 541 patients. Laryngoscope 99: 179–187

KAPITEL 18

Hörvermögen vor, während und nach transtemporaler Akustikusneurinomexstirpation

J. RUDOLF · B. FREIGANG

Einleitung

Die Indikation zur gehörerhaltenden Exstirpation eines Akustikusneurinoms (AN) richtet sich unter anderem nach dem präoperativen Hörbefund sowie der Tumorlokalisation und -ausdehnung. Der Hörerhalt ist aufgrund der Verbesserungen der Operationsmöglichkeiten und der Anwendung des intraoperativen FAEP-Monitoring (IOM) neben der Tumorentfernung und der Erhaltung der vollen Fazialisfunktion ein realistisches Ziel.

Das Ziel dieser Studie war es, das Hörvermögen der Patienten mit einem AN vor, während und nach der Operation zu untersuchen. Mögliche sich auf das postoperative Hörvermögen auswirkende intraoperative Einflüsse sollten anhand des IOM ermittelt werden. Mit der Auswertung der Langzeitergebnisse sollte zu einer postoperativen Nervenerholung, die zu einer messbaren Veränderungen des Hörvermögens führen kann, Stellung genommen werden.

Material und Methoden

Von unseren 227 Patienten mit einem AN wurden die Daten der letzten 40 konsekutiv behandelten Patienten ausgewertet, die in der Zeit vom Februar 1994 bis zum November 1999 an unserer Klinik über einen erweiterten transtemporalen Zugangsweg operiert wurden. Der Nachbeobachtungszeitraum erstreckte sich bis zu einem Jahr nach der Operation. Das Durchschnittsalter betrug 48 Jahre ± 9,82 (min. 26 Jahre; max. 64 Jahre). Die Seitenlokalisation sowie die Geschlechtsverteilung waren nahezu ausgeglichen. Das AN war in 21 Fällen rechts (52,5%) und in 19 Fällen links (47,5%) lokalisiert, 21 Patienten (52,5%) waren männlich und 19 Patienten (47,5%) weiblich.

Die Festlegung der Tumorstadien erfolgte präoperativ anhand der Beurteilung der Größenausdehnung bestimmt durch die Magnetresonanztomographie (MRT) mit Gadolinium. 22 Patienten (55%) wiesen so ein intrameatales Tumorwachstum auf. Von den 18 Patienten mit einer zusätzlichen extrameatalen Tumorlokalisation war in 14 Fällen (35%) diese Portion kleiner als 10 mm und in den verbleibenden 4 Fällen (10%) größer. Alle Patienten verfügten präoperativ über ein Hörvermögen.

Die Einschätzung des Hörvermögens erfolgte anhand des Reintonaudiogramm mit der Bestimmung des PTA-Wertes („pure tone average") für die Frequenzen 0,5, 1, 2 und 3 kHz, gemessen über die Luftleitung und anhand des Sprachaudiogramms nach dem Freiburger Sprachtest. Das 50%ige Zahlenverstehen wurde nach Boenninghaus u. Röser [1] mit a_1 bezeichnet. Aus der Kurve für das Wortverstehen wurden die Sprachdiskrimination und das Gesamtwortverstehen bei 60, 80 und 100 dB bestimmt. Die

Generierung der FAEP wurde bei einer Reizfrequenz von 18 Hz und einem Reizpegel von 90 dB nHL zwischen dem Mastoid und dem Vertex vorgenommen.
Mittels des t-Testes erfolgten die statistischen Analysen.

Ergebnisse

Einteilung des Hörvermögens

Entsprechend den Empfehlungen des „Committee on Hearing and Equilibrium" der American Academy of Otolaryngology Head and Neck Surgery Foundation, INC (AAO-HNS-Klassifikation [2]), erfolgte die prä- und postoperative Einordnung der Patienten bei vorhandenen audiologischen Untersuchungen nach ihrem PTA-Wert und dem a_1-Wert in 4 Gruppen (Tabelle 18.1). Da nicht von jedem Patienten durchgehend Werte zur Verfügung standen, kommen die unterschiedlichen Fallzahlen pro Untersuchungsabschnitt zustande.

Insgesamt wurden von den 40 operierten Patienten 12 postoperativ als taub eingestuft. Von diesen Patienten hatte ein Patient 20 Tage nach dem Eingriff ein Hörvermögen mit einem PTA-Wert von 23,75 dB bei im weiteren Verlauf eintretender Taubheit, sodass auch er in die Gruppe der tauben Patienten mit eingeordnet werden musste.

Reintonaudiogramm

Der mittlere präoperative Hörverlust lag, gemessen über die Luftleitung und einer durchschnittlichen Schallleitungskomponente von 5,32 dB, bei einem PTA-Wert von 24,94 dB ± 16,47. Bei 26 Patienten war eine signifikante Zunahme (p=0,000) des PTA-Wertes gegenüber ihrem Ausgangswert zwei Wochen nach der Operation auffällig. Es konnte ein Jahr nach der Operation bei 21 Patienten gegenüber ihren direkt postoperativen Werten eine signifikante Verbesserung (p=0,002) jedoch eine signifikante Verschlechterung (p=0,028) gegenüber den präoperativen Ausgangsbefunden gefunden werden (Abb. 18.1).

Sprachaudiogramm

Signifikante Veränderungen des a_1-Wertes traten im gleichen Maße wie die Veränderungen des PTA-Wertes auf. Der a_1-Wert lag bei 39 Patienten präoperativ bei 16,72 dB ± 9,5. Zwei Wochen postoperativ war bei 13 Patienten eine signifikante Verschlechterung (p=0,022) auf 36,31 dB ± 28,00 zu verzeichnen, wobei sich auch die Abschlusswerte gegenüber diesen Befunden signifikant (p=0,034) verbesserten auf

Tabelle 18.1. AAO-HNS-Klassifikation der Patienten prä- und postoperativ	AAO-HNS-Klassen	Präoperativ	Postoperativ
	A + B	37	22
	C + D	3	6

18 Hörvermögen bei transtemporaler Akustikusneurinomexstirpation

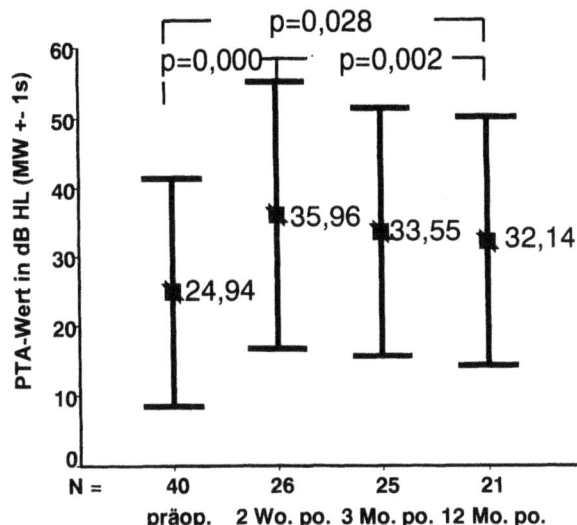

Abb. 18.1. Zeitlicher Verlauf der Veränderungen des PTA-Wertes

28,55 dB ± 18,68. Mit einer Restdifferenz von 11,83 dB war ein signifikanter Unterschied (p=0,006) zu den Ausgangsbefunden vorhanden.

Die Sprachdiskrimination zeigte weniger spezifisch die Veränderungen des Wortverstehens an. Bei präoperativ sehr hohen Werten von 95,9% ± 16,7 aber mit dem Gesamtwortverstehen von 255,3 ± 63,1 nachgewiesen Beeinträchtigungen des Wortverstehens waren nur direkt zwei Wochen nach der Operation messbare signifikante Verschlechterungen (p=0,039) für die Sprachdiskrimination von 72,15% ± 37,45 nachweisbar (Tabelle 18.2). Dagegen konnte das Gesamtwortverstehen genauer die klinisch nachvollziehbaren signifikanten Verbesserungen in der Umgangssprache beschreiben (Abb. 18.2).

Hirnstammaudiometrie

Bereits vor der Operation lagen typischerweise im Mittel pathologisch verlängerte Werte für alle FAEP-Latenzen (Welle I, III und V) vor. Es wurden ein Jahr nach der Operation kürzere Latenzen gegenüber den Ausgangswerten gemessen, die im Mittel 9,09% von den Normwerten abwichen. Die gemessen Werte für die Welle I waren je-

Tabelle 18.2. Messwerte aus dem Reintonaudiogramm und dem Sprachaudiogramm

Messwert	Präoperativ			2 Wochen postoperativ			3 Monate postoperativ			12 Monate postoperativ		
	n	MW	SD	n	MW	SD	n	MW	SD	n	MW	SD
PTA [dB HL]	40	24,94	16,47	26	35,96	19,16	21	32,14	17,93	21	32,14	17,93
a_1-Wert [dB]	39	16,72	9,5	13	36,31	28,00	19	28,16	16,71	20	28,55	18,68
SDS [%]	39	95,9	16,7	13	72,15	37,45	19	82,89	30,29	20	86,25	28,28
GWV	39	255,3	63,1	13	171,92	117,16	19	202,11	96,48	20	212,25	101,92

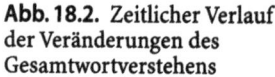

Abb. 18.2. Zeitlicher Verlauf der Veränderungen des Gesamtwortverstehens

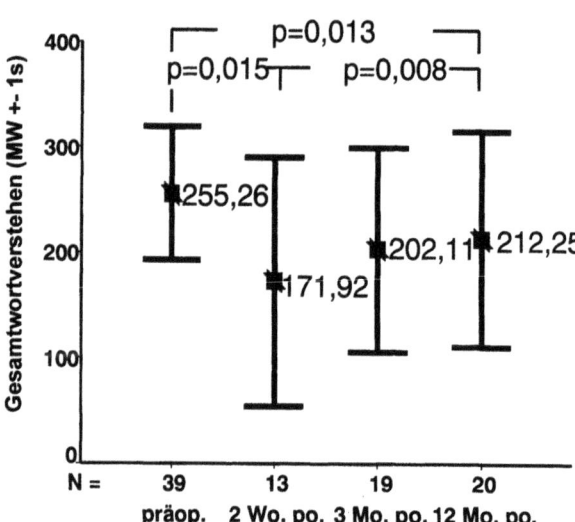

doch nicht signifikant. Die Werte der Welle III und der Welle V unterschieden sich dagegen signifikant (p=0,049 bzw. p=0,005) prä- und postoperativ.

Signifikante I-V-Interpeaklatenzverkürzungen konnten im postoperativen Verlauf nicht gefunden werden. Gegenüber den präoperativen Interpeaklatenzen mit 4,48 ms ± 0,49 waren die Abschlusswerte mit 4,13 ms ± 0,22 signifikant (p=0,006) kürzer als die präoperativen Werte mit 4,48 ms (Tabelle 18.3).

Intraoperatives neurophysiologisches Monitoring

Bei 25 der 40 Patienten kam neben der intraoperativen Überwachung des N. facialis das intraoperative FAEP-Monitoring zum Einsatz. Nicht bei allen dieser 25 Patienten blieben die Potentiale während der chirurgischen Manipulationen registrierbar, sodass zum Teil auch ein Potentialverlust verzeichnet werden musste. Daraus resultierte die unterschiedliche Anzahl der Messungen pro Operationsabschnitt. Zwischen den einzelnen aufgeführten Operationsschritten waren Verlängerungen des I-V-Intervalls während des Fräsens und bis zur Beendigung der Tumorpräparation nachweisbar. Zum Ende der Operation erreichten die Werte fast wieder das präoperative Niveau (Abb. 18.3).

Tabelle 18.3. FAEP-Latenzen und I-V-Intervalle prä- und postoperativ

Messwert	Präoperativ			12 Monate postoperativ		
	n	MW [ms]	SD [ms]	n	MW [ms]	SD [ms]
Welle I	40	1,93	0,26	20	1,87	0,22
Welle III	37	4,44	0,46	18	4,11	0,29
Welle V	40	6,41	0,61	20	6,01	0,33
I-V-Interpeakintervall	40	4,48	0,49	20	4,13	0,22

18 Hörvermögen bei transtemporaler Akustikusneurinomexstirpation

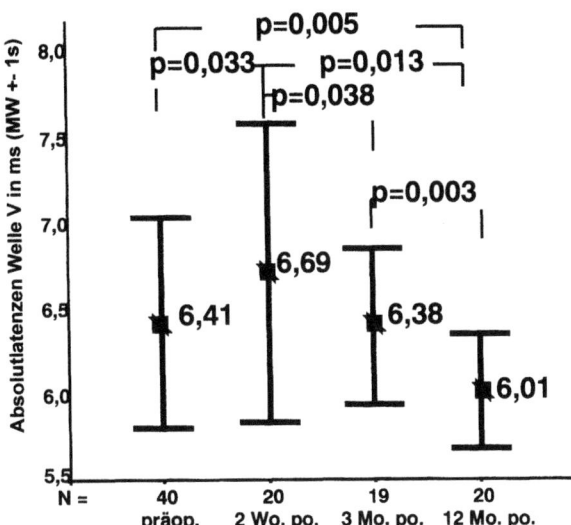

Abb. 18.3. Intraoperatives FAEP-Monitoring mit Veränderungen der I-V-Intervalle

Diskussion

Bei gutem präoperativem Hörvermögen (AAO-HNS-Klassen A + B) und einer Tumorgröße bis 15 mm war in einer nicht ausgewählten, konsekutiven Serie über den erweiterten transtemporalen Zugang unter effektivem intraoperativen FAEP-Monitoring in 55% (AAO-HNS-Klassen A + B), und bei Hinzurechnung der AAO-HNS-Klasse C in 70%, der Hörerhalt möglich. Die Ergebnisse unserer Studie zeigen eine intraoperative Verlängerung der I-V-Intervalle. Als Ursachen sind eine Schwellenabwanderung des Innenohres und eine veränderte Leitfähigkeit des Hörnerven im Rahmen der Tumorpräparation anzunehmen. Auftretende Potentialveränderungen müssen intraoperativ dem Operateur angezeigt werden, damit er sein chirurgisches Vorgehen adaptieren kann. Ein intraoperativ beobachteter Potentialverlust bis zum Operationsende führte in unserem Patientengut zu keinem nutzbaren Hörvermögen, sondern meist zur Ertaubung.

Wir konnten aber zeigen, dass es nach anfänglicher postoperativer Verschlechterung des Hörvermögens zu einer signifikanten Verbesserung innerhalb eines Jahres kommt, die subjektiv und objektiv nachweisbar ist. Für die Hörschwelle im Reintonaudiogramm und für die Sprachverständlichkeit bestanden trotz Erholung innerhalb eines Jahres signifikante Verschlechterungen gegenüber den präoperativen Ausgangsbefunden. Die Absolutlatenzen der Wellen III und V sowie das I-V-Intervall verkürzten sich signifikant und normalisierten sich somit vollständig.

Literatur

1. Boenninghaus HG, Roser D (1973) New tables for the determination of percentile loss of speech hearing. Z Laryngol Rhinol Otol 52(3): 153–161
2. Committee on Hearing and Equilibrium guidelines for the evaluation of hearing preservation in acoustic neuroma (vestibular schwannoma) (1995) American Academy of Otolaryngology Head and Neck Surgery Foundation, INC. Otolaryngol Head Neck Surg 113(3): 179–180

KAPITEL 19

Würzburger Schule der Akustikusneurinomchirurgie

Interdisziplinäre Chirurgie des Akustikusneurinoms – Würzburger Konzept aus der Sicht des Otochirurgen

K. Schwager · J. Helms

Einleitung

In der operativen Therapie des Akustikusneurinoms konkurrieren zwei Fachgebiete. Als Vestibularisschwannome nehmen diese Tumoren prinzipiell ihren Ausgang vom Gleichgewichtsnerven im inneren Gehörgang, sind somit anfangs auf das Felsenbein beschränkt. Ihre Symptome betreffen deshalb Hör- und Gleichgewichtsfunktion, in seltensten Fällen auch den N. facialis. Aufgrund ihrer Wachstumstendenz in den Kleinhirnbrückenwinkel hinein, schließlich mit Hirnstammkontakt, resultiert daraus die neurologische Symptomatik einer großen Raumforderung in der hinteren Schädelgrube. Für die operative Therapie sind drei prinzipiell unterschiedliche Zugangswege etabliert. Dies sind der transtemporale Zugangsweg, ein extraduraler Zugang über das Felsenbeindach zum inneren Gehörgang, der translabyrinthäre Zugangsweg durch das Felsenbein und der intradurale, subokzipitale, retrosigmoidale Zugang von dorsal zum inneren Gehörgang. Prinzipiell ist jedes Akustikusneurinom auf einem dieser drei Zugangswege erreichbar. Je nach Ausdehnung des Tumors, d. h. der speziellen Patientensituation, ergeben sich jedoch Indikationen für die eine oder andere Vorgehensweise.

Patienten und Methoden

Seit 1991 erfolgt die operative Therapie der Akustikusneurinome in enger Kooperation der Klinik für Neurochirurgie und der Klinik für HNO-Heilkunde der Universität Würzburg. Seit dieser Zeit wurden gemeinsam 491 Patienten auf subokzipitalem Zugangsweg operiert. Dabei oblag es dem Neurochirurgen, den extrameatalen Tumoranteil zu entfernen, während der Otochirurg die Fräsarbeiten im Felsenbein und die Entfernung der im inneren Gehörgang liegenden Tumoranteile vornahm. Eine ähnliche Anzahl an Patienten wurde im selben Zeitraum rein HNO-ärztlich operiert. Davon entfielen etwa 10% auf translabyrinthäre Eingriffe und 90% auf transtemporales Vorgehen.

Aus unserer Sicht ergeben sich die Kriterien, welche Vorgehensweise am günstigsten ist, folgendermaßen: Rein intrameatale Tumoren oder intrameatale Tumoren, die wenig über den Porus acusticus internus hinausragen, werden bei erhaltenem Hörvermögen transtemporal operiert. Dabei ist weniger die messbare Ausdehnung in den Kleinhirnbrückenwinkel entscheidend, sondern ob in der Bildgebung (Magnetresonanztomographie) Kontakt zu Strukturen des Hirnstamms oder Gefäßschlingen nachweisbar sind. In diesem Falle käme ein subokzipitales Vorgehen zum Tragen. Ähnliche Kriterien gelten für den translabyrinthären Zugang. Hier ist die Entscheidungsgrundlage das erloschene Hörvermögen. Tumoren, die diese Kriterien für ein transtemporales bzw. translabyrinthäres Vorgehen nicht erfüllen, werden unter neurochirurgischer Federführung subokzipital retrosigmoidal therapiert.

Ergebnisse

Die Resultate für den Hörerhalt waren für die kleinen Tumoren, die auf transtemporalem Zugangswege exstirpiert wurden, am günstigsten. Hier konnte ein Hörerhalt bei 70% der Patienten erreicht werden. Bei den subokzipital operierten Patienten war dies von der Tumorgröße abhängig (Tabelle 19.1). In 88,7% der subokzipital operierten Patienten konnte eine gute Funktion des N. facialis erreicht werden (House-Brackman I/II). Bei der letzten dokumentierten Nachuntersuchung (3 Monate bis 5 Jahre) der transtemporal bzw. translabyrinthär operierten Patienten zeigten 80% keine Parese, 19% eine leichte Funktionseinschränkung (Stennert 1-3) und 1% eine vollständige Parese. Die Mortalität betrug 4% in der Gruppe der großen Tumoren, Todesfälle bei den auf transtemporalem bzw. translabyrinthärem Zugangsweg operierten Patienten wurden nicht verzeichnet. Zu den Ergebnissen der subokzipital operierten Patienten im Einzelnen sei auf die Arbeit von Tonn et al. [3] verwiesen.

Diskussion

Die gemeinsame neurochirurgische und HNO-ärztliche Vorgehensweise in der Therapieplanung und schließlich -durchführung hat sich als sehr günstig erwiesen. Dabei hat sich auch die gemeinsame Konferenz mit den Neuroradiologen bewährt. Die Therapieoptionen können für den individuellen Fall diskutiert werden, um so die günstigste Behandlungsmöglichkeit für den einzelnen Patienten zu finden. Für die enge operative Zusammenarbeit in der hinteren Schädelgrube sind jedoch einige Voraussetzungen notwendig, die aber auch prinzipiell für jedes interdisziplinäre Arbeiten gelten. Voraussetzung ist eine interdisziplinäre Denkweise, d. h. im Einzelfall auch Zurücktreten und im Grenzgebiet der Nachbardisziplin den Vortritt lassen. Schuldzuweisungen bei eventuellen Fehlschlägen sind unangebracht und für die Zusammenarbeit kontraproduktiv. Dies heißt nicht, dass entsprechende Probleme nicht ausführlich und offen diskutiert werden.

Tabelle 19.1. Postoperative Hörergebnisse nach subokzipitaler und transtemporaler Akustikusneurinomexstirpation

		Subokzipital (n=399) [%]	Transtemporal (100 konsekutiv operierte Patienten) [%]
		39	70
Extrameatale Ausdehnung	<15 mm	66	-
	16–30 mm	34	-
			Gardner 1-3 (modifizierte Klassifikation nach Tonn et al. [3])

Die Denkweisen operativer Fächer unterscheiden sich. Das Nachvollziehen und Verstehenlernen kann hier wesentlich zu einer guten interdisziplinären Arbeit beitragen. Daneben besteht der große Vorteil, sich Operationstechniken der Nachbardisziplin anzueignen und für sein eigenes chirurgisches Vorgehen zu übernehmen.

Literatur

1. Höhmann D, Dornhoffer JL, Helms J (1994) Hörresultate nach transtemporaler Entfernung von Akustikusnerinomen. HNO 42:541–545
2. Knaus C, Müller J, Milewski C, Helms J (1997) Prae- und postoperative Hörresultate nach transtemporaler Akustikusneurinomexstirpation. In: Rochels R, Behrendt S (Hrsg) Orbita-Chirurgie. Einhorn-Presse Verlag, pp 391–393
3. Tonn JC, Schlake H-P, Goldbrunner R, Milewski C, Helms J, Roosen K (2000) Acoustic neuroma surgery as an interdisciplinary approach: a neurosurgical series of 508 patients. Journal of Neurology, Neurosurg Psych 69:161–166

KAPITEL 20

Zur Wait-and-See-Strategie beim einseitigen Akustikusneurinom

T. LINDER · J. EGLI · D. TSCHUDI

Einleitung

Nach der Erstdiagnose eines einseitigen Akustikusneurinoms (AN) können dem Patienten grundsätzlich drei Therapieoptionen angeboten werden:

- die operative Entfernung,
- die stereotaktische Bestrahlung und
- die konservative Beobachtung.

Die Entscheidung für das jeweilige Vorgehen treffen Arzt und Patient nach Abwägen der Risiken und Erfolgsaussichten der entsprechenden Therapiewahl. Nur die Kenntnis des natürlichen Krankheitsverlaufs dieser gutartigen Tumoren rechtfertigt eine aktive Therapie. Anhand von zwei konservativ behandelten Patientenkollektiven soll das Wachstumsverhalten und die Symptomatik dieser Tumoren über einen längeren Zeitraum analysiert und prognostische Faktoren für ein späteres Tumorwachstum evaluiert werden.

Patienten und Methode

Seit Mitte der 80er-Jahre wurde unter dem vormaligen Direktor der ORL-Klinik Zürich, Herrn Prof. U. Fisch, den Patienten nach Diagnosestellung eines einseitigen Akustikusneurinoms neben der chirurgischen Entfernung eine konservative Therapieoption angeboten. Falls zum Zeitpunkt der Diagnose keine invalidisierenden Schwindelbeschwerden, keine Hirnnervenausfälle des N. V und N. VII vorlagen und keine Hirndruckzeichen oder Kompression des Hirnstammes erkennbar waren, wurde den Patienten grundsätzlich eine Wait-and-see-Strategie empfohlen. Diese beinhaltete wiederholte MRI-Untersuchungen im Abstand von 6–12 Monaten und Kontrollen der Hörfähigkeit mittels Reinton- und Sprachaudiogrammen in jährlichen Abständen. Anhand von retrospektiven Datenanalysen aus den Krankengeschichten wurde der Tumor- und Symptomenverlauf von zwei Patientenkollektiven seit 1989 verfolgt und in dieser Arbeit zusammengestellt. Ausschlusskriterien für die Zusammenstellung bildeten neben den oben erwähnten Kriterien zusätzlich eine aktive Therapie (Operation oder Bestrahlung) innerhalb von 12 Monaten nach der Erstdiagnose, zystische oder bilaterale AN und ein Follow-up von weniger als einem Jahr. Die individuellen Wachstumsmuster der einzelnen Tumoren wurden mittels biplanarer gadoliniumverstärkter Magnetresonanztomographie des Felsenbeins bestimmt. Anhand der Durchmesser in axialer und koronarer Schnittrichtung wurde die initiale Tumorgröße als maximaler Durchmesser zum Diagnosezeitpunkt definiert. Als Wachstum bzw. Regression galt eine Veränderung in einem der bis zu vier ausgemessenen Durchmesser um mehr als 1 mm, falls diese Tendenz auch beim Vergleich der anderen Durchmesser bestätigt werden konnte. Bei Größenzunahme, Änderung der Symptomatik oder auf Wunsch des Patienten konnte jederzeit eine aktive Therapieform gewählt werden.

Ergebnisse

Die Ergebnisse einer ersten Patientengruppe wurde kürzlich bereits publiziert [5]. Die hier vorliegende Auswertung umfasst 69 Patienten (Gruppe A) aus dem Zeitraum von 1989–1999 und 50 Patienten aus einem zweiten Kollektiv von 1993–1999 (Gruppe B). Das Durchschnittsalter der beiden Kollektive betrug 53 Jahre (19–78 Jahre); die durchschnittliche Beobachtungszeit lag für die Gruppe A bei 4 Jahren (1–9,2 Jahre) und für die Gruppe B bei 2,4 Jahren (1–6,2 Jahre). Das häufigste Erstsymptom in beiden Gruppen war ein progredienter Hörverlust, gefolgt von einseitigem Tinnitus und Hörsturzereignissen. Schwindelbeschwerden führten nur bei 15% der Patienten zur Diagnose und bei zwei Patienten wurde das Akustikusneurinom als Zufallsbefund entdeckt.

Über den gesamten Beobachtungszeitraum zeigten 68% der Gruppe A und 64% der Gruppe B *keine* Größenzunahme. Dabei ließen sich insgesamt 6 Wachstumskurven einteilen (Abb. 20.1). Bei 42–45% der Patienten wiesen die Tumoren in beiden Studiengruppen keine messbare Änderung der Tumorgröße auf (Typ A). Je 23% der Tumoren zeigten entweder eine konstante Regression (Typ B) oder es folgte auf eine Phase des Nichtwachstums eine Regression (Typ C). Letzteres konnte vor allem in der Gruppe A mit längerer Beobachtungszeit festgestellt werden. Ein kontinuierliches Wachstum fand sich bei 26% der Gruppe A und 22% der Gruppe B (Typ D). Eine Tumorprogredienz, gefolgt von einer Phase ohne Wachstum, war bei lediglich einem Patienten in Gruppe A und bei vier Patienten der Gruppe B aufgetreten (Typ E). Ein spätes Wachstum nach einer gewissen Latenz konnte bei je drei Patienten in beiden Gruppen dokumentiert werden (Gruppe F).

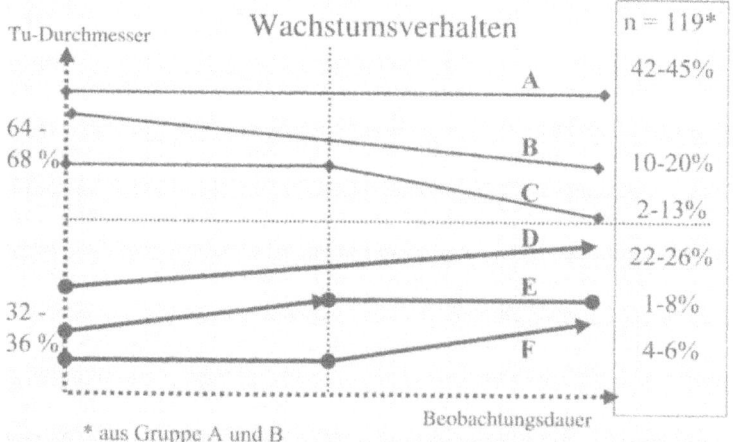

Abb. 20.1. Wachstumsverhalten des Akustikusneurinoms

20 Zur Wait-and-See-Strategie beim einseitigen Akustikusneurinom

Anhand der wachsenden Tumore konnte eine durchschnittliche Erstjahreswachstumsrate von 2,7 mm in der Gruppe A und 1,7 mm in der Gruppe B errechnet werden. Dies korrelierte signifikant mit dem über den gesamten Beobachtungszeitraum ermittelten Jahreswert von 2,1 mm bzw. 1,6 mm. Lediglich in Gruppe A konnte ein überschießendes Wachstum von 6–7,7 mm bei drei Patienten nachgewiesen werden, wobei dieses Wachstumsverhalten bereits im ersten Jahr nach Diagnosestellung erhoben wurde. Diese Patienten wurden in der Folge operiert. Patientenalter oder initiale Tumorgröße waren ohne Einfluss auf das Tumorwachstum. Insgesamt zeigten von den wachsenden Tumoren 72% der Gruppe A und 67% der Gruppe B ein Wachstum unterhalb von 2 mm pro Jahr!

Das Hörvermögen wurde anhand der Reinton- und Sprachaudiogramme dokumentiert. Die mittlere Hörschwelle (PTA) lag in beiden Gruppen bei 47 dB. In der Gruppe A verfügten nach einer Beobachtungszeit von 44 Monaten immer noch 56% der Patienten mit einem initialen PTA <50 dB über ein funktionelles Gehör. In der Gruppe B waren es sogar 71% über die Beobachtungszeit von 28 Monaten (Tabelle 20.1)

Patienten mit Tumorwachstum zeigten zwar durchschnittlich einen größeren Hörverlust als solche ohne Tumorprogression, es fand sich jedoch kein signifikanter Zusammenhang zwischen der jährlichen Wachstumsrate und dem Hörverlust. Auch eine Hörverbesserung trotz Tumorwachstum konnte dokumentiert werden. Die initiale Hörschwelle ließ ebenfalls keine prognostische Aussage zu.

In beiden Gruppen musste das konservative Therapiekonzept bei je 18% der Patienten verlassen werden. Unterschiedliche Gründe führten zur aktiven Therapie. Nachgewiesene Größenzunahme, Änderung der Symptomatik oder der Wunsch des Patienten waren die häufigsten Indikationen. Die Mehrzahl der zwölf Patienten der Gruppe A und der neun Patienten aus Gruppe B wurden operiert, je drei bzw. zwei Patienten bestrahlt.

Diskussion

In der vorliegenden Studie konnten 82% aller Patienten beider Kollektive mit der „Watchful-waiting-Strategie" erfolgreich behandelt werden, ohne dass eine übermäßige Größenzunahme oder eine Änderung der Symptomatik ein aktives Vorgehen notwendig gemacht hätten. Damit konnte diesen Patienten die Morbidität einer Operation oder Bestrahlung (vorerst) erspart werden. Anhand des SF36-Fragebogens hatten kürzlich Da Cruz et al. [2] gezeigt, dass die Lebensqualität der AN-Patienten nach ei-

Tabelle 20.1. Hörvermögen (PTA Hörschwellenmittel 0,5, 1, 2 und 4 kHz)

PTA	Gruppe A (n=34)				Gruppe B (n=24)			
	Initial		Final		Initial		Final	
	[n]	[%]	[n]	[%]	[n]	[%]	[n]	[%]
0–30 dB	14	25	7	50	8	18	6	75
0–50 dB	34	61	19	56	24	53	17	71

ner erfolgreichen Operation, unabhängig vom operativen Zugang, in Bezug auf sieben von acht erfragten Gesundheitsparametern in der Mehrzahl der Fälle abgenommen hat. Zahlreiche Arbeiten haben ein grundsätzlich langsames Wachstum der einseitigen AN bestätigt. Die einzelnen Wachstumsraten zeigen allerdings eine Spannbreite von 0,4 mm bis 3,2 mm pro Jahr [1, 3, 4]. Bereits in der ursprünglichen Arbeit von Tschudi et al. [5] konnte über eine durchschnittliche Beobachtungsdauer von 35 Monaten gezeigt werden, dass 69% der Tumoren kein Wachstum aufwiesen. Bei der nun um 14 Monate verlängerten Beobachtungszeit derselben Patientengruppe hat sich der Anteil der „ruhenden Tumore" mit 68,1% kaum verändert. Auch im zweiten Kollektiv von 50 Patienten über 2,4 Jahre zeigten 64% der einseitigen AN keine Größenzunahme. Besonders zu erwähnen gilt die bekannte Tatsache, dass rund 23% der Tumore sogar eine spontane Tumorregression aufwiesen. Bei den wachsenden Tumoren konnten auch neuere Arbeiten [4] keinen Zusammenhang mit dem Patientenalter, der initialen Tumorgröße, dem Geschlecht oder der Symptomatik zeigen. Erneut bestätigen konnten wir unsere bisherige Erfahrung [5], dass das Erstjahreswachstum signifikant mit dem Gesamtwachstum korrelierte. Lediglich drei Patienten (5%) zeigten nach einem anfänglichen Nullwachstum eine spätere Größenzunahme.

Die Tatsache, dass in beiden Kollektiven durchschnittlich über 2,6 Jahre zwischen dem Auftreten der ersten Symptome und der Diagnosestellung vergingen, relativiert ebenfalls die Notwendigkeit einer immediaten aktiven Therapie bei der Diagnose von kleinen, wenig symptomatischen Tumoren. Bei der operativen Behandlung oder der Radiotherapie kleiner Tumore (<2 cm) stellt die Erhaltung eines funktionellen Gehörs neben der vollständigen Erhaltung der Fazialisfunktion ein wichtiges Therapieziel dar. Insgesamt 71% der Gruppe B und 56% der Gruppe A haben während der Beobachtungsdauer eine funktionelles Gehör (PTA <50 dB) behalten.

Das *Zürcher Therapiekonzept* der Behandlung einseitiger AN bedeutet nicht den Verzicht auf aktive Intervention, sondern das Abwägen der Morbidität für den individuellen Patienten: Die Erstbeurteilung umfasst neben dem MRI mit Ausmessung der Tumorgröße die klinische Testung von Gehör (Reinton- und Sprachaudiogramm), Gleichgewichts- (inkl. Kalorik), Fazialis- (inkl. ENoG) und Trigeminusfunktion. Dem Patienten werden alle Therapieoptionen vorgestellt. Besteht aufgrund der Lage, Größe und Ausdehnung des Tumors sowie bei geringer Symptomatologie keine zwingende Notwendigkeit zur aktiven Intervention, so wird dem Patienten eine konservative Therapie empfohlen: Das „watchful waiting" besteht aus einer ersten Nachkontrolle mittels MRI und RTA nach 6 Monaten. Bei fehlender Größenzunahme und gleich bleibender Symptomatik wird eine weitere Kontrolle mit MRI, RTA und Sprachaudiogramm nach weiteren 6 Monaten erfolgen. Dies ermöglicht nun die Bestimmung der prognostisch signifikant wichtigen Erstjahreswachstumsrate. Bei Größenzunahme von weniger als 2 mm/Jahr und keiner Zunahme der Symptomatik wird das Kontrollintervall auf 12 Monate, nach 5 Jahren auf 24 Monate erweitert. Von diesem konservativen Therapieansatz kann jederzeit abgewichen werden, wenn der Patient ein aktives Vorgehen wünscht oder wenn aufgrund der Tumor- oder Symptomenprogression eine Intervention notwendig wird.

Voraussetzung für dieses Therapiekonzept bildet allerdings die Betreuung einer entsprechenden Datenbank, die mithilft, die Patienten zu den notwendigen Nachkontrollen zu bewegen.

Literatur

1. Charabi S, Thomsen J, Mantoni M, Charabi B et al. (1995) Acoustic neuroma (vestibular schwannoma): growth and surgical and nonsurgical consequences of the wait-and-see policy. Otolaryngol Head Neck Surg 113:5-14
2. Da Cruz M, Moffat D, Hardy D (2000) Postoperative quality of life in vestibular schwannoma patients measured by the SF36 Health Questionnaire. Laryngoscope 110:151-155
3. Levo H, Pyykkoe I, Blomstedt G (1997) Non-surgical treatment of vestibular schwannoma patients. Acta Otolaryngol (Stockh) [Suppl] 529:56-58
4. Shin YJ, Fraysse B, Cognard C et al. (2000) Effectiveness of conservative management of acoustic neuromas. Am J Otol 21:857-862
5. Tschudi DC, Linder TE, Fisch U (2000) Conservative management of unilateral acoustic neuromas. Am J Otol 21:722-728

KAPITEL 21

Die radiochirurgische Therapie des Akustikusneurinoms

Technik im internationalen Vergleich

G. PENDL · F. UNGER · H. GUSS

Einleitung

Der Mikrochirurgie des Akustikusneurinoms (Vestibularisschwannoms [20]) ist es vor allem nach Einführung des Operationsmikroskops möglich geworden, in kundiger Hand die gefürchtete Komplikation einer Fazialisläsion zu vermeiden. Bei kleinen Neurinomen gelingt es auch, das Hörvermögen oder auch ein Resthörvermögen zu erhalten [4, 17, 21, 22, 27, 28, 29]. Trotzdem ist die offene Operation des Akustikusneurinoms infolge der schwierigen Lokalisation auch für den geübten Operateur immer noch eine technische Herausforderung und für den Patienten eine Belastung, vor allem bei schlechtem internem Status. Aus diesem Grunde wird bei kleinen Akustikusneurinomen gelegentlich beobachtet, ob sie überhaupt ein Wachstum zeigen, mit dem Risiko, dass das Resthörvermögen gänzlich schwindet.

Mit der Einführung der Radiochirurgie durch Leksell ist nun eine alternative Behandlungsmethode in Händen der Neurochirurgen, die vor allem unter Einsatz des Gamma-Knife aufgrund seiner präzisen, fokussierten Möglichkeit der Zerstörung eines intrakraniellen Zieles in einer meist einzeitigen Behandlung ohne Belastung des Patienten ein optimales Ergebnis erzielt. Behandelt werden hauptsächlich ältere Patienten, solche mit eingeschränkter Compliance oder erhöhtem Narkoserisiko sowie Rezidive, zentrale Neurofibromatose (beidseitige Neurinome) und insgesamt Neurinome mit einem Durchmesser von weniger als 30 mm. In dieser Untersuchung werden unsere Ergebnisse nach primärer Radiochirurgie mit einer Nachbeobachtungszeit von mindestens 60 Monaten präsentiert.

Material und Methode

Die Radiochirurgie mit dem Gamma-Knife ermöglicht es, ein umschriebenes Zielvolumen bis zu 40 mm Querdurchmesser zu umfassen und bei Akustikusneurinomen optimal bis zu 35 mm Querdurchmesser mittels einer Randdosis von durchschnittlich 12 Gy auf die 40- bis 60%ig umschließende Isodosenlinie eine optimale Schonung des N. facialis und des N. statoacusticus zu erreichen. Die Anzahl der Isozentren richtet sich nach Lage und Größe des Tumors und ist variabel.

Patienten

Seit Einführung der Radiochirurgie im deutschsprachigen Raum im April 1992 wurden an der Universitätsklinik für Neurochirurgie Graz bis Mai 2000 223 Patienten mit einem Akustikusneurinom (zum Teil auch beidseits im Rahmen der Recklinghausen-Erkrankung) behandelt. Daraus wurden 60 Patienten mit einem Beobachtungszeitraum von mindestens 5 Jahren (60–96 Monate, median 74) herausgegriffen. Die Behandlungsergebnisse wurden in 6-monatigem Abstand mittels klinischer Untersuchung und Magnetresonanzuntersuchung zur Feststellung des Effektes der radiochirurgischen Behandlung auf den Tumor und die umgebenden Strukturen kontrolliert. An der Hals-Nasen-Ohren-Universitätsklinik fand eine fachärztliche Überprüfung der Funktion des fünften, siebenten und achten Hirnnerven statt, u. a. mittels audiologischer Tests, z. B. Reintonaudiogramm [4] und Sprachdiskriminationsvermögen („speech discrimination scale", SDS). Die Fazialisfunktion wurde nach House-Brackmann (HBI) eingeteilt [5].

Der mediane Patient war 54 Jahre alt mit einer Spanne zwischen 16 und 79 Jahren. Es wurden 24 Männer und 20 Frauen behandelt. Die Mehrzahl der Tumore war rechts lokalisiert (63%), vier Fälle zeigten beidseitige Neurinome und 10% lagen intrameatal. Der Tumor hatte bei 55% der Patienten einen extrameatalen Durchmesser von 10–20 mm, bei 25% 20–30 mm. Die Volumenverteilung ergab, dass die Mehrzahl der Patienten (85%) eine weniger als 10 cm^3 große Läsion aufwies (median 3,8 cm^3).

Als klinische Manifestation boten 90% Hypakusis, 30% Tinnitus und 20% eine Fazialisaffektion (Paresen, Missempfindungen und Tics). Außerdem klagten 35% über peripher vestibuläre Symptome wie Schwindelattacken und Gangunsicherheit sowie 17% über trigeminale Beschwerden.

Radiochirurgische Behandlungstechnik

Zur radiochirurgischen Behandlung diente das Gamma-Knife Modell B, als Software der Gamma-Plan, womit Isodosen und Bestrahlungszentren dreidimensional sowie damit zusammenhängend Behandlungsdosen und -zeiten festgelegt wurden. Auswechselbare Kollimatorhelme gewährleisteten die Bestrahlung mit 201 Kobalt-60-Quellen mit 4, 8, 14 oder 18 mm Durchmesser im jeweils festgelegten Zielvolumen. Die Anzahl der Zielvolumina richtete sich nach Lage und Größe der Tumoren. Die umhüllende Dosis betrug 12–14 Gy für mittelgroße und 10 Gy für größere Akustikusneurinome (>25–30 mm). Begrenzend für die Dosis wirkt die Bestrahlungstoleranz der kritischen Strukturen. Die selbst auf einmalige Bestrahlung sehr sensibel reagierenden Hirnnerven N. facialis und N. trigeminus begrenzen in erster Linie die Dosis an der Peripherie mit 9 Gy; daneben ist der Hirnstamm (Pons) mit 12 Gy zu berücksichtigen. Patienten mit Neurofibromatose Typ II wurden nur einseitig behandelt.

Ergebnisse

Eine Patientin mit einem zystischen Akustikusneurinom zeigte nach der Behandlung eine rasche Größenzunahme des Gewächses und musste offen operiert werden. Als weitere Nebenwirkungen können die gelegentlich angegebene Übelkeit sowie sehr selten auftretendes Erbrechen gewertet werden. Drei Patienten klagten über trigeminale Reizerscheinungen, einer über Schwindelattacken. Eine transiente Fazialisparese (HBI IV) bestand in drei Fällen, ein Patient entwickelte einen Hydrozephalus, sodass er schließlich shuntpflichtig wurde. Zwei zusätzliche Fazialisläsionen bestanden zur Zeit der letzten Kontrolle (HBI III). Zwei Patienten zeigten eine vorübergehende Erweiterung des supratentoriellen Ventrikelsystems. Das verzögerte und transiente Auftreten von Hirnnervenläsionen wird in Zusammenhang mit dem in unterschiedlichen Zeitabständen und Ausdehnungen auftretenden radiogenen Ödem gesehen. Diese Erscheinungen sind in nahezu allen Fällen (bis auf den Hörverlust) völlig reversibel. In den angefertigten Kontrollen zeigte sich bei 75% eine zentrale Nekrose (Abb. 21.1).

Die audiometrischen Kontrollen durch unsere HNO-Klinik zeigten ein „brauchbares" oder gebrauchsfähiges Hörvermögen (Gardner-Robertson I und II) bei 55% der Patienten, die auch vor der Behandlung ein solches hatten oder ohne Hörminderung gewesen waren. Das prä- und postradiochirurgische Hörvermögen wurde bei Fre-

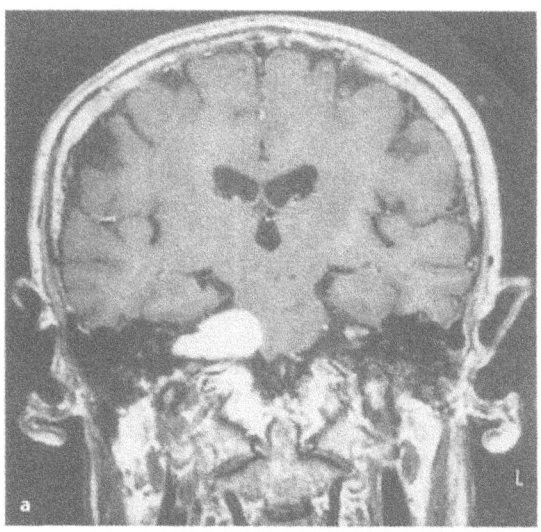
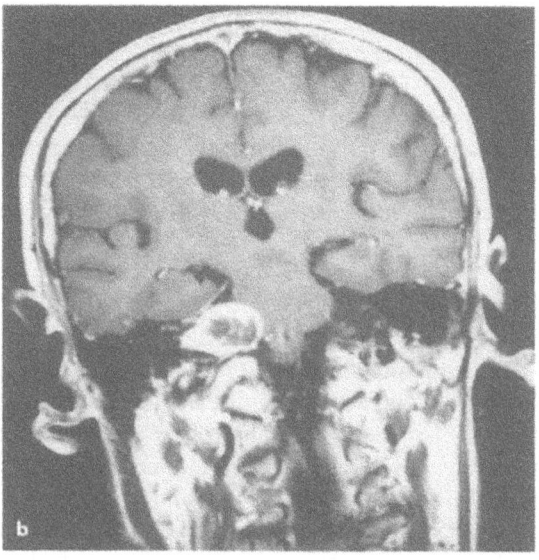

Abb. 21.1 a, b. Koronale MR-Aufnahmen (T1-gewichtet mit Gadolinium) einer 72-jährigen Patientin mit rechtsseitigem Akustikusneurinom; **a** vor der Behandlung (12 Gy auf die 40% Isodose), **b** 18 Monate nach der Behandlung Verlust der Kontrastaufnahme als Zeichen der zentralen Radionekrose

21 Die radiochirurgische Therapie des Akustikusneurinoms

quenzen von 500, 1000, 1500, 2000 und 3000 Hz gemittelt. Der durch den radiochirurgischen Eingriff eintretende Hörverlust ist ein gradueller und tritt in der Regel in den ersten 12 Monaten nach der Behandlung auf, nur bei einem Patienten trat nach 36 Monaten noch Verlust des brauchbaren Hörens auf (Tabellen 21.1 und 21.2, Abb. 21.2).

Tabelle 21.1. Funktion des Gehörs nach Gardner u. Robertson [4]

Grad	Beschreibung	Pure Tone Average (PTA) Dezibel	Speech Discrimination Score (SDS) Prozent
I	Gut bis sehr gut	0–30	70–100
II	Brauchbar	31–50	50–69
III	Nicht mehr brauchbar	51–90	5–49
IV	Schwach	91 bis max. 1–4	–
V	Fehlt	Nicht testbar	0

Tabelle 21.2. Funktion des Fazialisnerven vor und 60 Monate nach Gamma-Knife-Radiochirurgie (House-Brackmann Grade I–VI [5])

Grad	Vorher	Nachher
I	48	46
II	4	5
III	5	6
IV	2	2
V	1	1
VI	0	0
	60	60

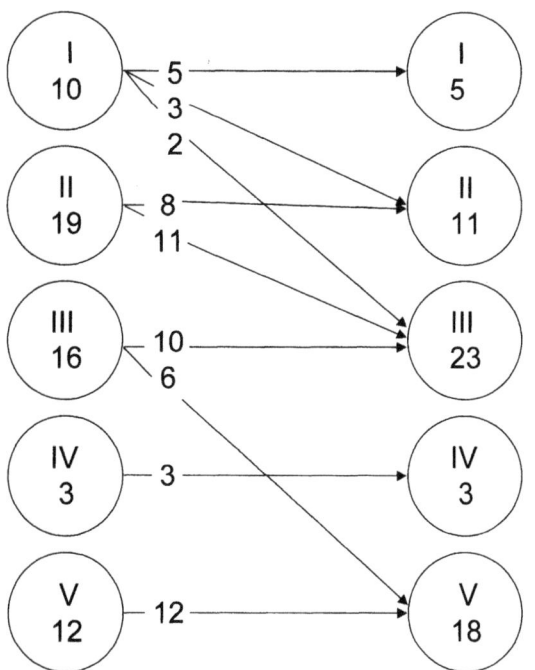

Abb. 21.2. Veränderung der PTA nach Gamma-Knife-Radiochirurgie

Die klinischen Ergebnisse zeigen nach einem Beobachtungszeitraum median von 74 Monaten bei nur 10% der oben angeführten Patienten eine Verschlechterung; 60% gaben eine Besserung ihrer Symptomatik an. Eine Läsion des N. glossopharyngeus wurde nicht beobachtet. Tumorwachstum wurde bei drei Patienten festgestellt, eine Verkleinerung war in 40% (24 Patienten) zu bemerken. In zwei Fällen konnte bei den Kontrollen kein Tumor mehr festgestellt werden. Langzeitfolgen sind nicht aufgetreten.

Diskussion

1995 wurde in einer Publikation von Wolf et al. [29] unter der Prämisse, was man einem Patienten mit radiologischem Verdacht auf ein kleines Akustikusneurinoms raten soll, lediglich die chirurgische Exploration auf transtemporalem Zugangsweg empfohlen. Immerhin traten Komplikationen auf wie Sekundärheilung, Liquorfistel mit Revisionsoperationen (drei Fälle) und zweimal intrakranielle Blutungen, die neurochirurgische Beobachtung und temporäre Liquordrainagen erforderten. In drei Fällen traten kurzfristig neurologische Ausfälle auf. Das radiochirurgische Zentrum in Pittsburgh [17] berichtet über Langzeitergebnisse bei Akustikusneurinomen bis zu 30 mm Querdurchmesser. In der Langzeitbeobachtung war sowohl die Erhaltung der Fazialisfunktion als auch des Hörvermögens im Rahmen der Radiochirurgie deutlich höher als nach mikrochirurgischer Operation. Diese Ergebnisse stimmen sowohl mit dem eigenen vorgelegten Krankengut überein als auch mit den Ergebnissen anderer Autoren [3, 6, 7, 9, 10,13, 14, 18, 19, 25, 30].

Aus der Stockholmer Gruppe liegen Hinweise dafür vor, dass Komplikationen, die in den ersten Jahren der Radiochirurgie durch die angewandte Randdosis vor allem im Sinne von Fazialisparesen und Nervus-trigeminus-Irritationen aufgetreten sind, durch Dosisreduzierung signifikant gesenkt oder überhaupt eliminiert werden konnten, was durch strahlenbiologische Studien bestätigt wurde [2, 8, 14]. Bei kleineren Tumoren wurden 14 Gy auf die Peripherie angewandt, bei mittelgroßen Tumoren 12 Gy und bei großen Tumoren 10 Gy. Mit dieser Therapiemodalität konnte eine Tumorwachstumskontrolle in 90% aller Fälle erreicht werden, mit einer passageren Schwäche des N. facialis und/oder einer Dysfunktion des N. trigeminus in lediglich 1–2% der Fälle bei guter Erhaltung des Hörvermögens bzw. Resthörvermögens.

Zystische Akustikusneurinome sprechen nach unseren Erfahrungen nicht auf die radiochirurgische Behandlung an und stellen keine Indikation dar [16].

Mehrere Arbeitsgruppen berichteten übereinstimmend über die gute Tumorwachstumskontrolle oder sogar Verkleinerung in nahezu allen Fällen [7, 23, 26]. Ein behandlungsbedürftiger Hydrozephalus, wie der von uns beobachtete, stellt eine seltene Komplikation (<3%) dar [24].

Morgan et al. [11] analysierten die subjektiven Angaben und das Ergebnis von 45 Patienten mit Akustikusneurinomen und verglichen sie mit einer ähnlichen Studie über operierte Patienten von Wiegand u. Fickel [27]. 46% der Patienten mit bis zu 30 mm großem Akustikusneurinom gaben als Grund für ihre Entscheidung für die Radiochirurgie mit dem Gamma-Knife die geringeren Nebenerscheinungen an, 76% der radiochirurgisch behandelten Patienten waren bereits zwei Monate nach der Behandlung wieder in ihrem Berufsleben eingegliedert. Des Weiteren gaben die Patienten postoperativ deutlich reduzierte neuropsychologische Probleme wie Müdigkeit,

Schlafstörungen, depressive Verstimmung und Sexualstörungen an (12% gegenüber 38% der Operierten).

Es liegen die ersten Langzeitbeobachtungen von radiochirurgisch behandelten Akustikusneurinomen vor [7, 17, 19, 25], die einen Vergleich von unbehandelten, mikrochirurgisch und radiochirurgisch therapierten Akustikusneurinomen wagen und der Hoffnung auf eine weitere Verbreitung der Gamma-Knife-Behandlung Ausdruck geben. Hier wurde insbesondere auch die natürliche Entwicklung des Akustikusneurinoms beobachtet. So wuchsen auch unbehandelte Akustikusneurinome in 40–70% nicht weiter und einige schrumpften sogar. Es werden aber erst die zunehmenden Langzeitkontrollen mit MR-Aufnahmen die Diskussion zum Abschluss bringen [12]. Dasselbe gilt für die radiochirurgisch behandelten Fälle, wo letztlich bald Zehnjahreskontrollen verfügbar sein werden.

Ein weiterer Gesichtspunkt ist die mögliche Kostenreduzierung durch die Gamma-Knife-Behandlung. So haben bereits einige Autoren die Kosten verglichen [7, 15, 19], die insbesondere durch die kurze Hospitalisierungszeit von 1–3 Tagen und die rasche Rückkehr zur Arbeitsstelle für radiochirurgisch behandelte Patienten günstig sind. Die Mehrheit der Patienten konnte innerhalb von einer Woche zu ihren täglichen Aktivitäten zurückkehren, was von den Patienten sehr geschätzt wurde.

Eine maligne Entartung nach radiochirurgischer Behandlung, die natürlich keine Histologie liefern kann und sich bei der Diagnose nach Klinik und Bildgebung richten muss, ist bei mehr als 11.000 weltweit behandelten Akustikustumoren nur einmal beschrieben worden und somit als Rarität zu werten. Auch bei der Recklinghausen-Erkrankung (Neurofibromatose II) ist eine maligne Entartung für kraniale Tumoren nicht sicher [1].

Die Gamma-Knife-Radiochirurgie erscheint als Alternative zur mikrochirurgischen Exstirpation nicht nur bei kleinen Akustikusneurinomen als Methode der Wahl, wozu eine verbesserte Computersoftware, optimierte Bildgebung durch MR zur Zielplanung und ein wachsendes Verständnis zum Verhältnis Tumorvolumen : Dosis beitragen. Neben einer geringen Belastung für die Patienten, einem kurzen stationären Aufenthalt von maximal zwei Nächten und der Möglichkeit, auch internistisch belastete Patienten behandeln zu können, ist das Ergebnis der Radiochirurgie bezüglich Komplikationen, insbesondere der Erhaltung der Fazialisfunktion, der offenen mikrochirurgischen Methode als ebenbürtig anzusehen, zumindest für eine selektierte Patientengruppe. Es besteht ein Konsens, dass Patienten mit Tumoren >30 mm im Durchmesser und/oder Hirnstammkompression sowie zystische Neurinome keine Indikation zur Radiochirurgie darstellen. Hier ist die Mikrochirurgie angezeigt. Sicherlich wird also die Radiochirurgie die offene mikrochirurgische Methode nicht ersetzen können, aber in der Mehrzahl der Fälle sollte es die Aufgabe des behandelnden Arztes sein, beide Methoden den Patienten anzubieten.

Literatur

1. Comey CH, McLaughlin MR, Jho HD, Martinez AJ, Lunsford LD (1998) Death from a malignant cerebellopontine angle triton tumor despite stereotactic radiosurgery. J Neurosurg 89: 653–658
2. Flickinger JC, Kondziolka D, Lunsford LD (1999) Dose selection in stereotactic radiosurgery. Neurosurg Clin North Am 10: 271–280

3. Forster DMC, Kemeny AA, Pathak A, Walton L (1996) Radiosurgery: a minimally interventional alternative to microsurgery in the management of acoustic neuroma. Br J Neurosurg 10:169–174
4. Gardner G, Robertson JH (1988) Hearing preservation in unilateral acoustic neuroma surgery. Ann Otol Rhinol Laryngol 97:55–66
5. House JW, Brackmann DE (1985) Facial nerve grading system. Otolaryngol Head Neck Surg 93:146–147
6. Kihlström L, Karlsson B, Lindquist C, Ericsson K, Noren G (1998) Radiosurgery in acoustic neurinomas with more than 10 years follow-up (Abstract) Zentralbl Neurochir [Suppl]:68
7. Kondziolka D, Lunsford LD, McLaughlin MR, Flickinger JC (1998) Long-term outcomes after radiosurgery for acoustic neuromas. N Engl J Med 339:1426–1433
8. Larson DA, Flickinger JC, Loeffler JS (1993) The radiobiology of radiosurgery. Int J Radiat Oncol Biol Phys 25:557–561
9. Linskey ME, Flickinger JC, Lunsford LD (1993) Cranial nerve length predicts the risk of delayed facial and trigeminal neuropathies after acoustic tumor stereotactic radiosurgery. Int J Radiat Oncol Biol Phys 25:227–233
10. Lunsford LD, Linskey ME (1992) Stereotactic radiosurgery in the treatment of patients with acoustic tumors. Otolaryngol Clin North Am 25:471–491
11. Morgan TF, Noren G, Ponte B (1995) Acoustic neuroma – the patient's perspective: subjective symptoms, diagnosis, therapy, and outcome in forty-five patients following gamma knife radiosurgery. In: Abstractbook 7th International Leksell Gamma Knife Society Meeting, The Island of Lana'i, Hawaii. November 12–15, p 37
12. Niemczyk K, Vaneecloo FM, Lemaitre L, Lejeune JP, Skarzynski H, Dubrulle F, Vincent C (1999) The growth of acoustic neuromas in volumetric radiologic assessment. Am J Otol 20:244–248
13. Noren G, Greitz D, Hirsch A, Lax I (1993) Gamma knife surgery in acoustic tumours. Acta Neurochir (Wien) 58[Suppl]:104–107
14. Noren G (1998) Long-term complications following gamma knife radiosurgery of vestibular schwannomas. Stereotact Funct Neurosurg 70 [Suppl 1]:65–73
15. Ott K (1996) A comparison of craniotomy and gamma knife charges in a community-based gamma knife center. Stereotact Funct Neurosurg 66 [Suppl 1]:357–364
16. Pendl G, Ganz JC, Kitz K, Eustacchio S (1996) Acoustic neurinomas with macrocysts treated with gamma knife radiosurgery. Stereotact Funct Neurosurg 66 [Suppl 1]:103–111
17. Pollock BE, Lunsford LD, Kondziolka D, Flickinger JC, Bissonette DJ, Kelsey SF, Jannetta PJ (1995) Outcome analysis of acoustic neuroma management: a comparison of microsurgery and stereotactic radiosurgery. Neurosurgery 36:215–229
18. Pollock BE, Lunsford LD, Noren G (1998) Vestibular schwannoma management in the next century: A radiosurgical perspective. Neurosurgery 43:475–483
19. Prasad D, Steiner M, Steiner L (2000) Gamma surgery for vestibular schwannoma. J Neurosurg 92:745–759
20. Russel DS, Rubinstein LJ (1960) Pathology of tumors of the nervous system. Arnold, London
21. Samii M, Matthies C (1995) Hearing preservation in acoustic tumour surgery. In: Symon L, Calliauw L, Cohadon F et al., eds. Advances and technical standards in Neurosurgery, vol 22. Springer, Wien New York, S 343–373
22. Samii M, Matthies C (1997) Management of 1000 vestibular schwannomas (acoustic neuromas): surgical management and results with an emphasis on complications and how to avoid them. Neurosurgery 40:11–23
23. Thompson BG, Coffey RJ, Flickinger JC, Lunsford LD (1990) Stereotactic radiosurgery of small intracranial tumors: Neuropathological correlation in three patients. Surg Neurol 33:96–104
24. Thomsen J, Tos M, Borgesen SE (1990) Gamma knife: hydrocephalus as a complication of stereotactic radiosurgical treatment of an acoustic neuroma. Am J Otology 11: 330–333
25. Unger F, Walch C, Papaefthymiou G, Trummer M, Eustacchio S, Pendl G (1999) Die Radiochirurgie des Akustikusneurinoms als minimal-invasive Alternative zur Mikrochirurgie. HNO 47:1046–1051
26. Valentino V, Raimondi AJ (1995) Tumour response and morphological changes of acoustic neuromas after radiosurgery. Acta Neurochir (Wien) 133:157–163
27. Wiegand DA, Fickel V (1989) Acoustic neuroma – the patient's perspective: subjective assessment of symptoms, diagnosis, therapy and outcome in 541 patients. Laryngoscope 99: 179–187

28. Wiegand DA Ojemann RG, Fickel V (1996) Surgical treatment of acoustic neuroma (vestibular schwannoma) in the United States: report from the acoustic neuroma registry. Laryngoscope 106:58-66
29. Wolf SR, Wigand ME, Berg M, Haid CT (1995) Was soll man Patienten mit radiologischem Verdacht auf ein kleines Akustikusneurom raten? HNO 43:371-377
30. Yamasoba T, Kurita H, Ito K et al. (1996) Auditory findings after stereotactic radiosurgery in acoustic neurinoma. Skull Base Surg 6:163-167

KAPITEL 22

Rundtischgespräch zur Therapie des Vestibularisschwannoms

Leitung: M. SAMII

Teilnehmer: G. PENDL · J. MEIXENSBERGER · K. SCHWAGER
T. LINDER · M. TOS

Prof. Samii: Ich glaube, Herr Prof. Tos hat ein gutes Schlusswort gebracht, indem er gesagt hat: „Die Erwartungen des Patienten sind gestiegen". Wir haben jetzt nicht mehr die gleiche Situation wie vor 10 oder 20 Jahren. Wir sind bestens informiert und wir haben viele Modernitäten; damit müssen wir jetzt umgehen. Und nun würde ich mit der Frage der Indikationsstellung beginnen. Ich glaube, das bewegt uns alle, denn wir wollen wissen: Wann sollen wir operieren, wann sollen wir nicht operieren und warum ist eine Operation indiziert? Welche Patienten wollen Sie operieren?
Prof. Meixensberger: Zum einen spielt die Tumorgröße eine entscheidende Rolle, zum anderen die Funktion. Bei Tumoren, die hauptsächlich extrameatal gewachsen sind, würde ich bei einem jüngeren Patienten ohne anästhesiologisches Risiko in der Regel immer die Operation anraten.
Prof. Samii: Sie würden also grundsätzlich bei jedem Akustikusneurinom, das bei jungen Patienten diagnostiziert wird, anraten, zu operieren?
Prof. Meixensberger: In den Stadien T3 und T4. Bei T2 kann man diskutieren, ob man auch zuwartet. Das Hörvermögen spielt eine entscheidende Rolle. Bei jungen Patienten, die einen kleinen Tumor haben, aber noch ein Hörvermögen besitzen, muss man in diesem Fall sehr ausführlich besprechen, wann man operiert. Je kleiner der Tumor ist, desto höher ist die Chance für den Hörerhalt. Andererseits muss man bei der Operation auch das Risiko eines Hörverlustes berücksichtigen. Man muss die Alternativen, die hier aufgezeigt wurden, wie Zuwarten oder aber die Möglichkeit der Radiotherapie, mit dem Patienten durchsprechen.
Prof. Samii: Wie sehen Sie die Radiotherapie? Haben Sie überhaupt einen Patienten zur Radiotherapie geschickt?
Prof. Meixensberger: Wir haben Patienten zur Radiochirurgie geschickt und die Patienten wurden alle bei uns über die verschiedenen Modalitäten aufgeklärt, auch darüber, dass es die Radiochirurgie gibt. Und wenn Patienten Zweifel hatten, ob sie sich operieren lassen sollten, wurden sie zum Beratungsgespräch beim Strahlentherapeuten bzw. Gamma-Knife geschickt.
Prof. Samii: Was möchten Sie aus Sicht der HNO-Heilkunde der Würzburger Schule ergänzen?
PD Schwager: Wir würden die kleinen intrameatalen Akustikusneurinome beurteilen wollen. Wir würden dann, insbesondere wenn der Patient älter ist und einen intrameatalen Tumor hat, abwarten und das MRT erst einmal in einem halben Jahr wiederholen.
Prof. Samii: Und das Hörvermögen?
PD Schwager: Wenn das Hörvermögen normal ist, würde ich das, v. a. wenn der Patient älter ist, auch vorschlagen.
Prof. Samii: Abwartende Haltung und beobachten?

PD Schwager: Bei einem jüngeren Patienten würde ich doch eher zur Operation raten.

Prof. Samii: Was würde man z. B. selbst wollen, wenn man betroffen wäre?

PD Schwager: Wenn ich es für mich in meinem Lebensalter sagen müsste, würde ich mich eher operieren lassen.

Prof. Samii: Das ist eine sehr wichtige Aussage. Denn wollen Sie nicht mit den Patienten das diskutieren, was der Patient will, z. B. wenn er ein normales Hörvermögen hat, die Chancen des Abwartens oder die Chancen der Operation?

Prof. Meixensberger: Das ist natürlich wichtig. Der Patient muss letztlich die Entscheidung tragen. Wir können ihm nur Hilfestellungen geben und ihm die Möglichkeiten aufzeigen. Wir müssen natürlich die Optionen gründlich darstellen, damit er mit dieser Information auch etwas anfangen kann. Es ist meiner Meinung nach eine sehr wichtige ärztliche Aufgabe.

Prof. Samii: Wollen Sie aus Züricher Sicht noch etwas ergänzen, Sie habe ja Ihre Meinung geäußert hinsichtlich des Abwartens.

PD Linder: Für uns sind die Indikationen nachgewiesenes Tumorwachstum und Schwindelbeschwerden.

Prof. Samii: Schwindel ist ein sehr wichtiger Punkt; hier würden Sie sagen: operieren?

PD Linder: Richtig und insbesondere bei jungen Patienten mit kleinen Tumoren, die bereit sind, das Risiko der Ertaubung auf sich zu nehmen.

Prof. Samii: Diese Aussage ist sehr wichtig: das Risiko, das Hörvermögen zu verlieren, auf sich zu nehmen. Das entspricht auch meiner persönlichen Vorstellung. Herr Pendl, was sagt man in Graz?

Prof. Pendl: Da wir ein Problem haben, das nicht übers Knie gebrochen werden muss, beraten wir den Patienten, nachdem wir ihm alle Möglichkeiten angeboten haben: nicht zu operieren, offen zu operieren, Radiochirurgie, also nicht Bestrahlung.

Es gibt Radioonkologen, die Akustikusneurinome mit 40 Fraktionen bestrahlen und das halte ich radiobiologisch für Unsinn. Die Patienten sind heutzutage enorm informiert. Es ist erstaunlich, dass die Patienten zumeist schon irgendwo nachgefragt haben und deshalb muss man sehr vorsichtig damit umgehen. Und es gibt Patienten, die sagen, dass sie den Tumor weghaben möchten. Nun klären wir sie auf, was postoperativ zu erwarten ist und meistens wollen sie gar nicht weiterdiskutieren. Das sind die einfachsten Patienten. Sie werden dann operiert und sind auch meistens zufrieden, wenn alles vorbei ist. Und es gibt eben die Patienten, die sehr hinterfragend sind, die auch alles Mögliche immer wieder wissen wollen, die sich über Wochen nicht entscheiden können, und ich bin froh, wenn sie schließlich woanders hingehen. Auch gibt es Patienten, die ein halbes Jahr warten wollen und dann noch einmal über die Behandlung diskutieren. Danach entscheiden sie sich meistens entweder für die Radiochirurgie oder die offene Chirurgie. Natürlich müssen wir auch immer wieder sehen, ob es bei Patienten zu symptomatischem Trigeminusschmerz kommt; in diesem Fall raten wir meist zur offenen Operation.

Prof. Samii: Aber hier müssen wir doch unterscheiden zwischen Radiochirurgie und Chirurgie bezüglich der Tumorbehandlung. Wenn man nur die Radiochirurgie zur Verfügung hätte, könnte man ja nicht alles behandeln.

Prof. Pendl: Im meine, darum sollten wir immer von der Radiochirurgie und nicht von der Radiotherapie sprechen. Wenn ich einen Hammer habe und sonst nichts, dann sehe ich überall Nägel. Wenn ein – ich sage es ganz bewusst –Radioonkologe nichts anderes gelernt hat als zu bestrahlen, dann wird der Patient eben bestrahlt. Und das ist auch die Gefahr, die ich in der Bundesrepublik sehe, wo auf einmal überall Linearbeschleunigerzentren auftauchen. Die kann man nämlich relativ leicht umfunktionieren für die Radiochirurgie und dann ohne Kontrolle durch einen Neurochirurgen Behandlungen durchführen, nicht nur an Akustikusneurinomen. Und die Radiochirurgie gehört in die Hände zuerst des Otologen oder des Neurochirurgen, der sich chirurgisch und anatomisch mit dem Problem auseinandersetzt. Wenn es in Händen anderer ist, dann glaube ich, ist das eine große Gefahr.

Prof. Tos: In unserem Hause ist es schon üblich, dass Patienten sagen, ich will operiert werden, wenn der Tumor wächst. Wie lange ein Patient kontrolliert wird, das entscheidet er selbst. Auch wenn wir früher operieren möchten, aber der Patient vielleicht verzögern will, warten wir. Eigentlich haben wir selbst gar kein Interesse, irgendetwas durchzuführen, was der Patient gar nicht will. Dass die Tumoren nicht wachsen, ist ein Unsinn. Wir haben das ja an unserem dänischen Material gesehen; 60% waren große Tumoren – und natürlich wachsen sie. Die werden alle groß. Aber die neue Situation ist die, dass wir jetzt mehr und mehr kleine Tumore finden. Warum nicht warten, vielleicht ist der Patient auch zufrieden. Er wird sagen, ich habe alle Möglichkeiten probiert. Aber diese Kriterien müssen wir auch von den Radioonkologen verlangen, die behaupten, der Tumor wachse nicht. Sie haben keine Beweise, ob der Tumor wächst oder nicht und ob er wachsen würde. Wir haben in Kopenhagen jetzt versucht, eine randomisierte Studie durchzuführen. Das wäre wirklich fair und ich habe gehofft, dass wir diese Sache einmal klären können. Aber die Patienten, der Patientenverein sagt nein. Sie wollen das nicht klären.

Frage aus dem Auditorium: Ich habe eine Frage an Herrn Pendl. Wenn ich die Daten von Herrn Linder richtig interpretiere, kommt er zu gleichen Ergebnissen wie die, die Sie uns vorgestellt haben nach der Bestrahlung. Die Ergebnisse nach der Tumorregression bei Stillstand des Tumorwachstums sind bei abwartender Haltung gleich. Wenn wir diese Daten jetzt betrachten, würden Sie Ihre Indikationsstellung zur Radiochirurgie ändern. Und dies nur deshalb, weil in Deutschland – das wurde eben hier angesprochen – Zentren teilweise behaupten, es wäre heute ein Kunstfehler, ein Akustikusneurinom unter 1,5 cm überhaupt zu operieren. Ich denke, das ist ein ganz wichtiger Gesichtspunkt, dem wir uns zunehmend stellen müssen. Die Indikation nicht nur zur Operation, sondern zum Abwarten und zur Radiochirurgie, weil Patienten, die sich informieren, wirklich zu uns kommen und sagen, sie wollen bestrahlt werden, weil das heute die Therapie der Wahl ist. Ich denke, wir müssen eindeutig darauf hinweisen, was unser Standpunkt ist.

Prof. Samii: Darf ich fragen, wer behauptet, dass es ein Kunstfehler ist, ein 1,5 cm großes Akustikusneurinom zu operieren?

Auditorium: Diese Behauptung oder diese Aussage habe ich in Innsbruck auf einem Symposium gehört. Sie wurde geäußert von Münchener Kliniken, bei denen ja auch, wie Sie es eben schon angesprochen haben, zahlreiche Radioonkologen inzwischen in diesem Bereich tätig sind.

Prof. Pendl: Sie sprechen da etwas ganz Schwieriges an. Wir erhalten so viel Informationen von Patienten oder auch aus der Literatur. Ich denke an einige Publikationen, in denen die Radiochirurgie effektiv angegriffen wird. Es wird zwar momentan ein bisschen weniger, aber es wird sich steigern, je mehr nicht Neurochirurgen oder Otologen z. B. beim Akustikusneurinom sich der Sache annehmen. Wir stehen da wirklich vor einem Problem und ich spreche damit die „evidence based medicine" an.

Wir müssen uns dazu durchringen, gerade hinsichtlich des Materials, das wir aus Zürich gehört haben, dass wir damit ehrlich umgehen und sowohl die Radiochirurgie als auch die offene Chirurgie noch einmal überdenken. Aber wirklich gemeinsam und nicht gegeneinander. Je mehr niedergelassene Zentren – ich sage es ganz offen – die mit dem LINAC und zwar mit schlechterer Qualität (die Kalibrierung ist doch sehr schwierig) Fraktionierungen machen, desto schwieriger wird das gemeinsame Gespräch. Ich halte es strahlenbiologisch für Unsinn. Entweder ich führe Radiochirurgie oder Radiotherapie durch. Da ist ein Unterschied. Und so müssen wir, die willigen Kollegen aus allen Fächern, die hier vernünftig wissenschaftlich argumentieren, uns eben in Zukunft zusammensetzen, um dem Patienten geeignete Therapievorschläge zu machen.

Prof. Samii: Ich danke Ihnen, Herr Pendl, für diese Klarstellung. Ich denke, dass unsere Diskussion nicht in dieser Form weitergehen darf, sondern wir müssen zum Wohle unserer Patienten miteinander diskutieren, um den besten Weg zu finden. Und wenn das nicht der Fall ist und nur das Interesse Einzelner vertreten wird, dann müssen wir wirklich alle gemeinsam dagegen wirken. Wir haben verschiedene Möglichkeiten. Wir müssen die Indikation diskutieren. Aber wenn jemand in irgendeiner Tagung auftaucht und das Wort Kunstfehler einbringt, weil er seine Zahl erhöhen will und alle seine Patienten so behandelt, dann ist das einfach nicht akzeptabel. Ich bitte Sie darum, dagegen zu protestieren, wo sie können. Wir können auf diese Weise nicht weiter kommen.

Frage aus dem Auditorium: Ich möchte eine Frage stellen zum Thema Rezidive von Akustikusneurinomen. Es ist kurz in einem Dia von Prof. Pendl angesprochen worden. Gibt es grundsätzlich andere Überlegungen zur Indikationsstellung, wenn ich ein Akustikusneurinomrezidiv sehe, oder ist die Indikation Operation oder Bestrahlung genauso einzuschätzen? Mit anderen Worten: Ist es am Rezidiv eher vorteilhaft noch einmal zu operieren oder zu bestrahlen?

Prof. Samii: Ich glaube, nach unserer Einschätzung gibt es keinen Unterschied für die Indikationsstellung, ob der Patient ein Rezidiv hat. Ich würde aber auch abwarten und beobachten und wenn wirklich die Größe zugenommen hat, dann würde ich persönlich zu einer Operation oder zur Bestrahlung raten, je nachdem, wie der Patient dazu geeignet ist und es möchte. Man muss auch offen sein, nicht sagen, in der Radiochirurgie nur bestrahlen.

Prof. Tos: Wir haben 0,4% der Patienten wegen Rezidiven translabyrinthär operiert. Es geht ganz leicht. Das Loch ist schon gemacht. Ich verstehe nicht, warum z. B. wenn man schon einen Patienten operiert und man sieht ja auch Patienten mit 3 cm großen Tumoren. Warum soll man dann, wenn man schon operiert, das gesamte Neurinom zu 100% entfernen und eine Fazialisschädigung riskieren? Warum sollen wir nicht selbst neue Akzente setzen, warum nicht mehr konservativ operieren?

Frage aus dem Auditorium: Ich hätte eine Frage an Prof. Pendl. Sie sagten vorhin, wenn ich Sie richtig verstanden habe, bezüglich der Gamma-Knife behandelten Akustikusneurinome wäre die Größe nach oben hin maximal 3 cm. Gibt es auch eine Größenangabe nach unten?

Prof. Pendl: Nein. Im Prinzip gibt es eine Größenangabe nach unten nicht. Denn je kleiner, desto eleganter kann man die Konformität erreichen. Aber das ist immer das Ergebnis der Diskussion mit den Patienten. Und wir wollen natürlich, dass die intrameatalen, ganz kleinen Tumoren von den Kollegen der HNO operiert werden. Das ist völlig klar. Denn wir haben zu wenig Erfahrung mit diesen ganz kleinen Tumoren. Wir haben bis jetzt ganz gute Ergebnisse, aber wir wollen doch längere Beobachtungszeiten, um sicher gehen zu können. Bei den 1 bis unter 3 cm großen Tumoren, da wissen wir wie es geht. Aber bei den ganz kleinen intrameatalen sind wir noch ein bisschen mit zu wenig Zahlen belastet.

Prof. Samii: Das letzte Ohr, ein kleines Akustikusneurinom intrameatal oder ein bisschen aus dem inneren Gehörgang heraus, normales Hörvermögen. Was würden Sie machen?

Prof. Meixensberger: Erst einmal zuwarten, ob der Tumor wächst, und engmaschige Audiometriekontrolle.

Prof. Samii: Und wenn das Hörvermögen schlechter wird beim letzten Ohr?

Prof. Meixensberger: Dann würde ich beim letzten Ohr das Akustikusneurinom operieren und ein Cochlea Implant einsetzen.

Prof. Samii: Das ist doch nicht Ihr erstes Ziel? Sie wollen doch das Hörvermögen erhalten. Das letzte Ohr – warten wir ab, bis das Hörvermögen verloren gegangen ist? Machen wir Radiochirurgie oder operieren wir? Das ist die Frage. Eine ganz schwierige Frage.

Prof. Meixensberger: Wenn das Hörvermögen noch erhalten ist und wir haben die erste MR-Aufnahme und der Tumor ist ganz klein, dann würde ich zumindest auch anbieten, dass man unter engmaschiger audiometrischer Kontrolle ein halbes Jahr wartet, ob sich an der Tumorgröße etwas ändert. Wenn sich eine Tumorvergrößerung ergeben sollte, dann würde ich unter funktionellem AEP-Monitoring operieren. Und wenn es mir nicht gelingt, das Gehör zu erhalten, dann würde ich zumindest auch auf den strukturellen Erhalt des N. cochlearis Wert legen, damit der HNO-Kollege danach die Chance hat, ein Cochlea Implant einzusetzen.

Prof. Samii: Gibt es abweichende Meinungen hierzu?

PD Linder: Ich würde ähnlich verfahren, aber ältere Patienten würde ich primär bestrahlen, junge Patienten operieren.

Prof. Samii: Warum?

PD Linder: Weil ich den Langzeiteffekt der Radiotherapie bei jungen Patienten noch nicht abschätzen kann.

PD Schwager: Man hat ja die Möglichkeit, ein Cochlea Implant auf dem ertaubten Ohr einzubringen, und wenn der Hörnerv dazu geeignet ist, kann ich natürlich mit diesem letzthörenden kontralateralen Ohr etwas beruhigter umgehen.

Prof. Samii: Das verstehe ich nicht ganz. Sie haben ja einen kleinen Tumor. Da haben Sie immer noch die Chance, auch da ein Hirnstammimplantat einzusetzen.

PD Schwager: Reden wir erst einmal vom Cochlea Implant. Wenn ich auf dem Ohr, auf dem das Hörvermögen erloschen ist, die Möglichkeit habe, ein Cochlea Implant einzusetzen, kann ich mich leichter zur Operation des noch hörenden Ohres entscheiden.

Prof. Pendl: Ich würde ihn auf alle Fälle in eine Schule schicken, wo er die Gebärdensprache lernt.

Prof. Samii: Sie würden also konservativ vorgehen und die Gebärdensprache lernen lassen?

Prof. Pendl: Was immer wir diskutieren, wir können nicht garantieren, dass der Patient nicht gänzlich taub wird.

Prof. Samii: Herr Tos, translabyrinthär würden Sie hier nicht vorgehen?

Prof. Tos: Ich habe gerade gedacht, ich würde diese Patienten zu Ihnen schicken.

Prof. Samii: Sie können sich nicht vorstellen, wie viele solcher Patienten mich fast jeden Monat konsultieren. Ich stehe fast jede Woche vor solch einem Patienten und muss diese Entscheidung treffen. Und diese Entscheidung ist nicht so einfach. Und deshalb stelle ich diese Frage und kann nur sagen, dass wir jetzt verschiedene Aspekte haben, die uns heute in unserer Entscheidung helfen. Im Detail ist es heute über das Neuromonitoring nicht gesprochen worden. Das ist etwas, was sich heute weiterentwickelt hat. Beim Einsatz des Neuromonitorings können wir die geringste Veränderung bei der Manipulation der Tumoren sofort erkennen. Wenn ich bei der Tumoroperation sehe, dass die Wellen heruntergehen nach Eröffnung des inneren Gehörgangs, Darstellung des Tumors und Teilentfernung, dann höre ich auf.

Nach einer kurzen Pause werden sich die Werte erholen. Und ich spreche mit dem Patienten und sage: Wir haben in der Größenordnung von 70/80% Chancen, das Hörvermögen zu erhalten. Aber bei 20–30% liegt das Risiko, dass wir es verlieren. Aber ich würde sie natürlich nur unter der Vorraussetzung operieren, dass wenn 4- oder 5-mal die Wellen nach Eröffnen des inneren Gehörganges heruntergehen, nur die Darstellung des Tumors und die Teilentfernung erfolgt, ich dann aufhöre. Aber selbst wenn ich dann aufhöre, gibt es etwa 20%, die dann das Hörvermögen verlieren können. Wenn der Patient damit einverstanden ist, führe ich die Operation durch, wenn nicht, dann operiere ich nicht. Und ich muss sagen, ich bin ein bisschen zurückhaltend, so einen Fall zur Radiochirurgie zu schicken, denn da ist er wirklich nicht unter unserer Kontrolle. Ich kann das während der Operation doch gewiss mehr kontrollieren, als wenn ich dann die Radiochirurgie durchführe und sage, ich arbeite mit einer solchen Präzision, dass der Hörnerv überhaupt nicht geschädigt wird.

Ich hoffe, dass wir in der Radiochirurgie noch weiterkommen, dass wir auch das schaffen werden. Aber momentan würde ich das nicht machen.

Prof. Tos: Gibt es wissenschaftliche Beweise, dass Radiotherapie bei NF-2 genau so wirksam ist wie bei anderen Tumoren? Gibt es Daten darüber?

Prof. Samii: Bei Morbus Recklinghausen und NF2 gibt es keine.

Prof. Pendl: Wir haben die Erfahrung gemacht, dass wir bei Morbus Recklinghausen nicht so ein ideales Ansprechen haben. Mit Ausnahme dieses Falles, den ich gezeigt habe. Aber wir sehen kaum Radionekrosen und die Tumoren bleiben in den wenigen Fällen, die wir haben, eigentlich unverändert, haben allerdings auch kein Wachstum. Eine Tumorkontrolle ist vorhanden. Die ideale zentrale Nekrose tritt nicht so rasch auf, was wahrscheinlich mit der Tumorvaskularisation zusammenhängt. Recklinghausen-Tumoren haben oft eine geringere Vaskularisation und das ist wahrscheinlich die radiobiologische Ursache.

Prof. Samii: Ich bitte Sie alle, den Maßstab des Hörnervenerhalts in Deutschland nicht verloren gehen zu lassen. Wir sollten alle Patienten, die zu uns kommen, in unsere wissenschaftliche Auswertung einbeziehen. Bitte bilden Sie keine willkürlichen Gruppen, in denen Sie auswerten, wie häufig der Hörerhalt möglich war. Das ist aus meiner Sicht keine reine wissenschaftliche Arbeit. Wir haben 1800 Fälle, die ich persönlich bis vor 3 Jahren operiert habe. Jedes Jahr sind 200 Fälle dazugekommen. Wir haben alle diese Fälle zusammen ausgewertet, und zwar das Hörvermögen, das die Patienten vor der Operation gehabt haben und das, das nach der Operation noch bestand.

Es ist unwissenschaftlich, wenn wir 200 Patienten mit einem Hörvermögen haben, wenigstens einem gewissen Hörvermögen, und wenn wir eine besondere Gruppe herausnehmen, z.B. 40 Fälle. Und von diesen 40 Fällen ist bei 28 das Gehör erhalten worden, damit habe ich 70% Hörerhaltung. Das geht aus meiner Sicht so nicht. Unsere Statistik zeigt bei 1800 ausgewerteten Fällen, dass mehr als 70% der Patienten, die in die

Klinik kommen, ein Hörvermögen unterschiedlichen Grades besitzen. Heute bin ich der Meinung, dass jedes Hörvermögen ein für den Patienten nützliches Hörvermögen ist. Wer das nicht akzeptiert, muss wissen, dass wir die fortschreitende Technologie haben, aus jedem Hörvermögen eine verbessertes Hörvermögen zu schaffen. Das ist heute ganz anders als vielleicht vor 15 oder 20 Jahren. Und daher sollte man auch diese Fälle als präoperativ vorhandenes Hörvermögen berücksichtigen. Zwei Drittel der Patienten haben also ein nutzbares Hörvermögen. Das ist unsere Statistik, bei der wir die Daten aller Patienten genommen und das Ergebnis ausgewertet haben. Mir liegt dies besonders am Herzen und ich möchte gerne in unserer Gesellschaft dazu beitragen, dass wir die Auswertung in dieser Form vornehmen und ein Musterbeispiel für andere sein können.

… TEIL III

„Multi-information-guided therapy",
CAS und neue Technologien
in der Schädelbasischirurgie

KAPITEL 23

3D-Navigation an der frontalen und lateralen Schädelbasis

W. Freysinger · A. Gunkel · W. Thumfart

Einleitung

Zur optimalen intraoperativen Unterstützung des Chirurgen bei Revisionsoperationen, Tumoroperationen oder ausgedehnten Pathologien im Bereich der vorderen Schädelbasis oder im Bereich des Felsenbeins wird an der Innsbrucker HNO-Klinik in schwierigen Fällen die so genannte 3D-Navigation verwendet. Es handelt sich dabei um kommerziell erhältliche Systeme, die im präoperativen radiologischen Datensatz der Patienten die ermittelten Positionen darstellen. Wir verwenden 3D-CT-Datensätze für praktisch alle Eingriffe, sodass der Chirurg jederzeit die Position eines Instruments oder einer Sonde im Patienten bestimmen kann. Weiterführende Literatur kann aus einer kürzlich erschienenen Überblicksarbeit entnommen werden [1].

Methoden

Bei Eingriffen in der Nähe von besonders kritischen Strukturen, etwa an der vorderen Schädelbasis, der Lamina papyracea, oder ausgedehnten Eingriffen im Felsenbein mit beispielsweise transtemporalem Zugang kommt diese Technologie zum Einsatz. Dazu wird vom Oberkiefer des Patienten ein Zahnabdruck angefertigt, der mit darauf mechanisch verschraubten Elementen zur intraoperativen Fixierung am Operationstisch und zur Referenzierung des Patienten an seinen 3D-CT-Datensatz dient. Es handelt sich dabei um ein Kunststoffspritzgussteil, das nur einmalig verwendet wird. Dieses so genannte VBH(Vogele-Bale-Hohner)-Mundstück wird mittels Unterdruck am Oberkiefer des Patienten fixiert und bereits zur Bildgebung getragen. Durch die submillimetrische Repositionierungsgenauigkeit des Mundstückes wird eine präoperative Registration des Patienten an seinen Datensatz ermöglicht. Dies verkürzt die intraoperativen Rüstzeiten erheblich. Bei zahnlosen Patienten wird das Mundstück zur intraoperativen Fixierung des Patienten verwendet, da keine exakten Zahlen über die Repositionierungsgenauigkeit vorliegen.

Der Ablauf eines solchen 3D-gestützten Eingriffes unterscheidet sich nach der erfolgreichen Registrierung des Patienten an seinen Datensatz kaum von einem „normalen": Der Patient kann am Operationstisch fixiert sein oder am Mundstück ein Referenzelement des Navigationssystems tragen.

Zur Bestimmung von Positionen wird die anatomische Struktur mit einer Sonde berührt und die Position am Schirm des Navigationsgerätes abgelesen. Dabei kommt, abhängig vom System, die Einblendung ins Okular des Mikroskops (Zeiss MKM und SMN) im Sinne eines „head-up display" zum Einsatz (Abb. 23.1).

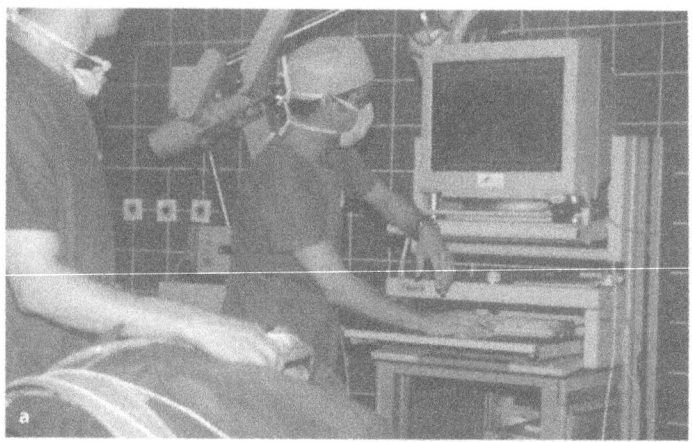

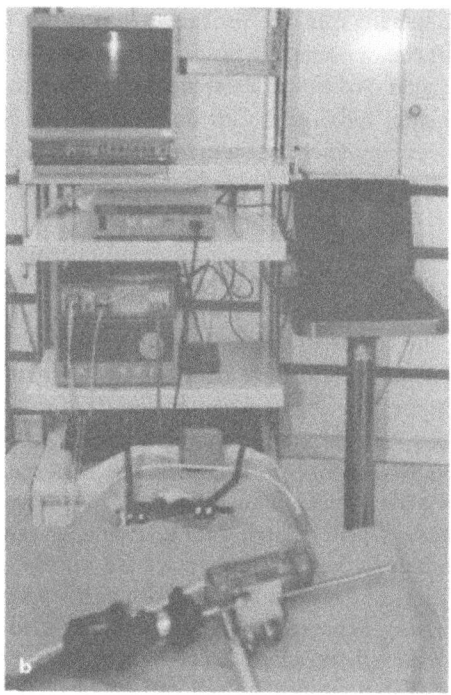

Abb. 23.1. a Intraoperative Ansicht der Patientenreferenzierung mit dem MedScan II System (ARTMA, Wien, Österreich). Dieses Gerät erlaubt die Darstellung des intraoperativen Videos und der ihm überlagerten räumlichen Positionsinformation in, beispielsweise, dem SONY Glasstron head-up Gerät. Der Patient ist in Allgemeinnarkose und trägt das VBH-Mundstück.
b Präoperative Ansicht desselben Systems auf Basis eines leistungsfähigen high-end Notebook Computers (G3 PowerBook, Apple, Calif., USA). Dargestellt ist die Rechnereinheit neben dem Videoturm, der 3D-Digitizer auf der Xenonlichtquelle im Videoturm, ein navigierbares Saug-Spül-Endoskop (Wolf, 3Chipkamera von Storz, Deutschland), sowie das vom Patienten intraoperativ zu tragende Mundstück mit Referenzierungspunkten, das vom magnetischen Digitizer im Raum verfolgt wird. Der Würfel am Kopfende des Operationstisches ist der Ursprung des Magnetfeldes. Er kann in Kopfnähe des Patienten beliebig positioniert werden

Ergebnisse

Bei allen durchgeführten Eingriffen konnten die Systeme mit zufriedenstellender Genauigkeit verwendet werden. Es gab keine systembedingten Operationskomplikationen und die Operationszeit wurde nur minimal verlängert.

Für den Chirurgen ergaben sich aus dem Systemeinsatz eine wertvolle Unterstützung in kritischen anatomischen Gebieten. Auch die Verwendung von alternativen Visualisierungsverfahren („head-up display") fand hohe Akzeptanz, auch wenn die derzeit zur Verfügung stehende Technologie noch nicht an die Brillanz des Standardvideos herankommt. Die erzielbare Genauigkeit wird anhand der Lokalisation einer Bogengangsfistel in Abb. 23.2 dargestellt. Mit VBH-Kopffixierung und dem Registrationselement, das vor dem sterilen Waschen entfernt wurde, konnte eine submillimetrische Genauigkeit erzielt werden.

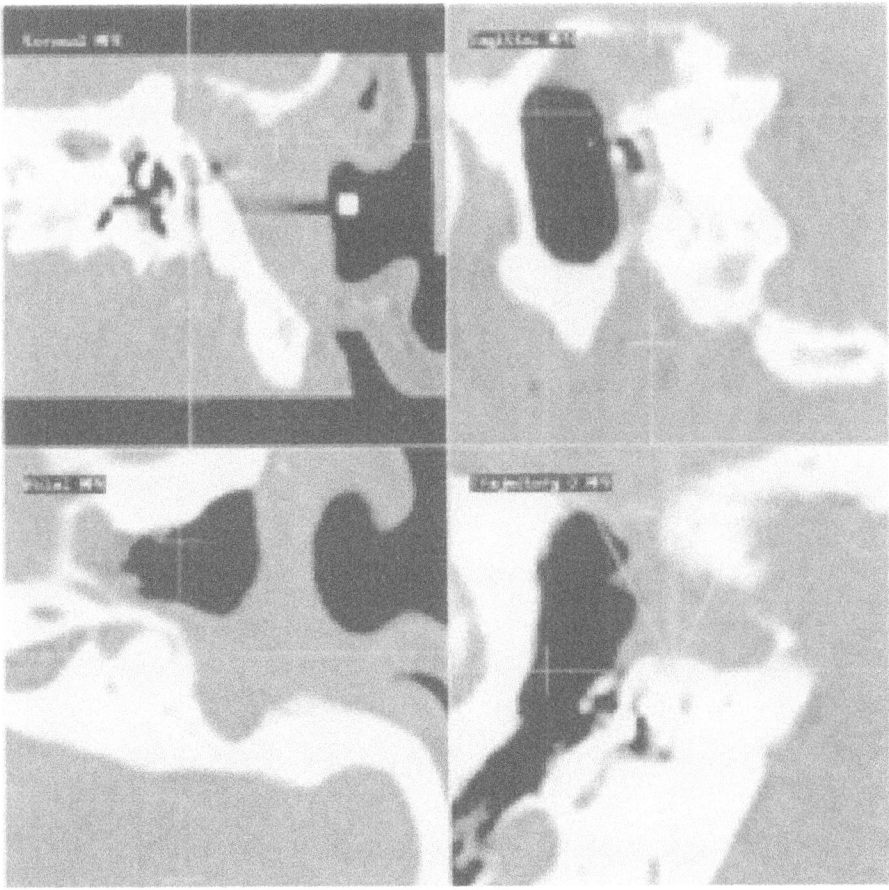

Abb. 23.2. Lokalisation einer Bogengangsfistel

Schlussfolgerungen

Der Einsatz von 3D-Technologie bei Eingriffen in der vorderen und der seitlichen Schädelbasis bringt eine zusätzliche Sicherheit für den Chirurgen, sodass die Operationszeit verkürzt und das chirurgische Vorgehen optimiert werden kann. Dadurch kann der mit relativ hohen Kosten verbundene Einsatz von 3D-Navigation gerechtfertigt werden.

Die weiteren Entwicklungen lassen eine bessere Einbindung von Instrumenten und der Darstellung der Navigationsinformation in naher Zukunft erwarten, sodass die 3D-Navigation „nahtlos" in die Chirurgie integriert werden kann.

Literatur

Gunkel AR, Freysinger W, Thumfart WF (2000) Computerunterstützte 3D-Navigationssysteme: Überblick und Standortbestimmung. HNO 48:75–90

KAPITEL 24

Intraoperative Bildgebung und Neuronavigation – Gegenwart und Weiterentwicklung

A. Nabavi · D. T. Gering · H. M. Mehdorn · R. Kikinis
F. A. Jolesz · P. M. Black

Die große Resonanz, die computergestützte Navigationsmethoden in den letzten Jahren in der klinischen Anwendung gefunden haben, unterstreichen anschaulich die Nachfrage nach dieser modernen und innovativen Methode. Die Optionen der multimodalen Bildinformation und der intuitive Umgang mit zum Teil sehr komplexen medizinischen Bilddatenformaten sind sicherlich Grundvoraussetzungen für diese Entwicklung. Aber gerade in der Neurochirurgie findet sich durch die elastischen Eigenschaften des Gehirns die massive Einschränkung dieser Methode: die intraoperativen Verschiebungen, den so genannten „brain shift". Um diese Verschiebungen zu kompensieren, wurden verschiedene Methoden der intraoperativen Bildgebung entwickelt und eingesetzt. Wir fassen die Entwicklung dieser neuen Technologie zusammen, beschreiben deren klinischen Einsatz sowie aktuelle Weiterentwicklungen und versuchen eine Zukunftsperspektive zu entwickeln.

Einleitung

Seit der Einführung computerassistierter Navigationsgeräte in die Neurochirurgie und HNO-Chirurgie kam es rasch zu einer breiten Anwendung dieser Navigationssysteme. Ein großer Nachteil dieser Systeme, insbesondere bei Operationen in Gehirnen, weniger im Bereich der Schädelbasis, ist die Verformbarkeit des Zielorgans. Diese Verschiebungen, sog. „brain shift", sorgen dafür, dass mit fortschreitender Operation und Resektion von Tumoren die präoperativen Daten, auf denen die Navigation fußt, immer weniger zutreffen [9]. Gerade in dem Operationsabschnitt in der Hirntumorchirurgie, in dem die vollständige Resektion angestrebt werden könnte, sind diese Daten nahezu unbrauchbar. Die Notwendigkeit, intraoperative Datensätze zu erheben, wurde evident. Die Idee der intraoperativen Bildgebung geht weit zurück und umfasst intraoperativen Ultraschall, intraoperative Computertomographie und intraoperative Magnetresonanztomographie [5, 11]. Der Beweis, dass auch die Magnetresonanztomographie intraoperativ eingesetzt werden kann, erbrachte in diesem Feld eine rasante Entwicklung, die mittlerweile zu verschiedenen Modellen unterschiedlicher Feldstärke geführt hat [1, 4, 7, 11–13].

Wir möchten in unserem Beitrag die Kombination von intraoperativer Kernspintomographie und computerassistierter Chirurgie in ein integriertes Neuronavigationssystem beschreiben.

Material und Methoden

Das Signa SP 0,5 Tesla offen konfigurierte MR-System wurde 1995 erstmals zu Biopsien und 1996 erstmals zu einer offenen Hirnoperation eingesetzt [1, 6, 11]. Der Magnet besteht aus zwei Kryostaten, die auseinander geschoben einen Arbeitsraum von 56 cm (beim Prototypen; bei den neueren Geräten von 62 cm) freilassen. Zwei Operateure können von den Seiten an den in diesem Magnetfeld gelagerten Patienten herantreten und arbeiten (Abb. 24.1). Das Grundprinzip dieses Magneten liegt darin, dass an dem zur Operation gelagerten Patienten eine magnetresonanztomographische Untersuchung gemacht werden kann, ohne diesen umzulagern. In diesen Aufbau ist ein Lokalisatorsystem integriert, das aus einem LED-Handstück und CCD-Kameras zur Detektion der LEDs besteht. Ein Stern mit 3 LEDs sowie ein damit verbundener Stab/Biopsienadel erlauben es, Zielpunkt und Trajektorie zu bestimmen. Dieses System war entworfen worden, um so genannte „Realtime-Bilder" zu machen, d. h. dass der Chirurg oder Radiologe das Handstück so hielten, um eine bestimmte Ebene zu definieren. Durch diese Ebene wurde ein magnetresonanztomographisches Bild gelegt. Es erwies sich in der Folgezeit, dass die zeitlichen Anforderungen trotz deutlicher Beschleunigung der Bildaquisition für intraoperative Anwendungen untauglich sind. Entsprechend wurde in Kooperation mit dem Massachusetts Institute of Technology eine Visualisierungsplattform, der 3D-Slicer entworfen (Abb. 24.2 bis 24.4 [3, 10]).

Dieses Software-Programm basiert auf der C++-Sprache und ist unter Benutzung des Tcl/TK-Toolkit entworfen worden. Das Programm umfasst Werkzeuge zur Erstellung dreidimensionaler Modelle aus medizinischen Bilddaten und ein Modul zur multimodalen Bildfusion. Dieser Algorithmus („maximisation of mutual information" [14]) erlaubt es, markerlos verschiedene Bilddatenformate in einem Koordinatensystem zu vereinigen. Diese multimodale Fusion wird eingesetzt zur Integration von strukturellen Daten (z. B. CT, MRT, Phasenkontrastangiographie) und funktionell-physiologischen (z. B. FMRI, SPECT, PET) Daten. Diese Visualisierungsbasis kann

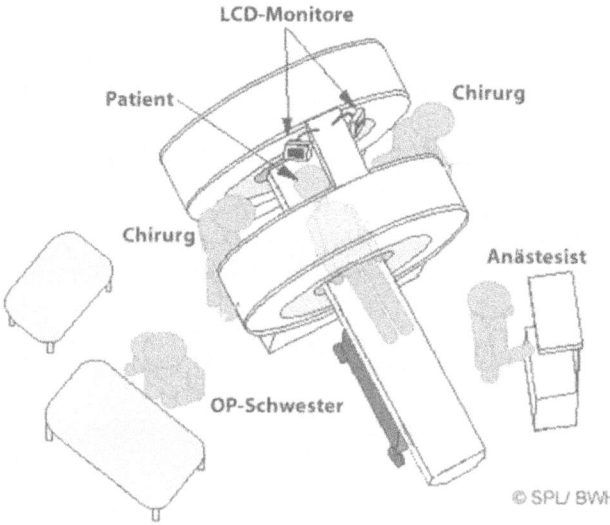

Abb. 24.1. Schematische Aufsicht auf den intraoperativen MRT-OP-Saal. Der Patient ist im Magneten gelagert und die Chirurgen stehen am Kopfende. In dieser Position kann operiert und gescannt werden. Auf den LCD-Monitoren werden dem Chirurgen die Daten und Bilder gezeigt

24 Intraoperative Bildgebung und Neuronavigation

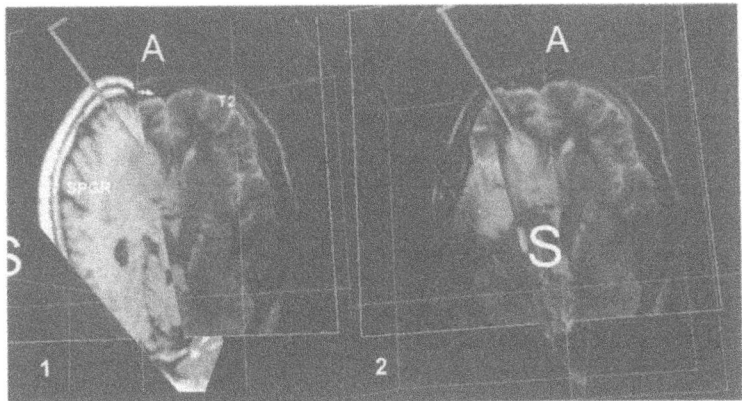

Abb. 24.2. Biopsie eines frontalen hyperintensen Areals. Der Patient ist im Magneten gelagert, die Bilder zeigen eine 3D-Akquisition und 2D-T2-gewichtete Bilder in einem Koordinatensystem. Der Zeiger repräsentiert die Biopsienadel. Diese multimodale Darstellungsweise erlaubt die räumliche Orientierung mit dem 3D-Datensatz, in dem die Zielregion nur unzufriedenstellend zu sehen ist, und der T2-Wichtung zur exakten Zielpunktfindung

präoperativ zur Planung benutzt werden, aber auch zur intraoperativen Navigation. Hierzu benutzt die Software das vorgenannte Lokalisationssystem im Signa-SP. Wie oben beschrieben, definiert der Lokalisator, wenn er ins Detektorenfeld eingebracht wird, eine Koordinate (Spitze des Navigationsstabes) und eine Richtung (Trajektorie). Da jedem Bildpunkt eine bestimmte Koordinate zugeordnet werden kann und somit die Anatomie des Patienten, der im Magneten gelagert ist, eindeutig definiert ist, wird mit jeder Koordinate, die der Lokalisator anzeigt, ein bestimmter Punkt der Anatomie identifiziert und auf einem Monitor dargestellt. Somit kann der Chirurg durch einen vorher akquirierten Datensatz mit dem Navigationsstab hindurchfahren und somit

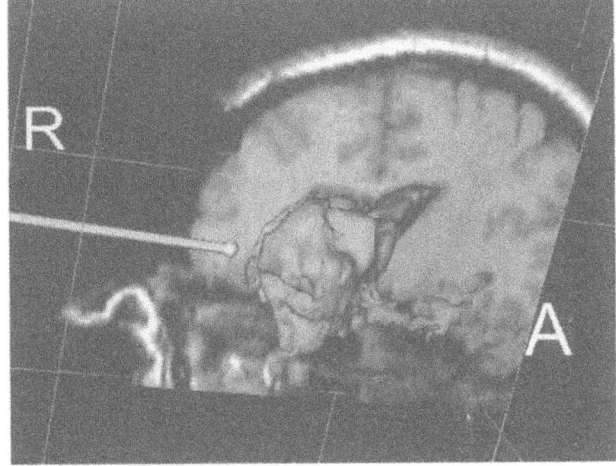

Abb. 24.3. Im 3D-Slicer können auch Modelle zur Vereinfachung der Navigation benutzt werden. Der Pointer zeigt durch die Kraniotomie auf den Tumor. Das Ventrikelsystem ist zur räumlichen Orientierung mit eingeblendet, ebenso die im Tumor verlaufenden basalen Gefäße). Die Modelle sind aus aktuellen intraoperativen Daten (s. Kraniotomie auf dem Graustufenbild) generiert

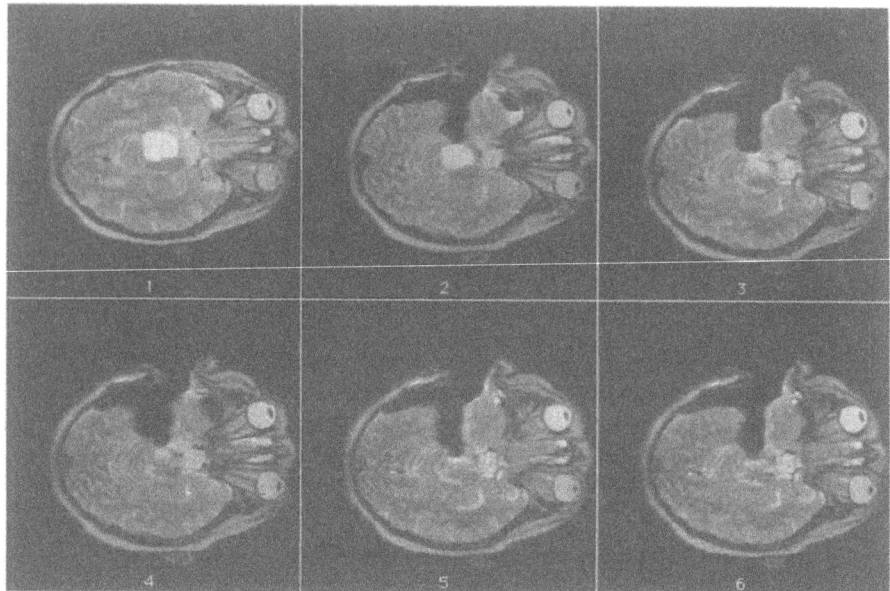

Abb. 24.4. Subtemporaler Zugang bei einem niedriggradigen Astrozytom im Hirnstamm. Der Temporallappen ist aus der Bildebene herausgehoben, es handelt sich im Zugang also nicht um einen Substanzdefekt. Die Aufnahmen zeigen die sequentiellen Resektion des Tumors. Es ist besonders eindringlich, dass der Hirnstamm sich mit der Tumorentfernung ausdehnt. Hätte man hier entsprechend der präoperativen Ausdehnung weiter reseziert, hätte dies zu katastrophalen neurologischen Ausfällen führen können

virtuell (präoperativ) oder real (intraoperativ) durch die intrakranielle Anatomie „scrollen" [3, 7, 10].

Die Datenakquisition während der Operation dauert, in Abhängigkeit von der Datenmenge, zwischen zwei (10-12 zweidimensionale Bilder) und vier (Volumendatensatz mit 60 Bildern) Minuten. Diese Daten können innerhalb von 45 s in den Computer eingespeist und zur Navigation verwendet werden.

Ergebnisse

Seit 1996 sind über 400 offene Hirnoperationen im Signa-SP durchgeführt worden. Seit Integration des 3D-Slicers sind etwa 100 Operationen mit diesem integrierten Navigationssystem durchgeführt worden. Nach der initialen Erprobungsphase des neu entworfenen Software-Programms zeigte sich das Programm als stabil und verlässlich. Mit zunehmender Übung wurde der Slicer vermehrt in die Entscheidungsfindung eingebracht, und zeigte seine Bedeutung insbesondere bei niedriggradigen Tumoren in eloquenten Arealen. Der Einsatz bei Biopsien verkürzte die Zeit bis zur Zielfindung deutlich. Im Vergleich zur vorherigen Anwendung der Bilddatensätze zeigte sich ein deutlich intuitiverer Umgang des Chirurgen mit den Bilddaten, da er nunmehr selbst über das Lokalisatorsystem und die Software Kontrolle über Blickwinkel, Blickrichtung und Darstellungsform hatte. Die Integration der funktionellen MRI konnte während Operationen in Lokalanästhesie, bei denen die bestimmten Areale direkt mit der Ojemann-Sonde stimuliert werden konnten, in ihrer Bedeutung in vorläufigen Studien verifiziert werden.

Diskussion

Die computerassistierte Neuronavigation integrierte die Fülle an präoperativ fassbaren Informationen in den unmittelbaren Operationsvorgang. Die großen Nachteile der intraoperativen Verschiebungen wurden jedoch mit wachsendem Enthusiasmus für die Methode immer evidenter. Die unmittelbare Konsequenz war die Konzeption intraoperativer Bildgebung. Obwohl differente Ansätze existierten, hat sich das Konzept der intraoperativen Kernspintomographie, aufgrund ihrer höheren Sensitivität und Detailauflösung, rasch durchgesetzt. Die Integration dieser aktuellen Bilddaten in die unmittelbare Operation erwies sich jedoch als wenig intuitiv, weswegen versucht wurde, diese Daten in die ansonsten sehr anwenderfreundlichen Navigationssysteme zu integrieren. Wir stellen unsere Lösung vor, bei der ein selbst entworfenes Navigations-Software-Paket über eine Netzwerkanbindung an einen intraoperativen Magnetresonanztomographen als integriertes System mit intraoperativem Update angewendet werden kann. Diese Kombination profitiert von den komfortablen Eigenschaften computerassistierter Systeme, Schnelligkeit des Bildaufbaus, Integration dreidimensionaler multimodaler Daten und den aktuellen intraoperativen Untersuchungsergebnissen.

Wir haben gezeigt, dass die Integration von computerassistierter Chirurgie und intraoperativen Updates ein umfassendes Werkzeug zur verlässlichen intraoperativen Navigation darstellt.

Weiterentwicklung des Konzepts

Die Integration präoperativer Daten zur Navigation zeigt insbesondere im Bereich der Planung deutliche Vorteile. Problematisch ist die Anwendung dieser Daten, wie oben beschrieben, nach intraoperativen Verschiebungen. Obwohl sich die strukturellen Daten während der Operation erneuern lassen, besteht bei den funktionellen Daten das Problem, dass ein funktionelles MR intraoperativ sowohl technisch als auch von der praktischen Anwendung schwer durchzuführen erscheint. Obwohl in diesem Bereich aktive Forschungsbestrebungen existieren, besteht eine weitere Möglichkeit in der Anwendung von Computeralgorithmen zur Deformation der präoperativen Modelle [2, 8]. Aktive Untersuchungen mit Zugrundelegung des Prinzips der finiten Elemente (FEM) werden zurzeit durchgeführt [2].

Das Konzept der intraoperativen Kernspintomographie ist, wie bereits oben erwähnt, in verschiedenen Formen realisiert. Obwohl diese Methode schon sehr rasche und weite Fortschritte gemacht hat, muss man prinzipiell feststellen, dass es sich bei all diesen Lösungsansätzen um Prototypen handelt. Die Einschränkungen, die die gegenwärtigen Systeme entweder vom Platz, von der Auflösung oder von der Feldstärke her haben, sind bedeutend. Die technische Entwicklung muss hier weitergetrieben werden und würde optimalerweise aus einem so genannten „Table-Top-System" bestehen: ein Hochfeldmagnet, in einem normalen Operationstisch untergebracht, wo der Operateur seine Beweglichkeit behält, mit rascher, hochauflösender Bildgebung und integriertem computerassistiertem Navigationssystem. Die technologische Fragestellung ist eine große und spannende Herausforderung. Es ist notwendig, diese Entwicklung weiterzuführen. Bei allem technologischem Enthusiasmus für diese neue Technologie bedarf es der konkreten Auseinandersetzung mit ihrer klinischen Effektivität und Auswirkung auf die Patientenversorgung, um die intraoperative Magnetresonanztomographie in gebührender Weise zu etablieren.

Literatur

1. Black PM, Alexander E III, Martin C et al. (1999) Craniotomy for tumor treatment in an intraoperative magnetic resonance imaging unit. Neurosurgery 45:423-431
2. Ferrant M, Warfield SK, Nabavi A, Macq B, Jolesz FA, Kikinis R (2000) Registration of 3D intraoperative MR images of the brain using a finite element biomechanical model. MICCAI 1935:19-28
3. Gering DT, Nabavi A, Kikinis R et al. (2001) An integrated visualization system for surgical planning and guidance using image fusion and an open MR. J Magn Reson Imaging 13: 967-975
4. Hall WA, Martin AJ, Liu H et al. (1998) High-field strength interventional magnetic resonance imaging for pediatric neurosurgery. Pediatr Neurosurg 29:253-259
5. Jodicke A, Deinsberger W, Erbe H, Kriete A, Boker DK (1998) Intraoperative three-dimensional ultrasonography: an approach to register brain shift using multidimensional image processing. Minim Invasive Neurosurg 41:13-19
6. Jolesz F, Kinkinis R (1992) The role of imaging in the operating room of the future. Adm Radiol 11:43-46
7. Jolesz FA, Nabavi A, Kikinis R (2001) Integration of interventional MRI with computer-assisted surgery. J Magn Reson Imaging 13:69-77
8. Miga MI, Paulsen KD, Lemery JM, Eisner SD, Hartov A, Kennedy FE, Roberts DW (1999) Model-updated image guidance: initial clinical experiences with gravity-induced brain deformation. IEEE Trans Med Imaging 18:866-874
9. Nabavi A, Black PM, Gering DT et al. (2001) Serial intraoperative magnetic resonance imaging of brain shift. Neurosurgery 48:787-797
10. Nabavi A, Mamisch CT, Gering DT et al. (2000) Image-guided therapy and intraoperative MRI in neurosurgery. Min Invas Ther Allied Technol 9:277-286
11. Schenck JF, Jolesz FA, Roemer PB et al. (1995) Superconducting open-configuration MR imaging system for image-guided therapy. Radiology 195:805-814
12. Steinmeier R, Fahlbusch R, Ganslandt O et al. (1998) Intraoperative magnetic resonance imaging with the magnetom open scanner: concepts, neurosurgical indications, and procedures: a preliminary report. Neurosurgery 43:739-748
13. Sutherland GR, Kaibara T, Louw D, Hoult DI, Tomanek B, Saunders J (1999) A mobile high-field magnetic resonance system for neurosurgery. J Neurosurg 91:804-813
14. Wells WM III, Viola P, Atsumi H, Nakajima S, Kikinis R (1996) Multi-modal volume registration by maximization of mutual information. Med Image Anal 1:35-51

KAPITEL 25

Die Kombination der konventionellen CAS mit der intraoperativen Navigation der Laterobasis: enhanced CAS

G. STRAUSS · F. BOOTZ · C. TRANTAKIS · D. WINKLER · T. SCHULZ
T. KAHN · M. BUBLAT

Einleitung

Die computerassistierte Chirurgie ist in der konventionellen Konfiguration der Schädelbasischirurgie seit Jahren etabliert (Abb. 25.1). Als Grundlage dienen nahezu ausschließlich präoperative Datensätze der CT. Eine intraoperative Aktualisierung der Navigationsgrundlage oder eine Einbeziehung intraoperativer Datensätze ist damit nicht möglich. Als potentielle intraoperative Bilddatensatzquellen kommen neben der CT und Sonographie die MRT in Betracht. Zielsetzung dieser Arbeit ist die Darstellung der präoperativ erhobenen CT-Daten in die intraoperativen Informationen des iMRI.

Methode

Wir benutzen zur intraoperativen Bildgebung das iMRI GE Signa SP 0,5 T (General Electric Medical Systems, Milwaukee, WI), das analog zu den konventionellen CAS-Systemen mit einem Infrarotlokalisationssystem (FlashPoint 5000, IGT, Boulder, CO) ausgestattet ist (Abb. 25.2). Die präoperativen CT-Datensätze werden unter definierten Standards in einem CT der Firma Siemens (Somatom Plus 4) erstellt. Die Software-Basis (Localite Biomedical Visualization) wurde um die Möglichkeit der Koregistrierung und Fusion der beiden Datensatzqualitäten erweitert.

Abb. 25.1. Intraoperative Situation unter Benutzung eines konventionellen Navigationssystems in der Schädelbasischirurgie

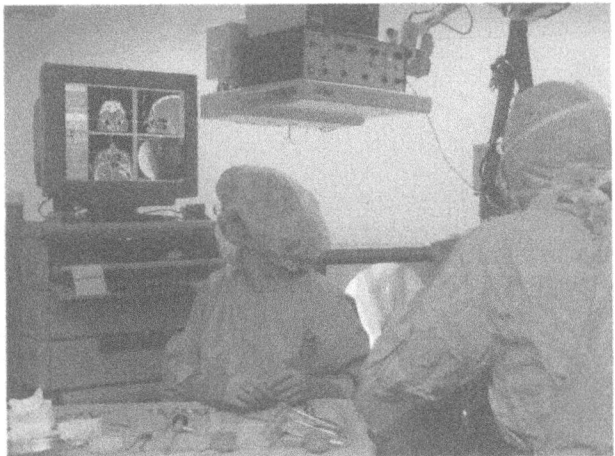

Abb. 25.2. Offenes MRT
(GE Signa SP 0,5 T)

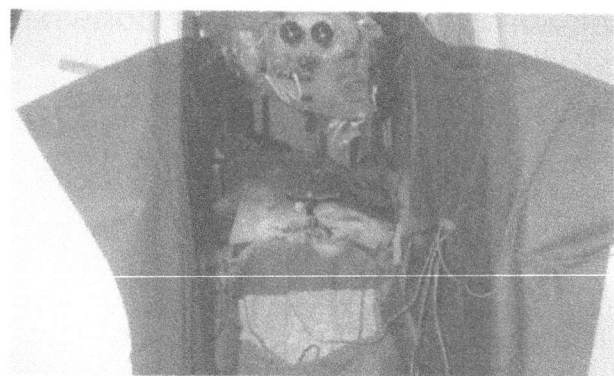

Ergebnisse

Eine erste Evaluation der Datenfusion erfolgte an chirurgischen Interventionen der Rhinobasis. Die knöchernen Strukturen konnten in verschiedenen Darstellungsmodi („magic lens", transparent, abstrahiert) auf die intraoperativen Sequenzen des iMRI zur Abbildung gebracht werden (Abb. 25.3, 25.4 und 25.5).

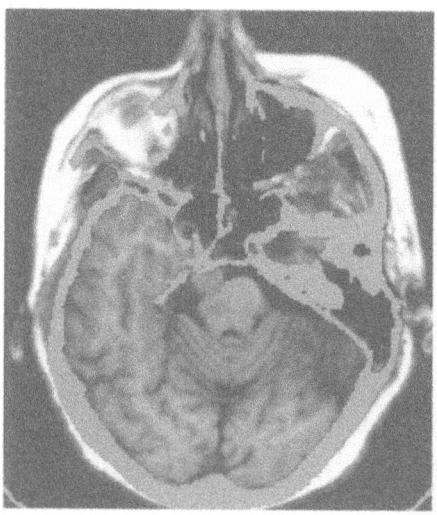
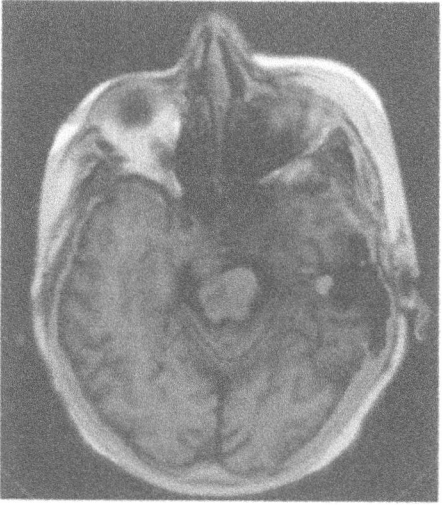

Abb. 25.3. Datenfusion präoperatives CT und intraoperatives MRT (nichttransparent)

Abb. 25.4. Datenfusion präoperatives CT und intraoperatives MRT (semitransparent)

Abb. 25.5. Datenfusion präoperatives CT und intraoperatives MRT im Bereich der Frontobasis

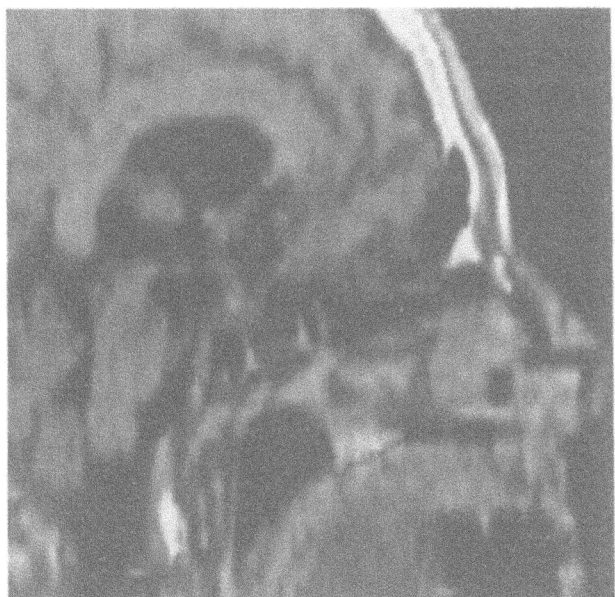

Schlussfolgerungen

Durch die kombinierte Darstellung verschiedener prä- und intraoperativer Datensätze ist ein wesentlicher Qualitätsgewinn der computerassistierten Chirurgie möglich. Perspektivisch ist die Einbeziehung von PET, Sonographie oder MR-Angiographie zu nennen. Die vorgestellte Fusion intraoperativer Datensätze des iMRI und präoperativer Daten des CT stellt einen Ansatz in der Weiterentwicklung der computerassistierten Chirurgie dar. Bezogen auf die iMRI-Technik ist mit diesem Verfahren die Einbeziehung der aktuellen CAS-Software-Lösungen für chirurgische Planung, Simulation, Intervention und Robotik möglich geworden. Die am häufigsten verwendeten Schichten werden keine wirklichen annähernden Real-time-Schichten, sondern Rekonstruktionen auf der Basis eines intraoperativen und präoperativen Datensatzes (virtuelle Real-time-Bilder) sein. Für die konventionelle CAS bedeutet unsere Konfiguration einer der ersten Vorschläge für eine weiterentwickelte, „enhanced" CAS. Ob die interventionelle Kernspintomographie die intraoperative Datensatzgewinnung weiter dominiert, bleibt abzuwarten. Wünschenswert ist die Weiterentwicklung omnipräsenter, preiswerter und einfacher Systeme (Sonographie). Grundvoraussetzung einer integrierten computerassistierten Chirurgie ist die Möglichkeit einer inter- oder intraoperativen Aktualisierung (von Teilen) des Navigationsdatensatzes, die Fusion mehrerer Bildmodalitäten und die Bereitstellung einer Schnittstelle für alle Applikationen der CAS.

KAPITEL 26

Telemedizin in der Chirurgie der lateralen Schädelbasis – Vergleich ISDN, Internet, ATM

P. A. FEDERSPIL · M. FUCHS · P. K. PLINKERT

Einleitung

Die steigende Komplexität des Leistungsprozesses der Gesundheitsversorgung fordert eine korrekte, vollständige und rechtzeitige Verfügbarkeit von medizinischen Informationen (Befund, bildgebende Diagnostik, Expertenkonsultation) jeglicher Art.

Insbesondere für weniger aufwendige telemedizinische Anwendungen, wie Expertenkonsultation, Videokonferenz, Teleteaching ohne telechirurgische Anforderung, sind mittlerweile standardisierte Übertragungssysteme für bestehende und zuverlässige Netzwerktechnologien (ISDN, Internet) im Einsatz [1, 3, 7]. Für die einfache asynchrone Übertragung [6] von Patientendaten ergeben sich keine gravierenden Qualitätsunterschiede zwischen den einzelnen Übertragungssystemen. Hingegen sind bei der Echtzeitübertragung (synchronen Übertragung) von Bewegtbildern, insbesondere bei telechirurgischen Anwendungen mit Einsatz von Fernsteuerungstechniken, gravierende Kosten- und Qualitätsunterschiede festzustellen [12].

Die Telechirurgie, insbesondere die Telemanipulation mit beispielsweise minimalinvasiven Einsätzen in der Herzchirurgie (Telemanipulator DaVinci, Leipzig), kann nur mit adäquater und zeitgenauer Bild- und Tondatenübermittlung zuverlässig fungieren [5]. Die Fortentwicklung der minimal-invasiven HNO-Chirurgie in den letzten Jahren macht die Einführung telemedizinischer Anwendungsformen [1, 8, 6, 10] notwendig. Aus den Erfahrungen, die wir mit einem auf ISDN basierenden Videokonferenzsystem im Rahmen des „Operationskursus zur rekonstruktiven Chirurgie im Kopf-Hals-Bereich" zwischen den Universitäts-HNO-Kliniken Leipzig und Tübingen gewonnen haben [7], lag es nahe, einen Vergleich zwischen unterschiedlichen Technologien für Bewegtbildübertragungen durchzuführen.

Technische Grundlagen

In Tabelle 26.1 sind verschiedene Übertragungsmedien mit ihrer Kapazität und Bildqualität aufgelistet. Aufgrund der sehr großen Datenmengen, die bei Übertragung von Videosignalen anfallen, ist es notwendig, eine Datenkompression und ggf. auch eine Datenreduktion durchzuführen. Typische Kompressionsverfahren sind

- JPEG,
- MPEG,
- der Videokompressionsstandard H.261 sowie
- die „Wavelet Compression".

26 Telemedizin in der Chirurgie der lateralen Schädelbasis

Tabelle 26.1. Verschiedene Übertragungsmedien mit ihrer jeweiligen Kapazität und Bildqualität

Übertragungsmedium	Übertragungskapazität	Bildqualität
Analoge Telefonleitung	28 kbit/s	Reduziert/Fax
ISDN 2 B-Kanäle	128 kbit/s	Standbildübertragung
ISDN 6 B-Kanäle	384 kbit/s	Kommerzielle Videokonferenz
ISDN 30 B-Kanäle	2 Mbit/s	625 Linien, annähernd Fernsehqualität
Satellitenfunk	Mbit-Bereich, abhängig von Belegungskapazität des Satelliten (5)	Professionelle Fernsehqualität, diskrete Zeitverzögerung
Glasfaserkabel	622 Mbit/s, in Zukunft bis 2,5 Gbit möglich	Professionelle Fernsehqualität, Echtzeitübertragung

JPEG (Joint Photographic Experts Group) ist ein ISO-Standard zur Kompression, Speicherung und Übertragung von Standbildformaten. MPEG (Motion Picture Experts Group) beschreibt zwei Standardverfahren zur Kompression von bewegten Bildern. MPEG 1 findet bei Kompression von Videosequenzen auf CD-ROM oder bei Internetübertragung (Streamingverfahren) Anwendung. MPEG 2 ist auf den Bereich der Telekommunikation zugeschnitten, in denen hohe Datenraten übertragen werden müssen, wie z. B. für digitales Fernsehen. Der Videokompressionsstandard H.261 ist für die Stand-alone-Videokonferenzsysteme (s. unten) definiert. Die „Wavelet Compression" beschreibt ein neues Kompressionsverfahren zur digitalen Erfassung und Umsetzung von Formen und Farben in gewisse Standardformen und ist als Prozess zur Herstellung einer virtuellen Realität von Bedeutung. Das wiedergegebene Bild ist nicht realitätskonform.

Material und Methoden

In Kooperation mit dem Medienzentrum führten wir vergleichende Videokonferenzübertragungen mittels „Stand-alone-System", eine MPEG-1-kodierte Videoübertragung über das Intranet der Universitätskliniken Tübingen sowie eine ATM-basierende Übertragung über eine interne Glasfaserverbindung der Universitätskliniken durch.

Stand-alone-Videokonferenzübertragung, Videokonferenzsystem Typ Voyager, Stand- und mobiles System der Fa. Aethra, München

Die technischen Daten lauten wie folgt: H.320-CODEC-Einheit mit integriertem MUX für Bitraten bis 384 kbit/s bei 3 ISDN-Anschlüssen, Bildwiederholungsrate 30 fps En- oder Dekoder, Audiokodierung nach G.711, G.722, Standardvideosignaleingang und -ausgang nach FBAS (Farbbildaustastsignal), Videokompressionsverfahren nach H.261, Bildauflösung nach CIF (288×352) oder QCIF (144×176), horizontale Auflösung 450 TV-Linien, eingebautes Mikrophon mit eingebautem Lautsprecher (Freisprechanlage) im Standgerät (Abb. 26.1).

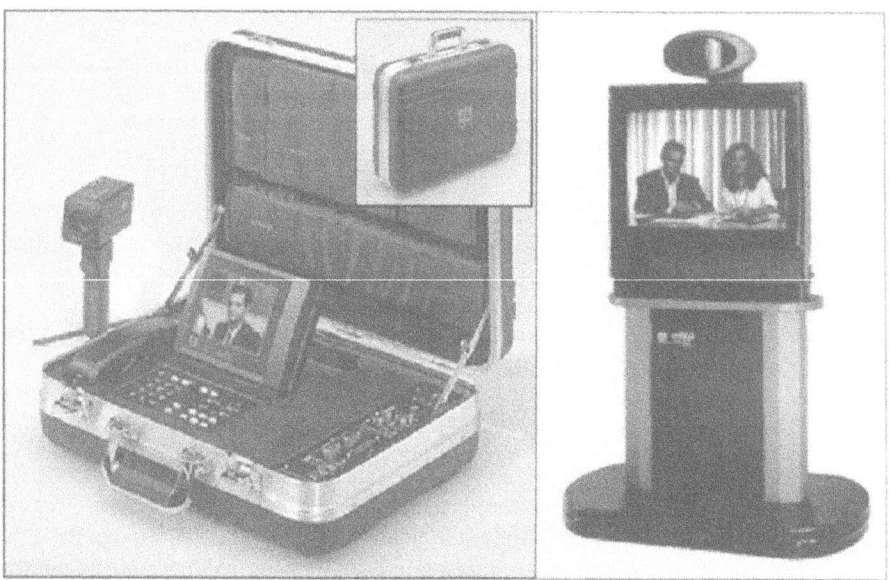

Abb. 26.1. Stand-alone-Videokonferenzübertragung. Videokonferenzsystem Typ Voyager, Stand- und mobiles System (Fa. Aethra, München)

MPEG-1-Streaming

Die technischen Daten lauten wie folgt: Hardware: Pentium 500, 128 MB RAM, Intel pro 100, MovieMaker 200 („single board high-quality realtime MPEG 2 video and audio encoder"), Windows NT 4.0, MPEG ComMotion Transmitter Software, die verschiedene MPEG-1- oderMPEG-2-Streamingprozesse z.T. hintereinander oder sogar simultan für ein IP-Netzwerk (Intranet, Internet) kodiert. Hardware: Pentium 330, 128 MB RAM,3 COM Fast Etherlink, VGA „graphics board", Soundblaster, Windows NT 4.0. MPEG ComMotion Receiver Software, die die MPEG-1- oder -2-kodierte Bildinformation entweder in Echtzeit wiedergibt oder auf einen benannten Speicher („real time videoserver") lädt. Die Software basiert auf der Microsoft Direct Show Architecture und ist kompatibel mit MS Internet Explorer, Netscape Communicator, Visual basic ++ und JAVA. Audioeingabe: analoge Stereoübertragung von bis zu 44,1 kHz, Videoeingabe über Composite (BNC), Netzwerkverbindung: MPEG ComMotion UDP 3.5 integriert mit „Oracle Video Server" und „SGI Web-FORCE Media-Base".

ATM-Übertragung

Die technischen Daten lauten wie folgt: CellStack capella video Codec: 50 Hz PAL interlaced, Digitalisierung mit 16 bit YUV, Auflösung: 720 × 576 Pixel, Bildrate: 50 fps, Kompression: „low latency" M-JPEG, BNC-Verbindungen, Audioübertragung mit analoger Stereoqualität und 44,1 kHz Frequenzspektrum, ATM UNI 3.1 155 Mbit/s, Multimode-Glasfaserkabel (50/125 µM), AAL5 Adaptationslayer für Video und Audio. 2 DVC-Pro-Videorekorder Panasonic.

Zur Vergleichbarkeit wurden mehrere in Betacam-Qualität aufgenommene Videosequenzen von Eingriffen an der lateralen Schädelbasis zu einem Band geschnitten und eine gleichwertige digitale Kopie gezogen. Diese Videoaufnahme wurde mit dem Übertragungsmedium ins jeweilige Netz eingespeist (s. Abb. 26.2 bis 26.6).

Für das Aethra Stand-alone-Videokonferenzsystem erfolgte die Übertragung via 1, 2 oder 3 ISDN-Leitungen (d. h. Übertragungskapazitäten von 128, 256 und 384 kbit/s) aus dem Operationssaal zum entfernt aufgestellten korrespondierenden Standgerät, um dort auf einen digitalen Videorekorder aufgezeichnet zu werden [6].

Vergleichbar ist das Streamingverfahren mit MPEG-1/2-Kompression über das Internet. Wie bereits bei den verschiedenen Kompressionsverfahren aufgeführt, tritt hierbei an die Stelle des Videokonferenzsystems der PC zum Kodieren des Videosignals. Dieses wird mit dem jeweiligen Kompressionsverfahren, bei entsprechender Hardware/Software des PC, als Videoaufnahme oder sogar live ins Internet eingespeist [2]. In dieser Untersuchung wurde der Videofilm mittels PC und der Software MPEG-ComMotion-Transmitter ins Intranet der Universität eingespeist, anderenorts mittels PC und ComMotion-Receiver übertragen und auf einen digitalen Videorekorder aufgezeichnet sowie zur direkten visuellen Kontrolle auf einen Monitor übertragen.

Die Übertragung mit ATM-Technologie erfolgte aufgrund der hohen Übertragungskapazität unkomprimiert. Die Information wird hierbei in sog. Zellen von Endpunkt zu Endpunkt in der Regel über Glasfaserkabel übertragen. Ein Kopf mit einer kleinen Informationseinheit für die Route der Zelle regelt den Transport der Zelle über Switches (Anschluss des Endverbrauchers) und Crossconnects (Querverbindungen). Entscheidend ist, dass am Anfang jeder Übertragung der Weg für diese mit ausreichender Kapazität freigeschaltet wird, d. h. es gibt keinen geteilten Medienzugriff, es liegt aber trotzdem genügend Kapazität für verzahnte Parallel- und Multipoint-Übertragungen vor.

Ergebnisse

Alle Formen der audiovisuellen Übertragungen ließen sich zuverlässig durchführen, zeigten jedoch deutliche Qualitätsunterschiede. Für den Einsatz mittels ISDN-basierendem Stand-alone-Videokonferenzsystem ergaben sich signifikante Unterschiede zwischen den Übertragungen in Abhängigkeit von der Anzahl der ISDN-Leitungen (1–3). Das Empfängerbild war bei der Übertragung mit einer ISDN-Leitung, insbesondere bei Operationen mit großem Bewegungsspielraum, wie beim Ausfräsen eines Kochleaimplantatlagers, so stark gestört (starke Blockbildung, zu langsamer Bildaufbau), dass eine Differenzierung der anatomischen Strukturen nicht ausreichend möglich war (Abb. 26.2). Nach Hinzuziehen weiterer ISDN-Verbindungen war die ausreichende Betrachtung und Beurteilung des Operationssitus wieder möglich (Abb. 26.3) und bei drei ISDN-Leitungen auch qualitativ ausreichend (Abb. 26.4). Für Operationen mit geringem Bewegungsausmaß (z.B. mikrochirurgische Eingriffe an der lateralen Schädelbasis) fielen die Bewegungsartefakte nicht so ins Gewicht. Die Qualitätsunterschiede bei reduziertem ISDN-Verbindungsaufbau waren in diesen Fällen mehr durch die abnehmende Tiefenschärfe und Farbwiedergabe, mit konsekutiver Reduktion der Detailgenauigkeit, bestimmt. Der reine Informationsfluss war bei Tonübertragungen

Abb. 26.2. Übertragung eines transmastoidalen Zugangs zur lateralen Schädelbasis. *Linke Bildhälfte* im Original, *rechte Bildhälfte* Übertragung mit einer ISDN-Leitung, entsprechend 128 kbit/s

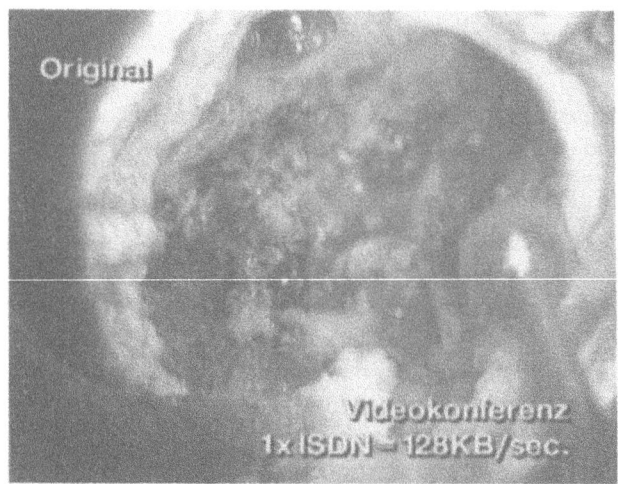

Abb. 26.3. Szene wie in Abb. 26.2. *Rechte Bildhälfte:* Übertragung mit 2 ISDN-Leitungen, entsprechend 258 kbit/s

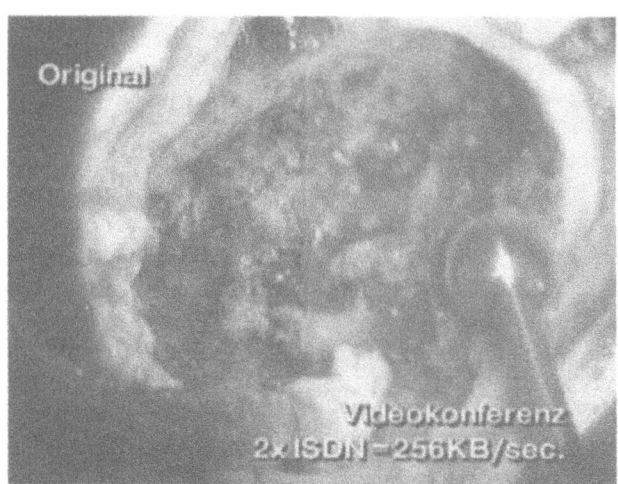

im Wesentlichen ungestört. Lediglich die Wiedergabe der Klangfarbe des Operateurs zeigte Unterschiede. Die Zeitverzögerung der Übertragung zwischen Einspielsignal und Wiedergabe auf dem Monitor war bei der Übertragung via 1 bzw. 2 ISDN-Leitungen deutlich erkennbar (CODEC und Kapazität der ISDN-Leitungen nicht ausreichend für Echtzeitübertragung). Bei der Verwendung von 3 ISDN-Leitungen ergaben sich jedoch nur bei der Übertragung von extremen Bewegungen diskrete Iterationen. Das MPEG-1-Streamingverfahren zeigte im Vergleich zu der oben genannten ISDN-Übertragung einen Qualitätssprung mit auffallend besserer Farbwiedergabe, Kontrastierung, Tiefenschärfe und ohne jegliche Blockbildung (Abb. 26.5). Die Betrachtung von Sender und Empfängerbild war auf 2 benachbarten Monitoren zeitgleich und somit quasi in Echtzeit möglich. Es ergab sich kein hörbarer Unterschied im Hinblick auf die Toneinspielung. Die Art der übertragenen Operation war ohne Auswirkung auf

Abb. 26.4. Szene wie in Abb. 26.2. *Rechte Bildhälfte:* Übertragung mit 3 ISDN-Leitungen, entsprechend 384 kbit/s

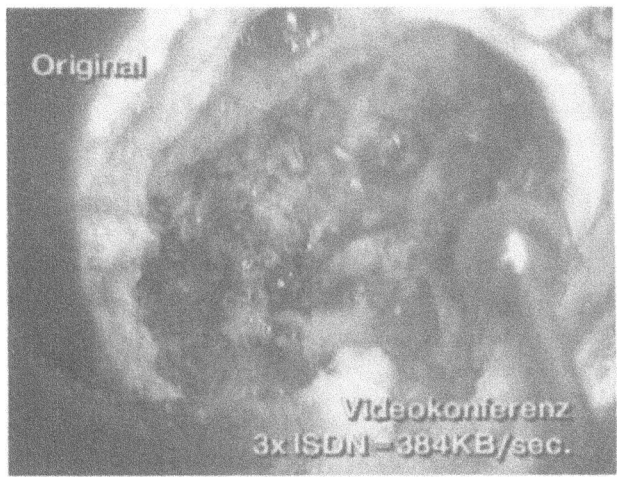

Abb. 26.5. Szene wie in Abb. 26.2. *Rechte Bildhälfte:* Übertragung in MPEG-1-Kodierung mit 2 Mbit/s

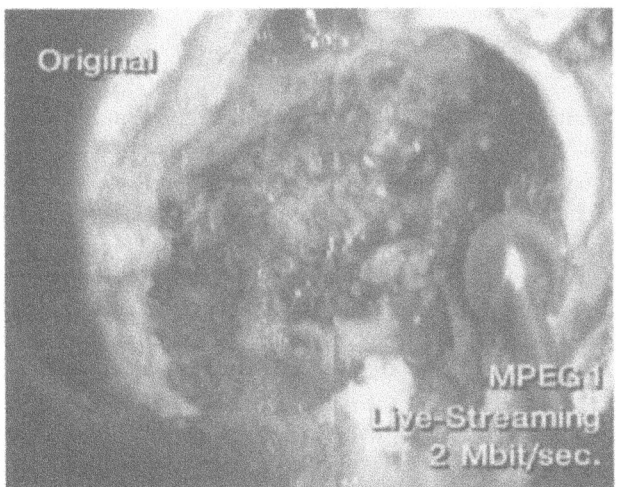

das Empfangsergebnis. Die ATM-Übertragung zeigte eine Echtzeitübertragung ohne erkennbare Qualitätsminderung bezüglich der Bild- und Tonwiedergabe im Vergleich zum Original (Abb. 26.6).

Diskussion

Betrachtet man die verschiedenen Systeme, lässt sich sagen, dass in Abhängigkeit vom Anforderungsprofil jedes System seine Berechtigung hat [7]. Es ist sinnvoll, solche Systeme gemeinsam mit mehreren Nutzern anzuschaffen und evtl. über lokale Netzwerke zu bedienen. Je kostenintensiver die Anschaffung, desto vielfältiger die Möglichkeiten der Nutzung und Flexibilität für die Zukunft. Während sich das Stand-alone-Video-

Abb. 26.6. Szene wie in Abb. 26.2. *Rechte Bildhälfte:* Übertragung über Glasfaserkabel im asynchronen Transfermodus (ATM) mit 155 Mbit/s

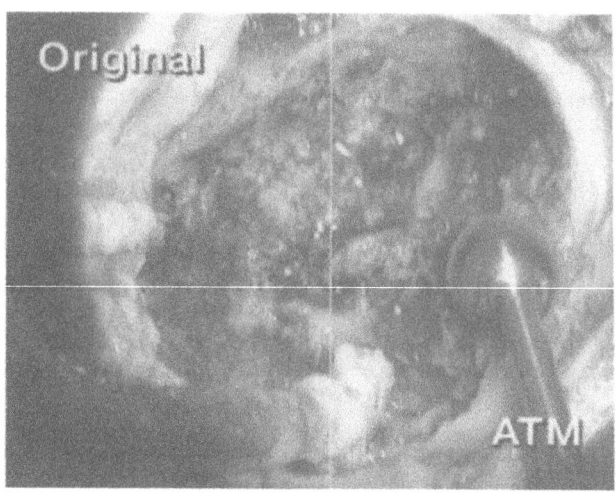

konferenzsystem vorzüglich für Telekonsultationen und Point-to-point-Übertragungen eignet, ist das MPEG-1-oder -2-Streaming als sog. Multipoint-Übertragungsverfahren, z.B. für Teleteaching (Studentenunterricht, Assistentenweiterbildung) mit der Möglichkeit der „Video-on-demand-Übertragung", besser geeignet [2, 9, 13]. Zur Übertragung einer Operation mit ausreichender Bildqualität sind für das Videokonferenzsystem mindestens 3 ISDN-Leitungen erforderlich [6].

Für Telepräsenz-, Teleassistenz- oder sogar telechirurgische Anwendungen [11, 12] insbesondere der Telerobotik [5, 8], ist die ATM-vermittelte Übertragung zurzeit die Methode der Wahl. Die seit 1988 eingeführte Netzwerktechnologie des asynchronen Transfermodus (ATM) ermöglicht eine bidirektionale Echtzeitübertragung audiovisueller Daten in Fernseh- und Stereoaudioqualität. Neben der Anschaffung eines Cell-Stack-Videosystems sind jedoch zusätzlich das kostspielige Verlegen und die Nutzungsgebühren für die Glasfaserverbindung erforderlich. Beispielsweise hat das „Deutsche Forschungsnetz" (DFN) in den letzten Jahren ein Breitbandwissenschaftsnetz mit ATM-Netztechnologie mit über 400 Mitgliedseinrichtungen aufgebaut.

Damit kann ein andernorts tätiger Kollege optimal in das Behandlungskonzept eingebunden werden. Eine solche Übertragungsmöglichkeit fördert die interdisziplinäre Zusammenarbeit insbesondere im Bereich der lateralen Schädelbasis. So kann auch während einer Operation anhand des übertragenen Situs eine Telekonsultation durchgeführt werden.

Deren Weiterentwicklung wird in Zukunft wesentlich vom weiteren Ausbau dieser Datensysteme abhängen. Dies liegt nicht nur in der Qualität, sondern auch in der Sicherheit des Systems begründet, d. h. die Daten werden in Echtzeit übertragen und der Sender bestimmt das Ziel der Übertragung (keine geteilte Netzwerknutzung wie bei ISDN oder Internetübertragungen). Insofern wird eine Verschlüsselung der Daten – wie bei Videokonferenzsystemen und Satellitenübertragungen – oder der Aufbau einer Firewall zum Schutz vor Fremdzugriff im Internet [4] überflüssig. Es bleibt zu hoffen, dass weitere finanzielle Einschränkungen in unserem Gesundheitssystem die rasanten Entwicklungen auf diesem Sektor nicht behindern, sondern deren gesellschaftspolitischen und durchaus auch wirtschaftlichen Nutzen erkennen und in positivem Sinne unterstützen.

Literatur

1. Bergmo TS (1996) An economic analyses of teleradiology versus a visiting radiologist service. J Telemed Telecare 2:136–142
2. Boudier T, Shotton DM (1999) Video on the internet: An introduction to the digital encoding, compression, and transmission of moving image data. J Structural Biol 125:133–135
3. Huang HK (1997) Telemedicine and teleradiology technologies and applications. Min Invas Ther Allied Technol 5:387–392
4. Netzer T, Mairinger T, Gschwendtner A, Mikuz G, Markl C (1996) Die rechtliche Lage der Telemedizin. Wien Klin Wochenschr 108:555–559
5. Plinkert PK, Baumann I, Flemming E, Löwenheim H, Buess G (1998) The use of a vibrotactile sensor as an artificial sense of touch for tissues of the head and neck. MITAT 7:111–115
6. Plinkert PK, Plinkert B, Fuchs M, Zenner HP (2000) Telemedizin in der HNO-Heilkunde am Beispiel einer Videokonferenzübertragung Tübingen-Leipzig. HNO 48:728–734
7. Plinkert PK, Plinkert B, Zenner HP (2000) Telemedizin in der HNO-Heilkunde – Grundlagen und Anwendungsmöglichkeiten. HNO 48:639–644
8. Plinkert PK, Schurr MO, Buess G (1993) Perspektiven der minimal invasiven Chirurgie im Kopf-Hals-Bereich. HNO 41:14–17
9. Rothschild M (1996) Otolaryngology and the internet. Otolaryngology Head Neck Surg 115:123–131
10. Satawa RM, Simon IP (1993) Teleoperation, telerobotics and telepresence in surgery. End Surg 1:151–153
11. Schlag PM, Moesta KT, Rakovsky S, Graschev G(1999) Telemedicine: The new must for surgery. Arch Surg 134:1216–1221
12. Smithwick M (1995) Network options for wide-area telesurgery. J Telemed Telecare 1:131–138
13. Veldenz HC, Dennis JW (1998) The internet and education in surgery. Am Surg 64:877–880

KAPITEL 27

Computerassistierte Chirurgie der lateralen Schädelbasis

Aktuelle Möglichkeiten und zukünftige Entwicklungen

R. HEERMANN · P. R. ISSING · P. MAJDANI · B. SCHWAB · K. F. MACK · T. LENARZ

Einleitung

Die Schädelbasischirurgie stellt auch heute noch für den Kopf-Hals-Chirurgen eine große Herausforderung dar. Die komplexe Anatomie und die Verletzlichkeit der einzelnen anatomischen Strukturen erhöhen insbesondere nach Voroperationen, Dysplasien oder Tumoren das Operationsrisiko. Die Fortschritte der modernen Bildgebung haben in den letzten Jahren durch die Computertomographie (CT) und Magnetresonanztomographie (MRT) eine deutliche Hilfestellung geben können [1, 3]. Die orthogonale Darstellung der digitalen Computertomographiedaten ermöglicht zudem eine bessere Operationsplanung. Dennoch empfinden selbst erfahrene Chirurgen häufig Schwierigkeiten, die radiologischen Informationen auf dem Bildschirm in Bezug zum operativen Situs zu setzen.

Aufbauend auf den grundlegenden Arbeiten in der Hals-Nasen-Ohren-Heilkunde um Schlöndorff, Reinhardt und Watanabe seit Mitte der achtziger Jahre [10-12] hat die computerassistierte Chirurgie eine Entwicklungsstufe erreicht, die vor Jahren noch unmöglich erschien. Hochleistungsfähige Computer errechnen heute in nahezu Echtzeit den Bezug des Instrumentes zu den radiologischen Daten und erleichtern hierdurch die Orientierung. Die intraoperative Navigation eröffnet somit neue Möglichkeiten in der Schädelbasischirurgie. Ziel der vorliegenden Studie war es, den Aufwand, die Genauigkeit und den klinischen Nutzen von Navigationssystemen bei Eingriffen im Bereich der lateralen Schädelbasis zu eruieren und notwendige Adaptationen aufzuzeigen.

Material und Methoden

Bei 168 Patienten (mittleres Alter 48,3±13,56 Jahre, Range 21-73 Jahre, 92 männlich, 76 weiblich) mit unterschiedlichen Erkrankungen im Bereich der lateralen Schädelbasis (Tabelle 27.1) wurde der chirurgische Eingriff mit Unterstützung von Navigationssystemen durchgeführt.

Verschiedene Systeme fanden Verwendung (MKM/Zeiss, SPOCS/Aesculap, EasyGuide/Philips, VectorVision/BrainLAB, StealthStation/Medtronic Sofamor Danek, OTS/Radionics, SMN/Zeiss). Neben der klinischen Einbindung wurde der notwendige Einsatz für die Einarbeitung in die Bedienung der Systeme evaluiert, weiterhin der präoperative Aufwand sowie die Genauigkeit an Messphantomen und im intraoperativen Einsatz der Navigation untersucht. Als Grundlage für die Registration wurde ein CT-Datensatz (General Electric, Highspeed Advantage, Milwaukee, USA) eingesetzt. Das durchgeführte Spiral-CT hatte eine Schichtdicke von 1 mm, der Tischvorschub be-

Tabelle 27.1. Erkrankungen der mit Einsatz von Navigationssystemen operierten Patienten

Erkrankungen	Anzahl
Akustikusneurinome	144
Karzinome des Felsenbeins	6
Pseudotumoren des Felsenbeins	4
Felsenbeinmeningeom	1
Cholesterolzysten der Felsenbeinspitze	3
Karzinome des Epipharynx	7
Schwerhörigkeit/aktives Mittelohrimplantat	1
Taubheit/Cochlear-Implant-Operation	2

trug 2 mm. Die resultierende Pixelgröße lag bei 0,5 mm. Da Hautklebemarker aufgrund der Hautverschieblichkeit eine zu hohe Ungenauigkeit bei den ersten fünf Eingriffen zur Folge hatten, fanden bei dem vorgestellten Patientengut ausschließlich knochenverankerte Marker (Osteosyntheseschrauben Microplus der Fa. Leibinger, Freiburg) Verwendung. Eine Kopffixierung wurde mit einer Mayfield-Klemme (Fa. Codmann, Raynham, Massachusetts) sichergestellt.

Ergebnisse

Die Einarbeitungszeit der einzelnen Systeme stellte sich sehr variabel dar. Erfahrungen im Bereich der Navigation führten zu einer erheblichen Verkürzung der notwendigen Einweisungszeit. Einfluss hatten zudem intuitive Bedienungsführung und systematischer Aufbau der Software sowie Windows-verwandte Steuermodalitäten. Die präoperative Planung des Eingriffes nahm zwischen 8 und 46 min in Anspruch. Das präoperative Setup benötigte 5–38 min, wobei Bildgebung und der zuvor in Lokalanästhesie durchgeführte Schraubmarkereinsatz nicht einberechnet wurden. Der von den Systemen bei Messreihen an Phantomen angegebene RMSE (Root Mean Square Error) lag zwischen 0,6 und 1,1 mm (SD 0,16 mm). Die durchgeführten Messungen ergaben Werte zwischen 0,7 und 1,3 mm (SD 0,24 mm). Die intraoperativen RMSE-Werte lagen zwischen 0,6 und 3,6 mm (SD 0,4 mm), wobei nur die Patienten mit Hautklebemarker Werte über 1,5 mm boten. Die intraoperativ gemessenen Abweichungen lagen zwischen 0,8 und 5,4 mm (SD 0,9). Ungenauigkeiten von über 1,9 mm wurden bei Hautklebemarkern oder Kopfverschiebungen innerhalb der Mayfield-Klemme beobachtet.

An Systemsteuerungselementen standen je nach Gerät folgende Möglichkeiten zur Verfügung

- Maus/Trackball/-stick,
- Fernbedienung,
- Keyboard,
- Mikroskop,
- Touchscreen,
- Sprachsteuerung.

Eine komplette intraoperative Steuerung des Systems durch den Operateur war bei keinem System möglich, jedoch erlaubten Touchscreen und „virtual keyboard" eine weitgehende und komfortable Bedienung durch den Chirurgen.

Anlass zu Unzufriedenheit des Operationsteams hatten folgende Aspekte:

- unkomfortable präoperative Planung,
- Vorgehen bei der Registrierung,
- Personalaufwand,
- Kopfnachführung,
- Draping,
- z.T. fehlende Mikroskopanbindung,
- z.T. unübersichtliche Darstellung auf dem Monitor (Abb. 27.1 und 27.2),
- Medienverknüpfung (fehlende, integrierte Videokarte),
- Genauigkeitsschwankungen durch Klebemarker oder unzureichende Kopfnachführung,
- zusätzlicher Zeitaufwand.

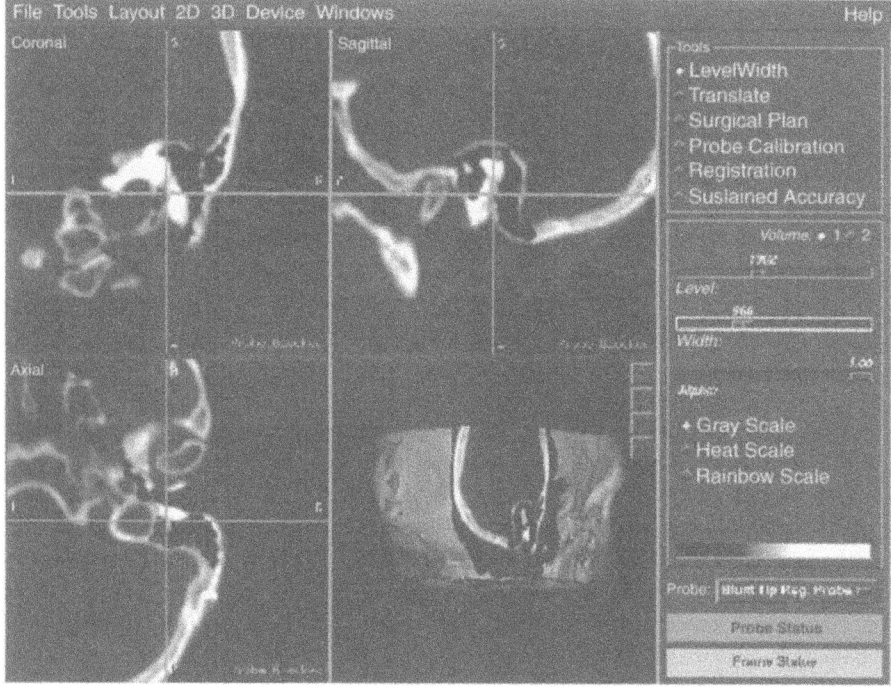

Abb. 27.1. Monitordisplay des SMN/Zeiss mit Einbindung des Mikroskopbildes

27 Computerassistierte Chirurgie der lateralen Schädelbasis

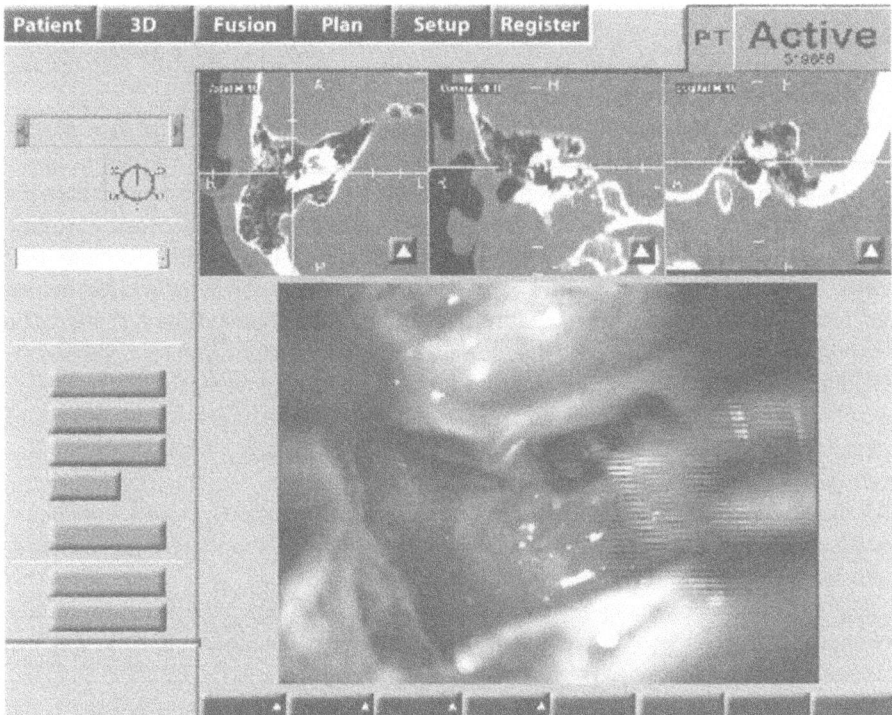

Abb. 27.2. Monitordisplay der StealthStation/Medtronic Sofamor Deanek

Diskussion

Die rasante Entwicklung der Computertechnologie hat auch vor dem chirurgischen Operationssaal nicht Halt gemacht. Heute stehen Navigationssysteme zur Verfügung, die insbesondere im neurochirurgischen Bereich weite Verbreitung gefunden haben. Die Genauigkeitsansprüche bei intrakraniellen Eingriffen sind durch die Auswirkungen des Brainshifts schnell relativiert worden. Erst in jüngster Zeit haben die Möglichkeiten der intraoperativen Bildgebung neue Wege aufzeigen können [13]. Die fast allen Systemen inhärente Kopffixierung (z. B. mittels Mayfield-Klemme) birgt für viele Eingriffe eine Umständlichkeit, die nur wenige Chirurgen akzeptieren. Adaptationen an die Gegebenheiten der HNO-Chirurgie sind damit Grundvoraussetzung für den Einzug von routinemäßig genutzten Navigationssystemen in die Otorhinolaryngologie.

Erst die konsequente intraoperative Nutzung der präoperativ erhobenen radiologischen Daten schöpft den Nutzen der modernen Bildgebung aus chirurgischer Sicht aus. Die Lokalisierung des Instrumentariums in den radiologischen Daten kann eine erhebliche Hilfe in schwierigen Regionen oder Situationen bedeuten. Der finanzielle, personelle und logistische Aufwand der computerassistierten Chirurgie kann aber nur dann sinnvoll sein, wenn die Genauigkeit des Systems ausreichend ist [7, 9]. Im Bereich der Schädelbasis, mit feinsten Strukturen, eingebettet in Knochen, muss eine Genauigkeit von ca. 1 mm gefordert werden, da jede höhere Abweichung eher eine Gefahr als eine Hilfe darstellen würde [5, 6]. So können ungenaue Systeme insbesondere unerfahrenere Chirurgen in falscher Sicherheit wiegen. Weiterhin darf die Anwendung der Navigation nur eine sehr eingeschränkte zeitliche Mehrbelastung bedeuten.

Auch wenn die Systeme in den letzten Jahren erhebliche Fortschritte zu verzeichnen haben, so sind für die Anwendung im HNO-Bereich wesentliche Veränderungen notwendig, um die Akzeptanz im klinischen Alltag zu erhöhen. Die Systeme sollten für alle chirurgischen Bereiche nutzbar sein, (interdisziplinärer Einsatz), jedoch wäre eine anwenderspezifische Konfiguration für die Einarbeitung und spätere Routine sehr hilfreich. Algorithmen, die eine möglichst hohe Automatisierung bewirken, können zu geringerem gerätespezifischem Zeitaufwand führen und die Genauigkeit erhöhen. Die Adaptation an die verschiedenen operations- und operateurspezifischen Gegebenheiten könnte durch die Verwendung optoelektrischer und magnetooptischer Verfahren erleichtert werden. Besonders die unterschiedlichen Anforderungen der vorderen und lateralen Schädelbasischirurgie würden eher Berücksichtigung finden (verdeckte Kamerasysteme, ferromagnetische Interferenzen etc.). Auch die Systemsteuerung sollte sich durch verschiedene Möglichkeiten den Erfordernissen des einzelnen Operateurs anpassen können. Eine Bedienung allein durch den Operateur sollte jedoch sichergestellt sein.

Die technische Ungenauigkeit der Navigationssysteme liegt bei unter 0,4 mm. Abweichungen ergeben sich durch Registrationsfehler oder inadäquate Berechnung der Patientenkopfverschiebung. Headsets und berührungsfreie, lasergestützte Oberflächenregistration werden sehr wahrscheinlich Zeitersparnis und Genauigkeitsgewinne mit sich bringen. Die Erkennung verschiedener intraoperativ genutzter Instrumente sollte automatisch erfolgen. Eine Kopffixierung, wie sie derzeit unabdingbar ist, um größere intraoperative Abweichungen der Navigation zu vermeiden, sollte durch flexiblere Lösungen (Headsets, knochenverankerte Lokalisationssysteme etc.) ersetzt werden können. Vorteile bei Eingriffen an der lateralen Schädelbasis bieten mikroskopgestützte Systeme, die eine bessere Einbindung der Navigation in den klinischen Ablauf ermöglichen.

Neben der Integration in den klinischen Alltag des HNO-Chirurgen werden weitergehende Untersuchungen zeigen müssen, ob die Sicherheit des operativen Eingriffs durch die Navigationstechnologie erhöht und die Operationsdauer reduziert werden kann. Erst dann ist zu erwarten, dass Navigationssysteme nachweislich in der Lage sind, eine Reduzierung der Gesundheitskosten durch eine Minderung der Rezidive und Komplikationsraten bewirken zu können. Die ermutigenden Ergebnisse verschiedener Anwender [2, 4, 8] lassen aber bereits vermuten, dass auch im HNO-Bereich ein Navigationssystem in einigen Jahren fester Bestandteil chirurgischer Hilfsmittel wie auch Mikroskop, Endoskop, Monitoring etc. sein wird.

Literatur

1. Adams L, Knepper W, Krybus W, Meyer-Ebrecht D, Pfeifer G, Ruger R, Witte M (1992) Orientation aid for head and neck surgeons. Innov Tech Biol Med 13:410–424
2. Caversaccio M, Lädrach K, Häusler R, Stucki M, Bächler R, Schroth G, Nolte LP (1997) Konzept eines rahmenlosen bildinteraktiven Navigationssystems für die Schädelbasis-, Nasen- und Nasennebenhöhlenchirurgie. Otorhinolarngol Nova 7:121–126

3. Greinacher CF (1996) Information systems for imaging modalities. In: Taylor RH, Lavallée S, Burdea GC, Mösges R (eds) Computer integrated surgery: Technology and clinical applications. MIT Press, Cambridge London, pp 21–32
4. Gunkel AR, Thumfahrt WF, Freysinger W (2000) Computerunterstützte 3D-Navigationssysteme. HNO 48:75–90
5. Heermann R, Mack KF, Schwab B, Haupt C, Lenarz T (2000) Intraoperative navigation and orientation systems in skull base surgery. In: Sanna M (eds) Proceedings of the third international conference on acoustic neurinoma and other CPA tumors. Monduzzi Editore, Bologna
6. Heermann R, Schwab B, Mack KF, Lenarz T (2000) Intraoperative navigation in skull base surgery. In: Fahlbusch R, Buchfelder M (eds) The central skull base. Einhorn, Reinbeck, S 33–44
7. Husstedt H, Heermann R, Becker H (1999) Contribution of low-dose CT-scan protocols to the total positioning error in computer-assisted surgery. Comput Aided Surg 4:275–280
8. Klimek L, Mösges R (1998) Computer-assistierte Chirurgie (CAS) in der HNO-Heilkunde. Larngorhinootologie 77:275–282
9. Lenarz T, Heermann R (1999) Editorial: Image-guided and computer-aided surgery in otology and neurotology: is there already a need for it? Am J Otol 20:143–144
10. Reinhardt H, Meyer H, Amrein E (1988) A computer assisted device for the intra-operative CT-controlled localization of brain tumours. Eur Surg Res 20:51–58
11. Schlöndorff G, Mösges R, Meyer-Ebrecht B, Krybus W, Adams L (1989) CAS (computer assisted surgery). Ein neues Verfahren in der Kopf- und Halschirurgie. HNO 37:173–179
12. Watanabe E, Watanabe T, Manaka S, Mayanagi Y, Takakura K (1987) Three-dimensional digitizer (Neuronavigator): new equipment for computer tomography-guided stereotaxic surgery. Surg Neurol 27:543–547
13. Wirtz CR, Tronnier VM, Bonsanto MM, Knauth M, Staubert A, Albert FK, Kunze S (1987) Image-guided neurosurgery with intraoperative MRI: update of frameless stereotaxy and radicality control. Stereotact Funct Neurosurg 68:39–43

KAPITEL 28

Variationen des navigationsgestützten Zugangs zur lateralen Schädelbasis

R. Schmelzeisen · A. Schramm · N.-C. Gellrich

Einleitung

Die Therapie von schädelbasisnahen Malignomen erfordert eine exakte dreidimensionale präoperative Bestimmung der Tumorausdehnung, insbesondere zur Festlegung der Resektionsgrenzen unter Berücksichtigung vitaler Strukturen. Aber auch die minimal-invasive Diagnostik in Form von Probebiopsien kann hier eine chirurgische Herausforderung darstellen. Lokalisation, Dignität und Ausdehnung spielen eine entscheidende Rolle bei der Auswahl des operativen Zuganges. Noch in den sechziger Jahren galten Tumoren mit Infiltration der Flügelmuskulatur, der Fossa infratem-poralis und der mittleren Schädelbasis wegen der unbefriedigenden Zugangsmöglichkeiten, dem hohen Blutverlust und den ungünstigen ästhetischen und funktionellen Ergebnissen als chirurgisch nicht adäquat therapierbar.

Bei Tumoren des Oropharynx sind mediane und paramediane temporäre Unterkieferosteotomien Standardzugänge und erlauben eine radikale Resektion des Tumors unter direkter Sicht. Bei diesen interforaminären Osteotomien besteht kein Risiko für eine Verletzung des N. alveolaris inferior, bei bezahnten Patienten kann die Osteotomie mit der oszillierenden Säge auch sicher zwischen den Zahnwurzeln hindurchgeführt werden.

Biller et al. beschrieben 1981 erstmals eine weite Darstellung des Parapharyngealraumes und der mittleren Schädelgrube über einen medianen transmandibulären Zugang, der mit einer transzervikalen Inzision kombiniert war [1]. Trotz der guten Übersicht über das Operationsgebiet ließen sich laterokaudale Tumorausläufer, z. B. entlang der großen Halsgefäße oder der Querfortsätze der Halswirbel oft nicht befriedigend verfolgen [7]. Durch die interdisziplinäre Zusammenarbeit gerade im Rahmen der Schädelbasischirurgie haben Operationsverfahren, wie sie aus der Traumatologie, der kraniofazialen oder kieferorthopädischen Chirurgie bekannt sind, auch zur Verbesserung operativer Zugänge zur Schädelbasis beigetragen [2].

Insbesondere die verschiedenen Möglichkeiten der Unterkieferosteotomie haben sich heute als zusätzliche Möglichkeit zur Verbesserung der übersichtlichen Darstellung von Schädelbasisabschnitten etabliert. Ein entscheidendes Problem ergibt sich jedoch aus der Gewährleistung eines dreidimensionalen Sicherheitsabstandes bei der Tumorentfernung, insbesondere nach einem sog. „downstaging" der Tumore durch neoadjuvante Chemo- oder Strahlentherapie. Dies erfordert eine exakte intraoperative Lokalisation, wie sie durch die rahmenlose Stereotaxie ermöglicht wird. Erstmals bei neurochirurgischen Eingriffen verwendet, ist die computergestützte Chirurgie bis heute in der Mund-, Kiefer- und Gesichtschirurgie wenig verbreitet [3, 6, 9, 10]. Computergestützte Chirurgie ermöglicht *präoperative* Planung und Simulation, *intraoperative* Lokalisation und Navigation und *postoperative* Kontrolle. An Patientenbeispielen werden die Vorteile und möglichen Indikationen der computergestützten Chirurgie im Hinblick auf ihren Einsatz bei der Therapie von Tumoren der lateralen Schädelbasis aufgezeigt.

Zugänge

Mediane Unterkieferosteotomien

Entscheidender Nachteil des von Biller beschriebenen anterioren transmandibulären Zugangs zur mittleren Schädelbasis ist die Notwendigkeit der temporären Spaltung der Unterlippe und der Kinnregion, die ohne zwingende chirurgische Notwendigkeit aus ästhetischer Sicht nicht akzeptabel ist. Eine mediane Osteotomie kann die Übersicht über den kraniozervikalen Übergang verbessern, wenn die beschriebenen Methoden der transoralen Velumspaltung alleine nicht anwendbar sind oder auch kaudale Abschnitte des Hypopharynx eingesehen werden müssen [4, 5, 8]. Insbesondere bei der Refixation medianer und paramedianer Osteotomien muss auf eine ausreichende Stabilisierung der Fragmente geachtet werden. Nach unseren Erfahrungen gehen Miniplattenosteosynthesen zur Fixation der osteotomierten Segmente, die eine geringere Knochenkontaktfläche aufweisen als Frakturen, mit einer höheren Komplikationsdichte einher. Aus diesem Grund sollten vermehrt funktionsstabile Rekonstruktionssysteme verwendet werden.

Laterale Unterkieferosteotomien

Laterale Osteotomien des Unterkiefers haben sich als Zugang zu Tumoren der mittleren Schädelbasis bewährt. Bei temporalen Kraniotomien, die mit einem Zugang zu vorderen Anteilen der mittleren Schädelgrube kombiniert werden, kann der M. temporalis mit dem Processus muscularis des Unterkiefers abgesetzt und nach posterior verlagert werden. Neben einer Verbesserung der Übersicht über das Operationsgebiet wird auch einer möglichen postoperativen Kieferklemme vorgebeugt, wie sie mitunter nach temporalen Zugängen beschrieben wird. Die Wahl der Lokalisation der lateralen Osteotomie muss neben der ausreichenden Übersicht über das Operationsgebiet eine sichere Schonung des N. alveolaris inferior und eine ungestörte Mundöffnung durch Erhalt der Gelenkstrukturen gewährleisten. Die alleinige Exartikulation des Unterkiefers durch Absetzen des Processus condylaris geht nur mit einer umschriebenen Verbesserung der Übersicht einher, da sich der Unterkiefer nicht weit genug mobilisieren lässt. Bei Tumoren, die in unmittelbarer Nachbarschaft zum Kondylus liegen, muss das Gelenkköpfchen u. U. durch Erfordernisse der Radikalität mitreseziert werden. Hier muss im Einzelfall entschieden werden, ob die Rekonstruktion des Kondylus erforderlich ist und z. B. mit einem Rippenknorpeltransplantat sofort oder sekundär durchgeführt wird.

Die vertikale Osteotomie des aufsteigenden Unterkieferastes posterior des N. alveolaris inferior ermöglicht dagegen durch temporäres Absetzen des posterioren Unterkieferanteiles sowie Anterior- und Kaudalverlagerung des Unterkiefers einen übersichtlichen Zugang zur mittleren Schädelbasis. Osteotomien, die weiter kaudal und anterior im Bereich des Kieferwinkels erfolgen, führen zwar zu einer weiteren Verbesserung der Übersicht, werden jedoch mit einer bleibenden Gefühlsstörung im Ausbreitungsgebiet des N. alveolaris inferior erkauft. Bei ausgedehnten Tumoren kann es erforderlich werden, den Nerv vom Foramen mentale beginnend aus dem Unterkiefer herauszupräparieren und dann die Osteotomie anzuschließen. Meist ist es ausreichend, eine sagittale temporäre Osteotomie des aufsteigenden Unterkieferanteiles kranial des Foramen mandibulae durchzuführen und so ebenfalls unter Erhalt der Kontinuität des N. alveolaris inferior einen übersichtlichen Zugang zur Schädelbasis zu erhalten. Bei interdisziplinären Eingriffen an der Schädelbasis, die mit einer sagittalen oder transversalen Osteotomie des lateralen Unterkiefers kombiniert werden sollen, wird zunächst der Vorderrand des M. sternocleidomastoideus über eine bogenförmige submandibuläre Hautinzision dargestellt. Danach werden die großen Halsgefäße nach kranial verfolgt und die Hirnnerven (N. IX, X, XI, XII) dargestellt. Eine präaurikuläre Hautinzision verbindet den submandibulären Schnitt mit der kranialen Inzision, deren Verlauf entsprechend den Erfordernissen des Neurochirurgen gewählt wird. Die Übersicht zu posterioren Anteilen der mittleren Schädelgrube kann durch eine zusätzliche retroaurikuläre Inzision mit Kranialverlagerung der Ohrmuschel verbessert werden. An der Schädelbasis wird der Stamm des N. facialis identifiziert und bis zur Teilungsstelle in der Gl. parotis verfolgt, periphere Anteile des Nerven werden im Drüsengewebe nicht weiter isoliert. Subperiostal wird dann der aufsteigende Unterkieferast dargestellt, dessen hinterer gelenktragender Anteil unter Schonung des N. alveolaris inferior und des N. lingualis unterhalb der Incisura semilunaris abgesetzt werden kann. Der Discus articularis kann am vorderen Aufhängungsband gestielt bleiben. Nach mikrochirurgischer Resektion des Tumors erfolgt die Reposition und Refixation des aufsteigenden Unterkieferastes.

Intraoperative Navigation

Basierend auf den Datensätzen eines Spiral-CTs oder alternativ bzw. additiv einer Kernspinresonanztomographie erfolgt in unserer Klinik der Einsatz der rahmenlosen Stereotaxie (Abb. 28.1). Die Referenzierung des Systems wird mit einem individuell mehrfach verwendbaren, noninvasiven System durchgeführt, wobei die Marker (Titankugeln für CT-Datenakquirierung und mit Gadolinium gefüllte Hohlkörper zur Darstellung im MRT) abnehmbar an einer Oberkiefertiefziehschiene angebracht werden (Abb. 28.2). Bei zahnlosen Patienten oder bei Eingriffen, die eine Osteotomie des Oberkiefers beinhalten, werden die Marker an im knöchernen Gesichtsschädel verankerten Titanschrauben befestigt. Vier Marker werden so in den drei Ebenen des Raumes fixiert und mit dem Bilddatensatz (virtueller Patient) intraoperativ korreliert. Die Genauigkeit liegt bei diesem Referenzierungsverfahren zwischen 0,9 und 1,2 mm [9]. Durch eine speziell angepasste Weiterentwicklung der bestehenden Software ist es möglich, markierte Tumorgrenzen in verschiedenen Bilddatensätzen desselben Patienten zu korrelieren und zu übertragen und so nicht nur Volumenvergleiche von Tumormassen *vor* und *nach* einer Chemotherapie zu ziehen, sondern auch ursprüngliche Tumorausdehnungen in posttherapeutische Datensätze einzublenden [9]. Dies ermöglicht nicht nur eine dreidimensionale präoperative Planung und postoperative Kontrolle, sondern auch eine intraoperative Infrarotortung der virtuell definierten Resektionsgrenzen und intendierten Sicherheitsabstände sowie die zielgerechte Navigation von Biopsieinstrumenten zur invasiven Diagnostik.

28 Variationen des navigationsgestützten Zugangs zur lateralen Schädelbasis

Abb. 28.1. Intraoperative Navigation – rahmenlose Stereotaxie mittels Infrarotortung von Patientenkopf und Zeigeinstrument

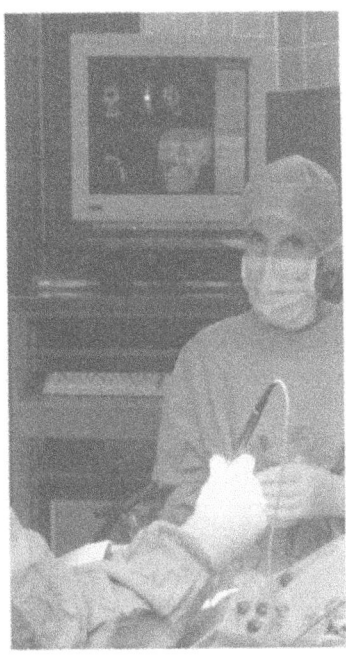

Abb. 28.2. Nichtinvasive Referenzierung durch abnehmbare Oberkieferschiene

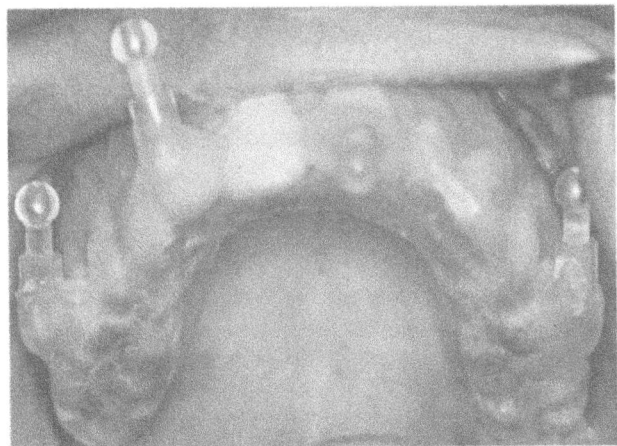

Ergebnisse

Tabelle 28.1 zeigt die durchgeführten, navigationsgestützten Eingriffe im Bereich der lateralen Schädelbasis im Zeitraum von 1998 bis Juni 2001 an der Universitätsklinik für MKG-Chirurgie in Freiburg i. Br.

Tabelle 28.1. Eingriffe im Bereich der lateralen Schädelbasis

Pat.-Nr.	Alter/Sex	Diagnose	Eingriff
1	46/m	Verdacht auf Karzinomrezidiv	Minimal-invasive Biopsie
2	49/f	Verdacht auf Lymphom	Minimal-invasive Biopsie
3	41/f	Fibröse Dysplasie	Modellierende Osteotomie
4	59/m	Osteom	Totale Resektion
5	67/m	Chondrosarkom	Radikale Resektion und Primärrekonstruktion
6	24/f	Osteom	Modellierende Resektion
7	46/m	Kondyläre Hyperplasie	Modellierende Resektion
8	27/m	Kondylomandibuläre Hyperplasie	Modellierende Resektion
8	27/f	Hemihypertrophia faciei	Modellierende Resektion
9	54/m	Menigeom	Totale Resektion
10	35/m	Knöcherne Ankylose	Modellierende Resektion

Fallbeispiele

Fibröse Dysplasie

Bei einer 45-jährigen Patientin kam es aufgrund der tumorartigen Neubildung im Bereich der rechten lateralen Schädelbasis und des rechten Kondylus zu einer Deformation des Untergesichts. Nach szintigraphischem Ausschluss eines aktiven Prozesses erfolgte die navigationsgestützte Resektion der betroffenen Knochenabschnitte über einen präaurikulären Zugang. Die intraoperative Instrumentenortung ermöglichte ein sicheres und gezieltes Abtragen der pathologischen Bezirke (Abb. 28.3).

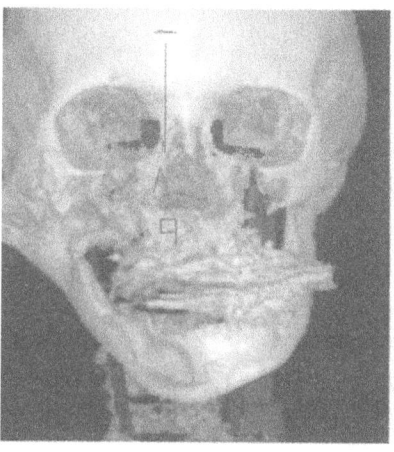
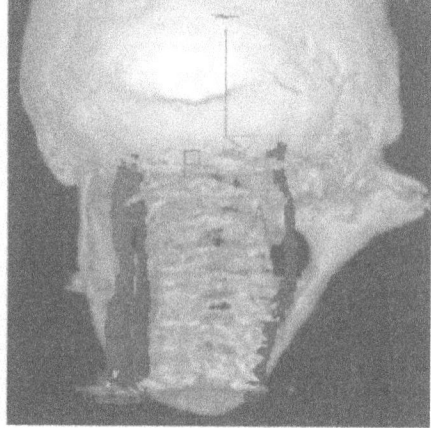

Abb. 28.3. a Fibröse Dysplasie des rechten Kiefergelenks: Gefäßdarstellung mit obliterierter V. jugularis interna rechts

28 Variationen des navigationsgestützten Zugangs zur lateralen Schädelbasis

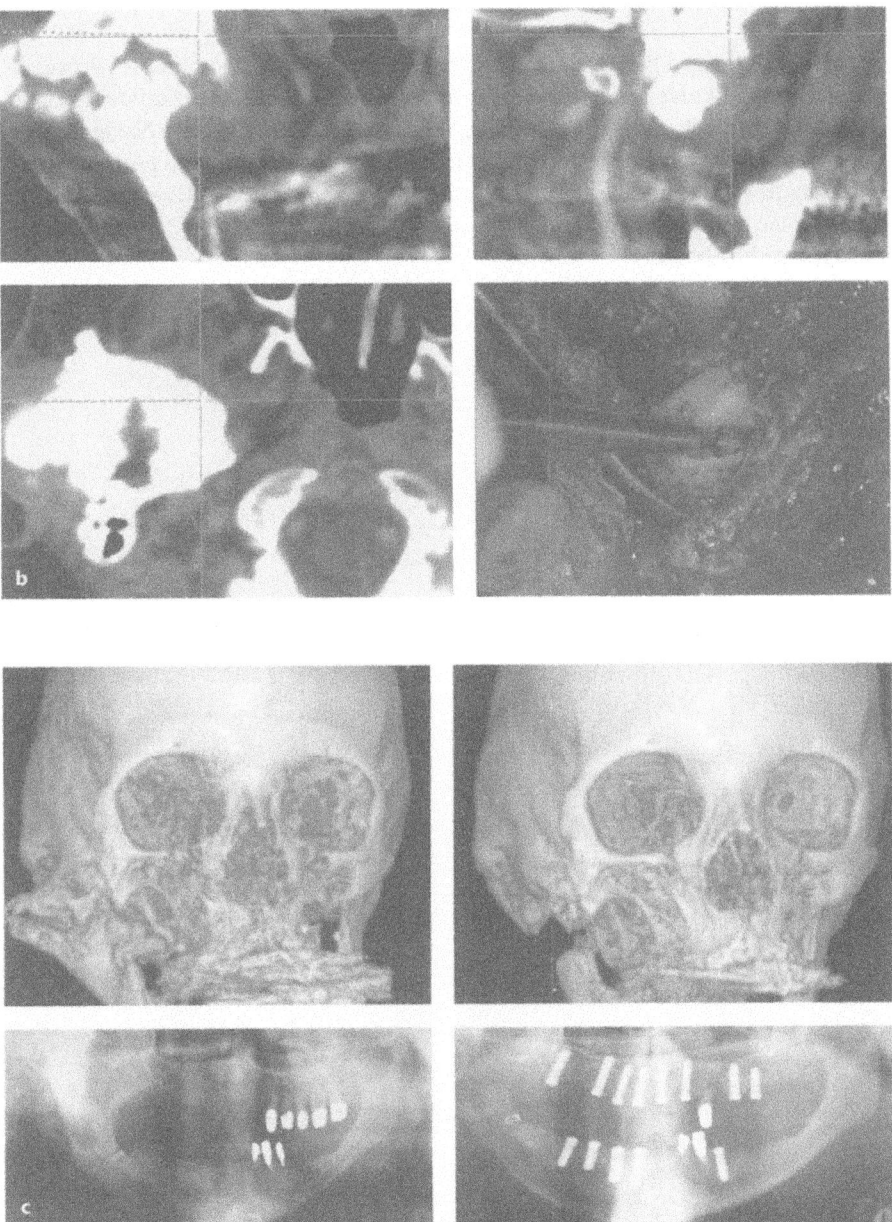

Abb. 28.3. b Intraoperative Navigation: das navigierbare Handstück ermöglicht ein gezieltes und sicheres Abtragen des Knochens, die A. carotis interna (ACI) ist *rot* markiert. **c** Postoperativer Vergleich von CT-Datensatz und Panoramaschichtaufnahme: Z.n. Insertion von dentalen Implantaten zur prothetischen Restauration

Menigeom

Bei einem 54-jährigen Patienten wurde über eine temporäre Osteotomie des Processus articularis mandibulae der extrakranielle Anteil eines Meningeoms sekundär nach bereits erfolgter transkranieller Entfernung reseziert. Die intraoperative Navigation erlaubte eine Validierung der Radikalität. Durch Korellation der prä- und postoperativen Bilddatensätze über die Markierungspunkte an der abnehmbaren Oberkieferschiene des Patienten war eine Validierung des Resektionsergebnisses ebenfalls millimetergenau möglich (Abb. 28.4).

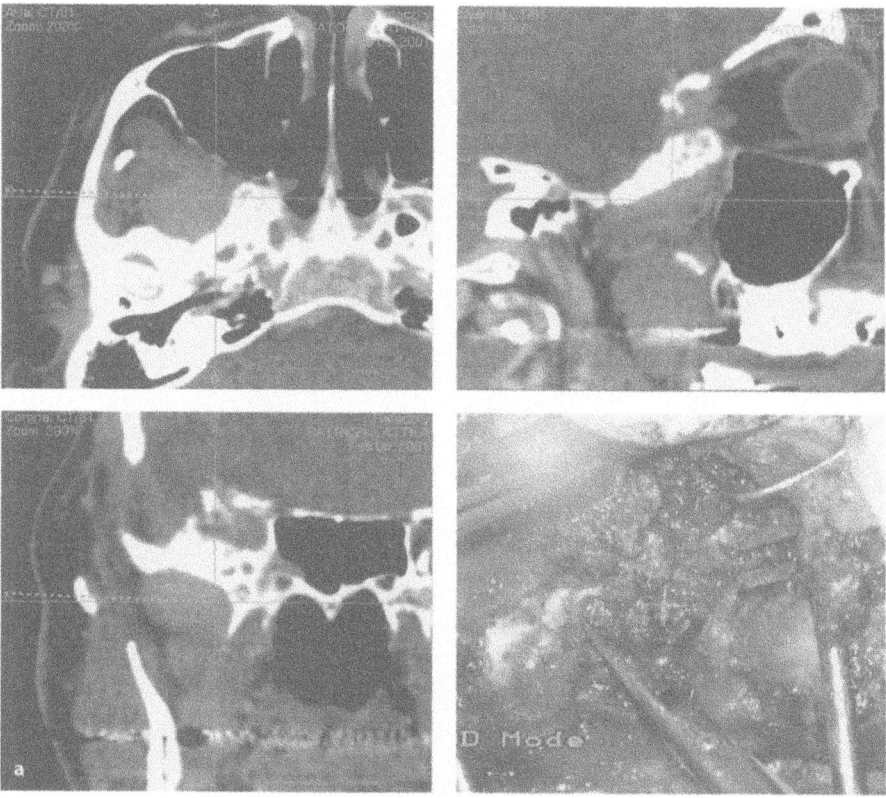

Abb. 28.4. a Intraoperative Navigation. Das navigierbare Mikroskop (Fokus als Fadenkreuz) ermöglicht ein gezieltes Aufsuchen und Exzision des Tumors

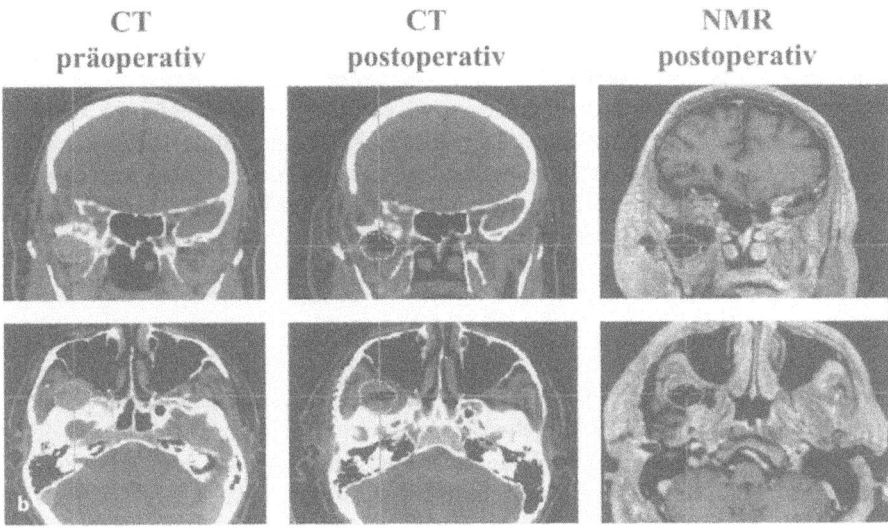

Abb. 28.4. b Postoperative Kontrolle – mittels Schienenmarker wurden die Datensätze millimetergenau korreliert und die Tumorbegrenzungen in die postoperativen Datensätze transferiert

Diskussion

Während mediane und paramediane Unterkieferosteotomien im Rahmen der Schädelbasischirurgie einen Überblick über retromaxilläre Tumoren und in Ausnahmefällen über den kraniozervikalen Übergang geben, haben sich zur Darstellung der mittleren Schädelgrube insbesondere laterale Osteotomien des Unterkiefers klinisch bewährt.

Bei medianen und paramedianen Osteotomien muss auf eine sichere Stabilisierung der Knochensegmente geachtet werden, um das Auftreten von Pseudarthrosen zu vermeiden. Laterale Osteotomien müssen dem Verlauf des N. alveolaris inferior Rechnung tragen. Bei Osteotomien des R. ascendens mandibulae müssen gelenktragende Knochenanteile in anatomisch korrekter Position repositioniert werden, um postoperative Funktionsstörungen des Gelenkes zu vermeiden. Zusammenfassend kann die Vielseitigkeit einer temporären Unterkieferdurchtrennung als Zugang zu verschiedenen Abschnitten der Schädelbasis als zuverlässiges und sicheres Verfahren hervorgehoben werden, das bei entsprechender Berücksichtigung anatomischer Gesichtspunkte mit geringen postoperativen funktionellen Beeinträchtigungen behaftet ist.

Mithilfe der rahmenlosen Stereotaxie können onkologisch notwendige Resektionen anschaulich geplant und exakt durchgeführt werden. Anschließend an die Planung kann dann intraoperativ der intendierte Sicherheitsabstand bei Tumorresektionen kontrolliert und/oder das Ergebnis der Rekonstruktion von Hart- und Weichgewebe sofort überprüft werden. Dies kann als eine große Hilfe für die Sicherung des postoperativen Ergebnisses gewertet werden. Gerade auch nach Downstaging-Verfahren durch präoperative Chemo- oder Radiotherapie bietet die computergestützte Chirurgie die Möglichkeit der exakten Übertragung prätherapeutischer Bilddateninformationen wie z. B. Tumorbegrenzung in den neuen Datensatz nach erfolgter onkologischer Therapie. Nach präoperativer Planung, Simulation und intraoperativer Navigation ergibt sich zudem noch die Möglichkeit zur postoperativen Kontrolle der angewandten Therapieverfahren. Durch die Verwendung des noninvasiven und wiederverwendbaren individuellen Schienenreferenzierungssystems können beliebig viele und vor allem auch nach langen Zeitperioden erhobene posttherapeuthische CT- oder NMR-Bilddatensätze millimetergenau mit den vorherigen Datensätzen verglichen und korreliert werden. Dies spielt insbesondere bei Restaging-Verfahren eine große Rolle.

Zusammenfassung

Die temporäre Osteotomie des Unterkiefers kann die Übersicht über das Operationsgebiet bei Tumoren und pathologischen Prozessen an der mittleren Schädelbasis deutlich verbessern. Mediane Unterkieferdurchtrennungen können als Zugang bei der Resektion retromaxillärer Tumoren und zusätzlich in Ausnahmefällen zur besseren Darstellung des kraniozervikalen Überganges bei transoraler Darstellung erforderlich werden. Die lateralen Osteotomien des Unterkiefers müssen unter Berücksichtigung des Verlaufes des N. alveolaris inferior gewählt werden, die Gelenkfunktion und die Mundöffnungsfähigkeit dürfen von der Osteotomie nicht beeinträchtigt werden. Das alleinige Absetzen des Processus condylaris ermöglicht in der Regel keine deutliche Verbesserung der Übersicht, da der Unterkiefer sich nur unvollständig verlagern lässt. Vielmehr erlaubt die temporäre Osteotomie des aufsteigenden Unterkieferastes posterior des Foramen mandibulae nach Verlagerung des anterioren Unterkiefers eine gute Darstellung der mittleren Schädelbasis. Bei Eingriffen im Wachstumsalter können die Osteotomien so erfolgen, dass die osteotomierten Unterkieferanteile über die inserierende Muskulatur vaskularisiert bleiben.

Die operative Entfernung von schädelbasisnahen Malignomen erfordert eine exakte dreidimensionale präoperative Bestimmung der Tumorausdehnung. Die komplexen anatomischen Verhältnisse in dieser Region können eine vollständige Tumorresektion erschweren und machen eine exakte intraoperative Lokalisation erforderlich. Mit Hilfe eines optischen Navigationssystems lassen sich präoperativ die Tumorausdehnung und der intendierte Sicherheitsabstand genau erfassen und Weichgewebe wie Knochen intraoperativ kontrolliert abtragen. Basierend auf den Daten eines axialen Spiralcomputertomogramms oder einer Kernspinresonanztomographie erfolgt eine Infrarotortung der chirurgischen Instrumente als rahmenlose Stereotaxie. Diese ermöglicht eine erhöhte Radikalität bei gleichzeitig größerer Sicherheit. Ein von uns entwickeltes noninvasives Referenzierungssystem ermöglicht außerdem gezielte Probeexzisionen von schädelbasisnahem Gewebe, Tumorvolumenbestimmungen im Rahmen des präoperativen Downstaging nach adjuvanter Chemo- oder Radiotherapie und ein exaktes posttherapeutisches Staging. Zusätzlich kann mit Hilfe derselben Rechnerdaten die Planung und Durchführung sekundärer rekonstruktiver Maßnahmen durchgeführt werden oder eine strahlentherapeutische Behandlungsplanung erfolgen.

Literatur

1. Biller HF, Shuler JM, Krespi YP (1981) A new technique for wide field exposure of the base of the skull. Arch Otolaryngol 107:698
2. Brachvogel P, Schliephake H, Reich R, Samii M, Sollmann W-P, Stolke D (1993) Möglichkeiten der interdisziplinären Zusammenarbeit bei der Therapie kraniofazialer Tumoren. Proceedings, 29. Jahrestagung der Deutschen Gesellschaft für Plastische und Wiederherstellungschirurgie. Thieme, Stuttgart New York, S 117–118
3. Hassfeld S, Mühling J, Zöller J (1995) Intraoperative navigation in oral and maxillofacial surgery. Int J Oral Maxillofac Surg 24:111–119
4. Kennedy DW, Papel ID, Holliday M (1986) Transpalatal approach to the skull base. Ear Nose Throat J 65:125–133
5. Krespi YP, Cusumano RJ (1991) Transpalatal and transmandibular approaches to the skull base. In: Jackson CG (ed) Surgery of skull base tumors. Churchill Livingstone, New York, p 85
6. Laborde G, Gilsbach J, Harders A, Klimek L, Moesges R, Krybus W (1992) Computer assisted localizer for planning of surgery and intra-operative orientation. Acta Neurochir Wien 119(1–4):166–170
7. Panje WR, Pitcock JK (1991) Lateral, preauricular (transparotid) approaches to the skull base. In: Jacksan CG (ed) Surgery of skull base tumors. Churchill Livingstone, New York, p 95
8. Schmelzle R, Harms I (1987) Kraniofazialer Übergang: Erkrankungen, diagnostischer Einsatz bildgebender Verfahren, chirurgisches Vorgehen. In: Schwenzer N, Pfeifer G (Hrsg) Fortschritte der Kiefer- und Gesichtschirurgie, Bd XXXII. Thieme, Stuttgart, S 206–208
9. Schramm A, Gellrich NC, Gutwald R et al. (2000) Indications for computer assisted treatment of cranio-maxillofacial tumors. Comp Aid Surg 5:343–352
10. Vannier MW, Marsh JL (1996) Three-dimensional imaging, surgical planning, and image-guided therapy. Radiol Clin North Am 34(3):545–563

KAPITEL 29

Mögliche Fehler bei der Anwendung von CAS-Systemen an der Schädelbasis

U. Ecke · J. Mauer · W. J. Mann

Einleitung

Für eine erfolgreiche Anwendung der CAS im Bereich der Schädelbasis sind eine Reihe von Fehlerquellen zu beachten, die zum einen durch die geltenden physikalischen Gesetze, den aktuellen Entwicklungsstand der jeweiligen technischen Komponenten und zum anderen durch den individuellen Anwender selbst bedingt sein können. Durch diese, auf die Funktion des CAS-Systems negativ einwirkenden Faktoren konnte das navigationsunterstützte Operieren bisher nicht in allen Bereichen der HNO-Chirurgie überzeugen. Während bereits zum heutigen Zeitpunkt unter den entsprechenden Bedingungen eine routinemäßige und zuverlässige Anwendung dieser Technologie in der Nasennebenhöhlenchirurgie möglich ist, bedeutet die Verwendung der CAS für den Nutzer in der Schädelbasischirurgie immer noch ein individuell zu planendes und daher mit zum Teil nicht vorhersehbaren Schwierigkeiten verbundenes Unterfangen [1, 3, 4, 5, 6]. Für eine erfolgreiche Anwendung von Navigationssystemen stehen zum einen die Identifikation von Störfaktoren, das Aufzeigen von Wegen zu ihrer Vermeidung sowie die Weiterentwicklung und Adaptation der Hard- und Softwarekomponenten hin zu einer reduzierten Beeinflussbarkeit durch eben diese Faktoren.

Material und Methoden

Die Beobachtungen von möglichen Störfaktoren bei der intraoperativen Navigation erfolgten im Verlauf der letzten fünf Jahre, in denen insgesamt sechs verschiedene Navigationssysteme zeitweise oder permanent der Universitäts-HNO-Klinik Mainz für den klinischen Gebrauch zur Verfügung standen. Hierzu zählten im Einzelnen das System EasyGuide, Philips; SPOCS, Aesculap; VectorVision, VectorVision Compact, beide Brainlab; InstaTrak, Vti und LandmarX, Medtronic-Xomed.

Ergebnisse

Während das elektromagnetische Prinzip der intraoperativen Lokalisationsbestimmung eines Pointers durch ferromagnetische Materialien beeinflusst werden kann, besteht bei der Verwendung von passiven bzw. aktiven optischen Messsystemen durch eine Verschiebung der optischen Achse der verwendeten Kameras oder einer Blockade des Blickfeldes („line of sight") die Gefahr, dass das von den passiven Marker reflektierte oder den LED aktiv emittierte Infrarotlicht von dem Kamerabogen nicht

29 Mögliche Fehler bei der Anwendung von CAS-Systemen an der Schädelbasis

empfangen werden kann. Eine Verzögerung oder gar unmögliche Positionsbestimmung des Pointers ist die Folge.

Für eine Integration der Navigationssysteme in den Routineablauf des chirurgischen Eingriffs wird die Verwendung von individuellen, auf den Anwender zugeschnittenen Pointern oder von standardmäßig erhältlichen Instrumenten, wie z. B. Saugern, Sonden, Fasszangen u. Ä., propagiert. Bereits die wiederholte Anwendung ein und desselben Standard-Bajonett-Pointers kann zu einer relevanten Fehlerquelle werden, wenn neben dem Gebrauch auch die Reinigung und Lagerung nicht sorgfältig genug erfolgt. Bei der Verwendung von unterschiedlichen Instrumenten zur Navigation kann sich darüber hinaus die Gefahr von Deviationen der Instrumentenspitze durch die im Rahmen der Sterilisation üblichen Reinigungsvorgängen noch vergrößern.

Als Folge des Wettbewerbs unter den Herstellern von CAS-Systemen ist eine steigende Frequenz von Veröffentlichungen neuer Hardwarekomponenten und Softwareversionen zu beobachten, die nicht immer in dem gewünschten Maße die Zuverlässigkeit ihrer Vorgängerversionen erreichen, was zu Kommunikationsstörungen innerhalb des Navigationssystems, z. B. Treiberproblemen der Videobox mit dem Kamerasystem, führt.

Obwohl die Bilddatengewinnung für die intraoperative Navigation mit einem Computer- oder Magnetresonanztomographen entsprechend dem DICOM 3.0 Standard durchgeführt wird, ist festzustellen, dass der Transfer zu diesem Datenmaterial und dessen Verarbeitung in dem jeweiligen Navigationssystem nicht immer gewährleistet werden kann. Das so genannte „plug and play" wie von den meisten Anbietern versichert, ist dann bei der Einrichtung des Kommunikationsweges von der radiologischen bzw. neuroradiologischen Abteilung in den Operationssaal via einem klinikinternen Datenübertragungsnetzes (Intranet) nicht möglich. Für den Fall, dass kein klinikinternes Netzwerk zur Verfügung steht, besteht die Möglichkeit des Datentranfers mittels einer „magnetic optical disc" (MOD). Diese Form der Datenübermittlung kann aber durch mögliche Plattendefekte oder Laufwerkdefekte gestört werden.

Folgt die Bilddatenreferenzierung im Wesentlichen einem einheitlichen Prinzip, nämlich der Identifikation von festen Koordinaten in den dreidimensionalen Rekonstruktionen, so muss bei der Patientenregistrierung grundsätzlich zwischen der Verwendung von Headsets, selbstklebenden Patientenmarkern oder von anatomischen Oberflächenmarkern unterschieden werden.

Für eine Durchführung der Bilddatenreferenzierung steht in der Regel der manuelle und der automatische Modus zur Verfügung. Die meist mit weniger Zeitaufwand verbundene automatische Bilddatenreferenzierung erlaubt ohne Ausnahme eine zuverlässige und vom Monitor auch visuell nachzuvollziehende Bestimmung der Koordinaten der Position der Patientenmarker in allen Schnittebenen. Die fehlende Option einer manuellen Nachbearbeitung im Sinne einer „Feineinstellung" könnte im gegebenen Fall als nachteilig empfunden werden. Eine manuelle Bestimmung der Bildkoordinaten der Patientenmarker per Hand ist dagegen ein Charakteristikum älterer Softwareversionen. Abgesehen von dem höheren Zeitaufwand, der dafür notwendig ist, bedarf es großer Sorgfalt und Geduld, das zur Lokalisation verwendete Fadenkreuz exakt im Mittelpunkt der auf den Schnittbildern abgebildeten Patientenmarker zu positionieren. Das Ergebnis einer möglichst genauen Bestimmung der Patientenmarker kann darüber hinaus durch Distorsionen des Bildmaterials selbst und die Oberflächenkrümmung des Monitors mit einer Bildröhre negativ beeinflusst werden.

Im Zuge der Weiterentwicklung der intraoperativen Navigation im Rahmen von Nasennebenhöhlenoperationen erlaubt der Einsatz von Headsets, die entweder mit metallischen Markierungen, LED oder einem magnetischen Sensor bestückt sind, eine freie Kopfbewegung. In Abhängigkeit vom Hersteller bestehen diese Headsets entweder aus elastischem Plastikmaterial (z. B. InstaTrak), das in einer Standardpassform für Erwachsene oder Jugendliche erhältlich ist und sich ideal der individuellen Kopfform anpassen kann, oder aber aus Metall, das Möglichkeiten für eine individuelle Einstellung bietet (LandmarX). Unabhängig von der Art des verwendeten Headsets besteht eine wesentliche Fehlerquelle darin, dass es während der Operation durch Manipulation zu einem Verrutschen und damit zu einer relevanten Systemungenauigkeit kommen kann, wenn in diesem Fall die Korrelation zwischen den Koordinaten der auf den Schichtbildern abgebildeten Patientenmarker und der Position dieser Marker in situ nicht mehr stimmig ist. Eine derartige Verschiebung des Headsets führte in unserer Untersuchung in einzelnen Fällen zu einer relevanten Ungenauigkeit des CAS-Systems bei der Identifikation anatomischer Landmarken, sodass eine erneute Registrierung notwendig war.

Die Verwendung von selbstklebenden Patientenmarkern, die in aller Regel unmittelbar vor der Bildaquisition auf die Kopf- und Gesichtshaut des Patienten aufgebracht werden, bildet die Grundlage der Registrierung bei einem in der Mayfield-Klemme fixiertem Kopf, die eine wesentliche Voraussetzung für Eingriffe an der Schädelbasis darstellt. Durch die im Idealfall immerhin noch einige Stunden betragende Zeit zwischen dem Aufkleben und der Registrierung im Operationssaal kann eine Reihe von exogenen Größen, wie z.B. die natürliche Transpiration des Patienten oder ein irrtümliches Entfernen der Marker, zu einem Verschieben der Marker oder gar zu deren Verlust führen und dadurch den Genauigkeitsgrad der Patientenregistrierung erheblich einschränken bzw. unmöglich machen.

Als eine Alternative zu der Verwendung von selbstklebenden Patientenmarkern bieten die Systeme InstaTrak und LandmarX die Option der markerlosen Oberflächenregistrierung, die im Wesentlichen auf der manuellen Detektion von 5 bis maximal 10 charakteristischen Oberflächenpunkten der Gesichtshaut beruht. Im Sinne einer weiteren Verfeinerung der Registrierung können im Modus des „surface merge" bis zu 40 zusätzliche Oberflächenpunkt per Hand bestimmt werden. Abgesehen von einem erhöhten Zeitaufwand und einer Eingewöhnungsphase ist diese Art der Registrierung nur als eine Zwischenlösung anzusehen, da eine gleichmäßige Abtastung der Kopfhaut mit dem Pointer sehr schwierig ist. Denn ein veränderter Hautturgor bzw. eine von der Kopflage bei der Bildgewinnung sich deutlich unterscheidende Patientenlagerung auf dem Operationstisch kann nicht ausgeschlossen werden, was in ein wenn auch nur gering verändertes Oberflächenrelief der Gesichtshaut münden kann.

Im Gegensatz zu einer auf das Headset bezogenen Referenzierung erfolgt in der Schädelbasischirurgie der Abgleich der Koordinaten der Referenzierungspunkte auf den Schichtbildern und den Markern in situ ausschließlich manuell. Die bestmögliche Volumenbeschreibung des Operationsgebietes durch die Marker ist hierbei von sehr großer Wichtigkeit, da nur so eine genaue Korrelation der Geometrie der Patientenmarker in situ und auf den Schichtbildern gefunden werden kann. Bei diesem Aspekt ist die Individualität der für das Tracking verwendeten Systemkomponenten der einzelnen CAS-Systeme von Bedeutung. Während bei dem elektromagnetischen System InstaTrak der Magnet in eine sehr individuelle Position zum Operationsgebiet gebracht werden kann, treten bei den optischen Systemen VectorVision und LandmarX unter Umständen Konflikte zwischen einer idealen Position des Referenzsterns (VectorVision) oder dem mit LEDs bestückten Halbbogen (LandmarX) auf. Bei der Verwendung des elektromagnetischen Systems InstaTrak ist demgegenüber auf eine mögliche ferromagnetische Beeinflussung des Magnetfeldes durch das verwendete Mikroskop zu achten, was praktisch zu einem „Wandern" des Lokalisationspunktes auf dem Monitor in Abhängigkeit von der Mikroskopbewegung führen kann.

Als generell nachteilig hat sich im Gebrauch aller verwendeten CAS-Systeme die Tatsache erwiesen, dass nach erfolgreicher Registrierung des Patienten und dem sich anschließenden sterilen Abwaschen und Abdecken mit sterilen Tüchern praktisch keine Möglichkeit der Reregistrierung mehr besteht. Diese Form der Registrierung ist aber im Falle einer möglichen Verlagerung des Patientenkopfes in Relation zur Mayfield-Klemme unbedingt notwendig, um auch weiterhin das System intraoperativ anzuwenden. Die lediglich nur sehr begrenzt exponierte Hautoberfläche in der unmittelbaren Umgebung der Inzision reicht hierfür auf keinen Fall aus.

Analog zu den ferromagnetischen Störungen beim elektromagnetischen Messprinzip wird das aktive wie passive optische Messverfahren durch eine Beeinträchtigung des „Blickfeldes" der jeweiligen Kameras („line of sight") empfindlich gestört. Eine verzögerte Positionsbestimmung des jeweiligen Pointers oder Instruments ist die Folge. Dabei kann die Beeinträchtigung des Blickfelds durch Personen oder aber durch Instrumente oder optische Hilfsmittel wie dem Operationsmikroskop erfolgen.

Für das Gelingen der intraoperativen Navigation ist eine solide Kenntnis über die Handhabung dieser Geräte seitens des Anwenders unbedingt notwendig. Entgegen der gelegentlich vertretenen Meinung, es handle sich um Geräte, die auf Knopfdruck funktionieren müssen, ist es eine Tatsache, dass eine Überschätzung der Möglichkeiten der Navigation im individuellen Fall, eine Ignorierung der physikalischen Gesetze und eine ungenügende Vorbereitung des Anwenders nicht selten Gründe für ein Misslingen darstellen.

Eine über den Zeitraum der intraoperativen Nutzung von CAS-Systemen sich stetig erhöhende Ungenauigkeit liegt bereits in dem methodischen Ansatz begründet, dass keine Online-Informationen, sondern bisher ausschließlich präoperativ erhobene Daten in Form von Schichtbildern für eine Positionsbestimmung zur Verfügung stehen. Das bedeutet, dass mit zunehmender Veränderung der anatomischen Gegebenheiten im Verlauf einer Operation, sei es durch Entfernung knöcherner Landmarken oder eine Weichteilverschiebung bedingt, die Aktualität der verwendeten Bilddaten verloren geht und dem gegenwärtigen Operationssitus nicht mehr entspricht.

Diskussion

Die Wechselwirkung der Fehlerquellen von Navigationssystemen mit den vier Grundpfeilern moderner CAS-Systeme, nämlich Zuverlässigkeit, Genauigkeit, Handhabung und Integration, in bestehende Arbeitsabläufe ist anschaulich zu illustrieren. Dabei können bereits einzeln auftretende Fehlerquellen in einen kausalen Zusammenhang mit einer Funktionsstörung der intraoperativen Navigation gestellt werden. Aber auch die Summation mehrerer in ihrer alleinigen Präsenz jedoch ohne Einfluss bleibender Störgrößen kann die regelrechte Funktion von CAS-Systemen empfindlich beeinflussen. Abgesehen von den physikalisch bedingten Störquellen erwachsen die meisten Fehler aus einer komplexen Mensch-Maschinen-Interaktion während der präoperativen Vorbereitungsphase und der intraoperativen Anwendung.

Die beobachteten Fehlermöglichkeiten, die zu einer Einschränkung der Zuverlässigkeit von CAS-Systemen führen können, sind durch eine Verwendung von qualitativ hochwertigen Hard- und Softwarekomponenten durch die Hersteller zu minimieren.

Die Ergonomie der heute auf dem Markt erhältlichen CAS-Systeme orientiert sich mit Ausnahme des InstaTrak (vti) und des VectorVision Compact (BrainLAB) noch zu sehr an den Erfordernissen der Neurochirurgie [7, 8]. Während die beiden Systeme InstaTrak und VectorVision Compact durch kompakte äußere Abmessungen und weitgehend automatisierte Referenzierungs- und Registrierungsabläufe verfügen, zeichnen sich die übrigen Wettbewerber bisher noch durch platzfordernde und in der Menüführung der Software unter Umständen gewöhnungsbedürftige Eigenschaften aus.

Die bedeutendste Herausforderung für die intraoperative Navigation im Bereich der Schädelbasis liegt in der Implementierung bildgebender Systeme, wie z. B. dem Ultraschall oder der MRT, um somit eine Online-Information über sich ändernde anatomische Gegebenheiten erhalten zu können [2]. Gerade im Bereich der Chirurgie von Weichteiltumoren könnte hiermit eine weitere Anwendung der CAS für eine sicherere Resektion und Therapiekontrolle eröffnet werden.

Literatur

1. Anon J, Rontal M, Zinnreich SJ (1985) Computer-assisted endoscopic sinus surgery – current experiences and future developments. Operat Tech Otolaryngol Head Neck Surg 6:163-170
2. Bootz F, Keiner S, Schulz T, Scheffler B, Seifert V (2001) Magnetic resonance imaging – guided biopsies of the petrous apex and petroclival region. Otol Neurotol 22(3):383-388
3. Casiano RR, Numa WA Jr (2000) Efficiancy of computed tomographic image-guided endoscopic sinus surgery in residency training programms. Laryngoscope 110(8):1277-1282
4. Caversaccio M, Bachler R, Ladrach K, Schroth G et al. (2000) Frameless computer-aided surgery for revision endoscopic sinus surgery. Otolaryngol Head Neck Surg 122(6):808-813
5. Gunkel AR, Freysinger W, Thumfart WF (2000) Experience with various 3-dimensional navigation systems in head and neck surgery. Arch Otolaryngol Head Surg 126(3):390-395
6. Heermann R, Lenarz T (1997) Navigationssysteme in der Orbitachirurgie. In: Steiner W (Hrsg) Verhandlungsbericht der Deutschen Gesellschaft für Hals-Nasen-Ohrenheilkunde, Kopf- und Halschirurgie. Springer, Berlin Heidelberg New York Tokyo, S 111-123
7. Klimek L, Ecke U, Luebben B, Witte J, Mann W (1999) A passive marker based optical system for Computer aided surgery (CAS) in Otorhinolaryngology: Development and first clinical experiences. Laryngoscope 109(9):1509-1515
8. Luxemberger W, Köhle W, Stammberger H, Reittner P (1999) Compute assisted localization in endoscopic sinus surgery-state of the art? The InstaTrak system. Laryngorhinologie 78(6):318-325

KAPITEL 30

Anwendungsmöglichkeiten der Telemedizin in der Schädelbasischirurgie

M. Fuchs · P. K. Plinkert · B. Plinkert · F. Bootz

Einleitung

Die Planung und Durchführung chirurgischer Eingriffe an der Schädelbasis ist durch die interdisziplinäre Zusammenarbeit mehrerer medizinischer Fachgebiete gekennzeichnet. Die dafür erforderliche diagnostische Methodik generiert eine große Menge und Vielfalt multimedialer Daten, die für die Diagnosefindung, die Festlegung des therapeutischen Vorgehens und die Operation selbst allen Beteiligten ubiquitär und möglichst zeitnah zu ihrer Entstehung verfügbar sein müssen. Weiterhin kann die Effizienz wissenschaftlicher Veranstaltungen auf dem Gebiet der Schädelbasischirurgie deutlich gesteigert werden, da mit der ständig voranschreitenden Optimierung der Übertragungstechnologien in zunehmendem Maß die Möglichkeit einer qualitativ hochwertigen Live-Übertragung von Befunden und intraoperativen Siten im Rahmen der Weiter- und Fortbildung besteht. Schließlich wird in naher Zukunft die Fernsteuerung diagnostischer Geräte und chirurgischer Instrumente durch entfernt lokalisierte Spezialisten das Spektrum der operativen Techniken erweitern und die Zeitspanne von der Erstdiagnose bis zur operativen Therapie verkürzen helfen.

Die Überbrückung von Distanzen zwischen Datenquellen und Beurteilungskapazitäten, zwischen den an der Diagnostik und Therapie beteiligten Ärzten sowie zwischen Patient und Arzt stellt eine Herausforderung an die moderne Kommunikationstechnik dar, wobei die in der Schädelbasischirurgie bereits etablierten Verfahren der computergestützen Chirurgie, wie z. B. die Navigation, integriert werden müssen.

Aufgrund der in benachbarten Fachgebieten bereits gesammelten Erfahrungen [2-5, 8, 9, 12, 13, 15, 16] ist zu vermuten, dass auch in der Schädelbasischirurgie die zunehmende Anwendung telemedizinischer Verfahren zu einer Verbesserung der medizinischen Versorgung hinsichtlich ihrer Qualität und Reichweite und einer effizienteren Gestaltung der Ausbildung bei gleichzeitiger Kostenreduktion führen kann.

Anwendungsmöglichkeiten

Um sich den vielfältigen Anwendungsmöglichkeiten einer Datenübertragung in der Schädelbasischirurgie unter systematischem Aspekt zu nähern, erscheint eine Einteilung nach folgenden Gesichtspunkten sinnvoll:

- nach der Art der Datenquelle,
- nach dem Zweck der Übertragung,
- nach dem Übertragungsmodus.

Datenquellen

Als Datenquellen kommen Tonsignale, Standbilder, Computeranimationen, bewegte Bilder sowie Informationen in schriftlicher oder Tabellenform in Betracht, die in jeder beliebigen Kombination übertragen werden können. Die Übertragung von Sprachinformationen stellt im Telefongespräch bereits eine klassische Anwendung der Telemedizin dar, sie kann aber auch zum Kommentieren parallel übertragener Bildsignale eingesetzt werden. Als Standbilder kommen in der Schädelbasischirurgie sowohl Befunde der bildgebenden Diagnostik (Sonographie, konventionelle Röntgenbilder, CT, MRT, PET) inklusive dreidimensionaler Rekonstruktionen als auch funktionsdiagnostische Befunde der Hirnleistung und der Hirnnerven (z. B. EEG, EMG, Gesichtsfeld, Audiometrie, Vestibulookulographie, Olfaktometrie etc.) in Frage. Die schriftliche Formulierung solcher Befunde kann einen zum Teil erheblichen Informationsverlust zur Folge haben und ist zudem zeit- und arbeitsaufwendig. Weiterhin kann die makroskopische, endoskopische oder mikroskopische Fotodokumentation eines Befundes übertragen werden.

In ähnlicher Weise sind bewegte Bilder der Telemedizin zugänglich, wobei die erheblich größeren Datenmengen Kompressionsverfahren erfordern und dadurch häufig mit einer Qualitätsminderung im Vergleich zum Originalsignal verbunden sind. Für die Schädelbasischirurgie hat naturgemäß die Übertragung von intraoperativen Szenen einen hohen Informationsgehalt. Dabei können zum Beispiel der Operationssitus und simultan eingeblendet das Online-EMG eines intraoperativen Neuromonitorings dargestellt werden.

Soll die Vorstellung eines Patienten oder einer operativen Methode vor einem größeren Auditorium erfolgen, kann auch die Übermittlung von schriftlichen Informationen oder von Untersuchungsergebnissen in Tabellen- oder Diagrammform als Computerpräsentation die Effizienz und Attraktivität steigern.

Zweck der Übertragung

Beim *Teleconsulting* dient die bi- oder multidirektionale Übertragung patienten- und erkrankungsbezogener Daten der Optimierung der Diagnostik und Therapie durch die Beurteilung durch einen Spezialisten und in der kollegialen Diskussion, evtl. auch unter Einbeziehung des Patienten. Darunter werden spezielle Anwendungen wie Telediagnose, Teleradiologie, Telepathologie, Teleexpertise etc. subsumiert. So könnten für die Planung von Eingriffen an der Schädelbasis beispielsweise Videokonferenzschaltungen zwischen mehreren betreuenden Ärzten und spezialisierten Zentren durchgeführt werden, in die auch der Patient eingebunden werden kann. Dadurch können zeitaufwendige und teure Konsultationen und Transporte eines möglicherweise multimorbiden Patienten eingespart und die vorbereitende Zeit bis zur Operation verkürzt werden.

Eine gesundheitstelematische Weiterentwicklung sind so genannte Expertensysteme, für die als Grundvoraussetzung der Aufbau von Datenbanken erforderlich ist. Diese „wissensbasierten Systeme" erkennen Zusammenhänge, Gleichheiten und Ausnahmen bei großen Datenmengen verschiedener Quellen, bei denen das menschliche Gehirn den Überblick verliert. Dabei dient die Telemedizin nicht nur der Datenrekrutierung, z. B. durch Übertragung aus der peripheren medizinischen Einrichtung in ein Zentralregister, sondern auch dem Abruf von Informationen, z. B. durch den Vergleich der eigenen Befunde mit denen einer großen Patientengruppe [1]. Das im Aufbau befindliche UICC Telepathology Consultation Center nutzt beispielsweise Daten- und Bildarchive für die interaktive Erstellung einer „second opinion" von histologischen Diagnosen [6].

Zusätzlich wird weltweit zunehmend eine patientengesteuerte Telekonsultation etabliert, die von Notrufsystemen und Teleüberwachung in der Patientenwohnung bis zum so genannten Home Care reicht und die heute bereits in bevölkerungsarmen Gebieten mit großen Distanzen die einzige Alternative für eine effiziente medizinische Versorgung darstellt. Für Patienten mit einem Zustand nach einer Operation an der Schädelbasis könnte die Televisite eine alternative Betreuung, insbesondere in ländlichen Gegenden mit langen und kostspieligen Anreisestrecken, darstellen. Eine israelische Studie wies eine deutliche Entlastung der Notfallsprechstunde bei gleichzeitiger Senkung der Kosten bei Patienten mit internistischen Erkrankungen durch die Verwendung des integrativen Telemedizinsystems „Shahal" nach [17].

Eine zweite Variante, die sich insbesondere in der Schädelbasischirurgie anbietet, ist die Nutzung der Datenübertragung für die Weiter- und Fortbildung: *Teleteaching*. Ein amerikanisches Zentrum für medizinische Simulation erstellte klinische Szenarien, die über Videokonferenztechnologien in verschiedene medizinische Einrichtungen übertragen und dort von den Auditorien für ein interaktives Training ihrer diagnostischen und therapeutischen Fähigkeiten – zum Teil unter simulierten Notfallbedingungen – angewendet wurden [4]. Die Effizienz und Attraktivität von Kursen oder Workshops kann durch bi- oder multidirektionale Live-Übertragungen aus anderen Kliniken mittels Videokonferenzschaltungen erhöht werden, da dadurch einerseits die Anzahl und Vielfalt der demonstrierten Befunde steigt und andererseits Methoden demonstriert werden können, die nur an bestimmten Einrichtungen durchgeführt werden. Der Kursteilnehmer hat dann die Möglichkeit, parallel die verschiedenen Varianten zu vergleichen und mit dem ausgewiesenen Spezialisten live zu diskutieren, ohne dass Dozent, Patient und Medizintechnik an den Ort der Veranstaltung transportiert werden müssen. Im Gegensatz zu vorbereiteten Multimediademonstrationen (z. B. die Darstellung einer Operation in einem bearbeiteten Video) hat der Spezialist die Möglichkeit, direkt auf die Fragen und Bedürfnisse der Kursteilnehmer einzugehen und beispielsweise einzelne operative Schritte zu wiederholen. Eigene Erfahrungen bei der Übertragung verschiedener Operationstechniken in der Schädelbasischirurgie und der rekonstruktiven Chirurgie im Kopf-Hals-Bereich haben gezeigt, dass diese die Plastizität der Wissensvermittlung enorm erhöhen und den echten wissenschaftlichen Dialog zu Vor- und Nachteilen der einzelnen Verfahren sehr konstruktiv beeinflussen [13].

Weitere Einsatzmöglichkeiten der Videokonferenz finden sich auf Kongressen und Jahrestagungen: Sie ermöglichen Kollegen, die nicht vor Ort anwesend sein können, den Verlauf der Vorträge und Diskussionen am Heimatort zu verfolgen oder in einer weiteren Steigerung auch aktiv an der Diskussion teilzunehmen. Damit können auch der Datenfluss und die Kommunikation zwischen den universitären Einrichtungen und den peripheren Abteilungen sowie den niedergelassenen Kollegen im Weiterbildungssektor – immer auch unter dem Aspekt der Kostenreduktion – deutlich verbessert werden. Im Rahmen der Jahrestagung der Deutschen Gesellschaft für Schädelbasischirurgie 2000 wurden die verfügbaren Übertragungs- und Netztechnologien erstmals dazu genutzt, alle Vorträge mit Diskussionen und das Rundtischgespräch zeitnah ins Internet zu übertragen (Abb. 30.1).

Darauf aufbauend wird in einem Leipziger Projekt ein wissenschaftlicher Vortragsserver etabliert, auf dem die aufgezeichneten wissenschaftlichen Beiträge in Bewegtbild und Ton archiviert werden und mit Suchmaschinen beliebig oft abgerufen werden können (Abb. 30.2 [10]).

Zudem können durch die Zuschaltung mehrerer Kollegen aus verschiedenen Ländern Diskussionen und Konsensusgespräche im europäischen oder weltweiten Maßstab geführt werden.

Schließlich wird die Datenübertragung zur Fernsteuerung medizinischer Geräte oder Instrumente als *Teleroboting* bezeichnet. In der Schädelbasischirurgie bestehen erste Erfahrungen mit robotergesteuerten Operationen am anatomischen Präparat [7, 14]. Aufgrund der hohen technischen Komplexität und der resultierenden Gefahren bei der Anwendung am Patienten ist dieses Gebiet der Telemedizin zurzeit noch am wenigsten einer breiten klinischen Anwendung zugänglich.

Übertragungsmodus

Generell gilt es zu unterscheiden zwischen einer synchronen und einer asynchronen Übertragung, d. h. eine Übermittlung der Daten im Moment ihrer Generierung („live") oder unabhängig davon. Beim asynchronen Modus werden die Signale an der

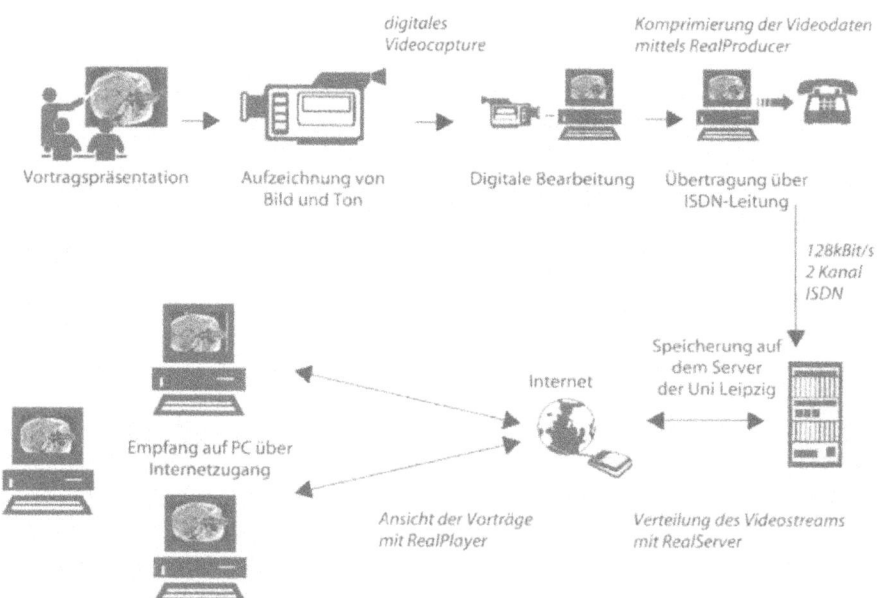

Abb. 30.1. Übertragung eines Kongresses in Bild und Ton in das Internet am Beispiel der Jahrestagung der Deutschen Gesellschaft für Schädelbasischirurgie 2000, Leipzig

30 Anwendungsmöglichkeiten der Telemedizin in der Schädelbasischirurgie

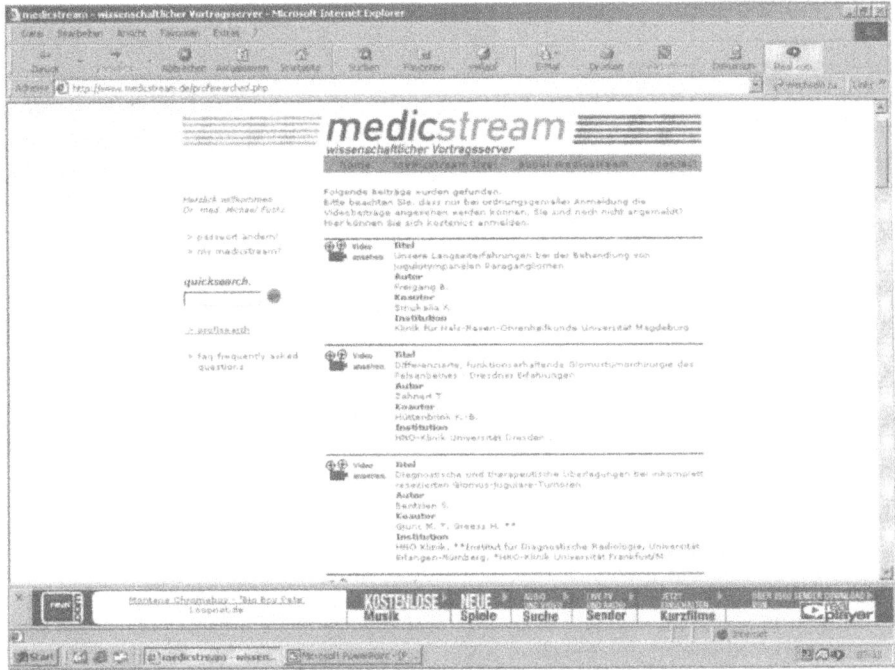

Abb. 30.2. Homepage des Leipziger wissenschaftlichen Vortragsservers „medicstream"

Stelle ihrer Entstehung zunächst gespeichert und zeitlich versetzt an die Empfängerstelle übertragen. Dadurch können auch große Datenmengen über relativ langsame Technologien übermittelt werden, ohne dass zwangsläufig ein durch Kompressionsverfahren bedingter Qualitätsverlust entsteht. Im Gegensatz dazu wird bei der synchronen Übertragung die Information zeitgleich zu ihrer Generierung bearbeitet [13]. Dabei kommt zu der größtmöglichen Originaltreue als weitere technische Anforderung die möglichst geringen Verzögerungen bei der Übertragung. Da für die einzelnen Übertragungssysteme jedoch die Geschwindigkeit des Datentransfers (Übertragungsraten) festgelegt sind, können bei einigen Systemen die live übertragenen Datenmengen nicht beliebig groß sein, bzw. sie müssen zu Lasten der Qualität komprimiert werden.

Es ist zu vermuten, dass in der Schädelbasischirurgie neben dem asynchronen Modus für die Patientendatenarchivierung (Teleresourcing) und den Aufbau von Lehrarchiven insbesondere die synchrone Übertragung für die oben dargestellten Anwendungen eingesetzt wird. In der Praxis gilt es jedoch, in Abhängigkeit von der übermittelten Datenart und den organisatorischen Bedingungen (Verfügbarkeit der Spezialisten am Beurteilungsort) zwischen den beiden Modi zu entscheiden, da Studien gezeigt haben, dass der asynchrone Übertragungsmodus hinsichtlich Qualität und Gesamtzeit zwischen Beurteilungsanfrage und -antwort dem synchronen Modus überlegen sein kann [11]. Außerdem können beide Verfahren kombiniert eingesetzt werden, indem umfangreiche Daten im Vorfeld der eigentlichen Videokonferenz übertragen und am Zielort für die Konsultation vorbereitet werden [18].

Schlussfolgerung

Der interdisziplinäre Charakter der Schädelbasischirurgie, die Vielzahl der multimedialen Daten, die bei der erforderlichen Diagnostik generiert werden und die speziellen operativen Techniken prädestinieren diese fachübergreifende medizinische Spezialisierung für alle Anwendungsmöglichkeiten der Telemedizin. Durch die Nutzung neuer Übertragungstechnologien kann die Qualität und Reichweite der medizinischen Versorgung und der Ausbildung in der Schädelbasischirurgie bei gleichzeitiger Kostenreduktion optimiert werden. Als Vorreiter für die praktische Umsetzung bieten sich dabei universitäre Einrichtungen und größere Kliniken an, die die erforderliche technische Ausrüstung gemeinsam mit anderen Fachgebieten anschaffen und nutzen können.

Die derzeit verfügbaren Übertragungstechnologien und die Übertragungsergebnisse verschiedener Quellsignale werden in Kap. 26 dieses Bandes dargestellt.

Literatur

1. Becker K (1999) Der sichere Weg zur Telemedizin. In: Jäckel A (Hrsg) Telemedizinführer Deutschland, Ausgabe 2000. Deutsches Medizin Forum, Bad Nauheim, S 20–22
2. Bergmo TS (1996) An economic analysis of teleradiology versus a visiting radiologist service. J Telemed Telecare 2:136–142
3. Blakeslee DB, Grist WJ, Stachura ME, Blakeslee BS (1998) Practice of Otolaryngology via telemedicine. Laryngoscope 108:1–7
4. Cooper JB, Barron D, Blum R et al. (2000) Video teleconferencing with realistic simulation for medical education. J Clin Anesth 12(3):256–261
5. Demartines N, Freiermuth O, Mutter D, Hebererer M, Herder F (2000) Knowledge and acceptance of telemedicine in surgery: a survey. J Telemed Telecare 6 (3):125–131
6. Dietel M, Nguyen-Dobinski TN, Hufnagl P (2000) The UICC Telepathology Consultation Center. International Union Against Cancer. A global approach to improving consultation for pathologists in cancer diagnosis. Cancer 89(1):187–191
7. Federspil PA, Stallkamp J, Plinkert PK (2001) Robotik – Eine neue Dimension in der HNO-Heilkunde? HNO 49(7):505–513
8. Harrison R, Clayton W, Wallace P (1996) Can telemedicine be used to improve communication between primary and secondary care? BMJ 313:1377–1381
9. Heneghan C, Sclafani AP, Stern J, Ginsburg J (1999) Telemedicine applications in otolaryngology. IEEE Eng Med Biol Mag 18(4):53–62
10. http://www.medicstream.de
11. Krupinski E, Webster P, Dolliver M, Weinstein RS, Lopez AM (1999) Efficiency analysis of multi-specialty telemedicine service. Telemed J 5(3):265–271
12. Leao JC, Porter SR (1999) Telediagnosis of oral disease. Braz Dent J 10(1):47–53
13. Plinkert PK, Plinkert B, Fuchs M, Zenner HP (2000) Telemedizin in der HNO-Heilkunde am Beispiel einer operativen Videokonferenzübertragung Tübingen – Leipzig. HNO 48(10):728–734
14. Plinkert PK, Plinkert B, Hiller A, Stallkamp J (2001) Einsatz eines Roboters an der lateralen Schädelbasis. HNO 49(7):514–522
15. Plinkert PK, Plinkert B, Kurek R, Zenner HP (2000) Audiovisuelle Telekommunikation durch Multimedia-Technologien in der HNO-Heilkunde: ISDN – Internet – ATM. HNO 48(11):809–815
16. Plinkert PK, Plinkert B, Zenner HP (2000) Telemedizin in der HNO-Heilkunde – Grundlagen und Anwendungsmöglichkeiten. HNO 48(9):639–644
17. Roth A, Malov N, Carthy Z et al. (2000) Potential reduction of costs and hospital emergency department visits resulting from prehospital transtelephonic triage – the Shahal experience in Israel. Clin Cardiol 23:271–276
18. Stahl JN, Zhang J, Zellner C, Pomerantsev EV, Chou TM, Huang HK (2000) Teleconferencing with dynamic medical images. IEEE Trans Inf Technol Biomed 4(2):88–96

KAPITEL 31

MRT-Visualisierung der Schädelbasisregion von unfixierten und kurzzeitfixierten Materialien

W. Schmidt · H. Steinke · T. Schulz · G. Strauss · C. Trantakis
D. Winkler · T. Kahn · F. Bootz

Einleitung

Die Schädelbasis ist durch eine enge Topographie funktionell essentieller Strukturen charakterisiert. Im Bereich der Laterobasis finden chirurgische Zugänge der HNO- und Neurochirurgen eine meist interdisziplinäre Anwendung.

Die sprichwörtlich gute Zusammenarbeit zwischen Klinikern und Anatomen wies uns den Weg zu unserer Fragestellung. Um noch besser miteinander kooperieren zu können, insbesondere um eine optimale Möglichkeit zur Simulation von Operationen zu schaffen, stellten wir uns die Frage, welches anatomische Material dafür die günstigsten Voraussetzungen bietet. Deshalb untersuchten wir die Kopf-Hals-Region im fixierten und im kurzzeitfixierten Zustand.

Material und Methoden

Die Untersuchung wurde im unfixierten Stadium und nach Fixierung 8 Wochen später durchgeführt. Die Fixierung des Leichnams erfolgte mit über die A. femoralis in den Körper eingebrachten 99,9%igem Alkohol. Danach erfolgte die Immersionsfixierung in 70%igem Alkohol.

Die MRT-Untersuchungen fanden in einem vertikal geöffneten 0,5-T-MR-Tomographen (Signa SP/i, GEMS, Milwaukee, WI, USA) statt. Zur Bildgebung wurde eine flexible Sende-Empfangs-Spule verwendet. Die Innenabmessungen der beiden gleich großen, über eine Brücke verbundenen Spulenringe betrug jeweils 27,5 × 24,2 cm (Flex 3, GEMS, USA). Die Spule wurde variabel direkt am Leichenkopf befestigt.

Die Wahl der eingesetzten Sequenzen erfolgte in Abhängigkeit der untersuchten Körperregion. Es wurde bei allen Sequenzen der gesamte Schädel mit einem Field of View (FOV) von 28 × 21 cm und einer hochauflösenden Matrix untersucht. Hauptsächlich kamen dabei konventionelle Spinecho- und Gradientenechosequenzen (SE, FSE und FSPGR) in axialer, koronarer und sagittaler Schnittführung zur Anwendung.

Ergebnisse

In der Auswertung der erstellten Bilder wurde zunächst untersucht, welche anatomischen Strukturen im Bereich der Schädelbasis mit der gewählten Untersuchungstechnik darstellbar waren. Die MR-Visualisierung der vorhandenen anatomischen Strukturen war im Wesentlichen von folgenden Faktoren abhängig:

- Kontrastunterschied zwischen der jeweiligen anatomischen Struktur und ihrer Umgebung vor und nach der Fixierung,
- Größe und Verlauf der Struktur,
- Schichtdicke und Scanebene,
- verwendete Sequenz bzw. gerätetechnische Parameter.

Eine Verbesserung der Kontrastunterschiede zwischen den jeweiligen Strukturen durch die Applikation von Kontrastmitteln war aus verständlichen Gründen nicht möglich. Damit war insbesondere in den T1w-Sequenzen die Organdifferenzierung deutlich erschwert. Die in der Kernspintomographie am Lebenden sichtbaren Flussartefakte in den Gefäßen fehlen zur Orientierung vollständig. Dagegen stellen sich die Gefäße als weichteildichter „Rundherd" dar, der nur schwer von der Umgebung differenziert werden kann. Erst nach der Fixierung verbesserte sich die Abgrenzung der Gefäße (z. B. A. carotis; Abb. 31.1 und 31.2).

Die T2w-FSE-Sequenzen zeigten eine verblüffend gute Darstellung aller flüssigkeitshaltigen Räume. Aber auch die Muskulatur und die Gefäßstrukturen waren gut voneinander abgrenzbar. Nach der Fixierung verbesserte sich die Abgrenzung der einzelnen Bestandteile, da es insbesondere bei den Weichteilen zu einem Aufquellen des Materials kam. Wider Erwarten wurde eine Schrumpfung des Materials nach kurzzeitiger Fixierung nicht beobachtet. Im Bereich der Laterobasis waren die Kochlea, das Labyrinth, die Pons, der Meatus acusticus internus und das Mastoid sowohl vor als auch nach Fixierung darstellbar (Abb. 31.3).

Eine Verbesserung der Darstellung von Feinstrukturen wäre durch dünnere Schichtdicken und verbesserte Spulen möglich, war aber durch die technischen Gegebenheiten vor Ort nicht realisierbar. Für künftige Untersuchungen, beispielsweise in Geräten mit höherer Feldstärke, wäre die Verwendung von Phased-array-Spulen angezeigt, die eine Auflösung durch dünnere Schichtdicken ermöglichen.

Die Paukenhöhle war als lufthaltige und damit signalfreie Struktur weder vor noch nach der Fixierung sicher vom Knochen, der ebenfalls kaum Signal gibt, abgrenzbar. In den Gefäßen waren unregelmäßig Flüssigkeitseinlagerungen zu sehen, die im Rahmen der Fixation eingebracht wurden.

Diskussion

Die Fixierung von Leichen beeinträchtigt die MRT-Bildgebung nicht wesentlich. Einzelne, vor allem flüssigkeitshaltige Strukturen können nach der Fixierung besser von der Umgebung abgegrenzt werden. Die Fixierung führt zu einer „Aufquellung" der Weichteile, die damit besser voneinander differenziert werden können.

Eine denkbare Anwendung der Kernspintomographie von anatomischen Präparaten wäre die Erstellung von Datensätzen, die in Vorbereitung von Operationskursen erstellt werden können, um beispielsweise die stereotaktische Navigation am Leichenpräparat mit realen Datensätzen zu trainieren. Bei den Eingangs definierten Modellen im Surgical-lab-Stadium sollten diese Ergebnisse Anwendung finden.

Literatur

1. Entius CAC, van Rijn RR, Holstege JC, Stoeckart R, Zwamborn AW (1997) Correlating sheet plastinated slices, computed tomography images and magnetic resonance images of the pelvic girdle: a teaching tool. Acta Anat 158:44-47
2. Magiros M, Kekic M, Doran GA (1997) Learning relational Anatomy by correlation of thin plastinated sections and Magnetic Resonance Images: preparation of specimen. Acta Anat 158:37-43

TEIL IV

**Experimentelle und histopathologische
Untersuchungen zur Chirurgie
der lateralen Schädelbasis**

KAPITEL 32

Tierexperimentelle Untersuchung zur medikamentösen Therapie der traumatischen Optikusneuropathie

M. ZERFOWSKI · M. BABILLI · S. HESSENBERGER · U. T. EYSEL · S. REINERT

Einleitung

In diesem Beitrag soll der Frage nachgegangen werden, ob der Kalziumantagonist Flunarizin (FLU) sowie das in Megadosierung applizierte Kortikosteroid Methylprednisolon (MP) nach einem standardisierten Kompressionstrauma des N. opticus neuroprotektiv wirken?

Material und Methode

Bei jungen erwachsenen Wistar-Ratten wurde am rechten N. opticus in i.p.-Chloralhydratanästhesie ein standardisiertes Kompressionstrauma ausgeübt [9]. Einheitlich nach 30 Tagen wurden alle Ratten perfundiert und die Bulbi beidseits entfernt. Beide Netzhäute einer Ratte wurden als Ganzhäutchenpräparat zusammen auf einen Objektträger aufgebracht und mittels Cresylviolett gefärbt. Alle Präparate wurden histomorphometrisch nach Anonymisierung im direkten Seitenvergleich ausgewertet [9], indem Größe und Zahl der Neurone in der retinalen Ganglienzellschicht (RGL) bestimmt wurden [5].

Für die i.v.-MP-Gabe wurde den Ratten 1–2 Tage vor dem Versuchsbeginn (Optikuskompression) ein Portsystem (Rat-O-Port; Access Technologie, IL, USA) mit Zugang in die linke V. jugularis implantiert. Die Ratten des MP-Versuches wurden in 2 Therapie- (MP_{post}, $MP_{prä}$) und eine Kontrollgruppe (MP_{Kontr}) aufgeteilt. Die MP_{post}-Tiere (n=10) erhielten insgesamt 285 mg/kg KG MP (Urbason, Hoechst) i.v. über den Port, beginnend 20 min nach der Optikuskompression mit einer „loading dose" von 45 mg/kg KG und weiteren Einzeldosen von 30 mg/kg KG nach 2, 4, 6, 12, 18, 24, 36 und 48 h. Die $MP_{prä}$- Gruppe (n=8) erhielt bei sonst identischem Protokoll die „loading dose" bereits ca. 20 min vor dem Trauma. Die MP_{Kontr}-Tiere (n=8) erhielten nach dem MP_{post}-Protokoll physiologische Kochsalzlösung i.v.

Der Flunarizinversuch wurde in drei Therapiegruppen mit unterschiedlicher FLU-Dosierung und einer Kontrollgruppe durchgeführt. Die Therapiegruppe FLU1 (n=8) erhielt s.c.-FLU-Injektionen (Sigma) in einer Dosierung von 1 mg/kg KG, beginnend 15 min nach dem Trauma, dann in gleicher Dosierung nach 12, 24, 36 und 48 h und danach täglich einmal bis zur Perfusion. Die Therapiegruppen FLU5 (n=8) und FLU25 (n=8) unterschieden sich nur hinsichtlich der Dosierung von Flunarizin (5 mg/kg bzw. 25 mg/kg KG). Die Kontrollgruppe K_{Flu} erhielt nach einem identischen Protokoll wässrige Lösungen des Lösungsvermittlers Cyclodextrin (Sigma) in einer Dosierung von 25 mg/kg KG [9].

Der Mittelwertvergleich (Neuronzahl bzw. -größe) wurde mittels Varianzanalyse (SPSS 8.0.0) durchgeführt. Alle Versuche wurden nach den Vorschriften und Bedingungen des deutschen Tierschutzgesetzes durchgeführt und von der Tierversuchskommission genehmigt.

Ergebnisse

Die mittleren Neuronzahlen und -größen in der RGL der Flunarizinversuche sind im Vergleich mit K_{Flu} in Tabelle 32.1 zusammengestellt. Darin sind auch die relativen Neuronzahlen und -größen, d.h. die gemittelten Quotienten von Neuronzahl bzw. -größe in der RGL der rechten und linken Netzhaut, erkennbar.

Die signifikanten Ergebnisse beim Vergleich der Neurongrößen dieser Versuche kommen durch deutlich kleinere Neurone beim FLU1-Versuch zustande, die jeweils beide Netzhäute eines Tieres betreffen und im Sinne von Fixierungs- bzw. Färbungsartefakten zu interpretieren sind.

In gleicher Weise werden die Ergebnisse der MP-Versuche im Vergleich zur Kontrolle in Tabelle 32.2 zusammengestellt. Der therapeutische Effekt von MP wird noch deutlicher in Abb. 32.1; die Wirkung von MP auf die verschiedenen Zellgrößenklassen wird in Abb. 32.2 veranschaulicht. In der RGL sind zwei Neuronarten nachweisbar: amakrine Zellen (Größe: <80 μm^2) und retinale Ganglienzellen (>80 μm^2). Letztere sind für die Reizweiterleitung verantwortlich und werden durch die Optikuskompression in ihrem Axon direkt betroffen. Neben einem Schrumpfungseffekt (mehr Neurone auf der geschädigten Seite im Bereich <80 μm^2 im Vergleich zur linken, ungeschädigten Seite) wird die Zellzahlabnahme rechts v. a. im Bereich zwischen 80 und

Tabelle 32.1. Flunarizin – Neuronzahlen und -größen in der RGL

Gruppe	Neuronzahl [1/mm²]		R/L-Quotient	Neurongröße [µm²]		R/L-Quotient
	rechts	links		rechts	links	
K_{FLU}	3471±377	4620±311	0,75±0,07	84,4±7,9	107,1±9,7	0,79±0,09
FLU1	3536±358	5014±445	0,71±0,06	69,7±7,1	91,7±9,9	0,77±0,10
FLU5	3431±418	4611±275	0,74±0,08	78,5±13,6	108,9±12,8	0,72±0,10
FLU25	3687±494	4617±278	0,80±0,11	82,7±8,7	105,0±10,2	0,79±0,08
Stat. (ANOVA)	p=0,605	p=0,053	p=0,167	p=0,022	p=0,012	p=0,414

Tabelle 32.2. Methylprednisolon – Neuronzahlen und -größen in der RGL

Gruppe	Neuronzahl [1/mm²]		R/L-Quotient	Neurongröße [µm²]		R/L-Quotient
	rechts	links		rechts	links	
MP_{Kontr}	3341±488	4441±311	0,75±0,12	90,0±8,2	107,7±4,3	0,84±0,10
MP_{post}	3748±366	4598±407	0,82±0,07	89,7±11,2	108,9±10,4	0,83±0,13
$MP_{prä}$	3845±413	4416±311	0,87±0,05	95,6±8,1	109,3±6,3	0,88±0,11
Stat. (ANOVA)	p=0,055	p=0,495	p=0,048	p=0,369	p=0,903	p=0,635

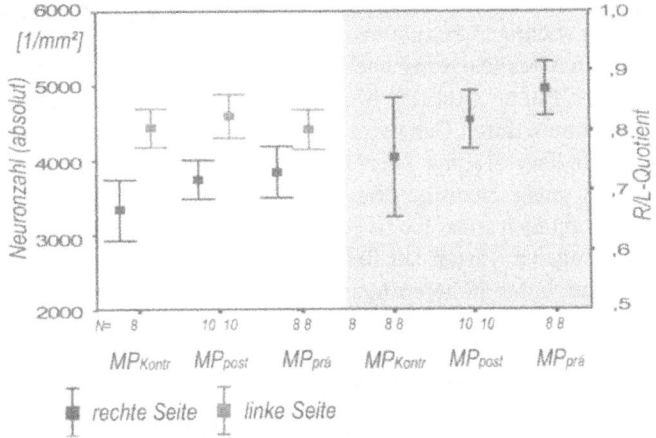

Abb. 32.1. Mittelwertvergleich der absoluten (*links*) und relativen (*rechts*) Neuronzahlen der MP-Versuche (±1 Konfidenzintervall)

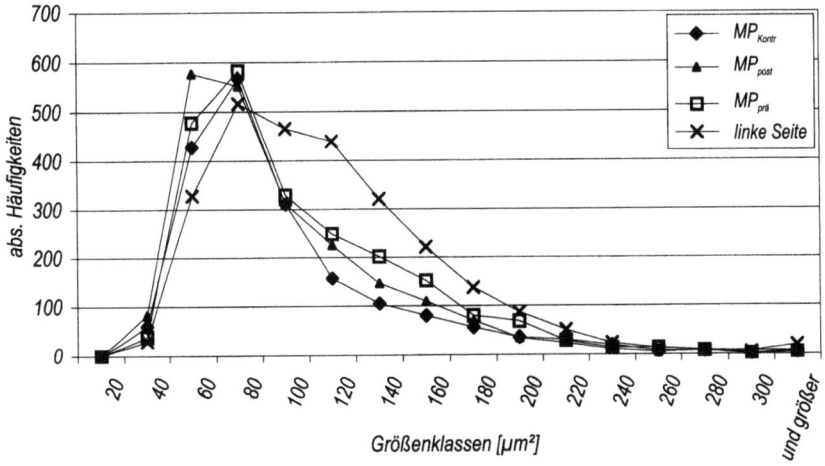

Abb. 32.2. Neuronzahlen in Größenklassen à 20 µm² (zentrale Gesichtsfelder [9])

200 µm² deutlich. Hier zeigt sich aber auch am eindeutigsten der neuroprotektive Effekt von MP im Vergleich zur Kontrolle.

Diskussion

Nach dem Primärtrauma auf den N. opticus kommt es erst sekundär durch komplexe pathophysiologische Abläufe zu weiteren Schädigungen [4, 6, 8]. Für die Entstehung dieser „secondary injuries" sind u. a. ein übermäßiger Kalziumeinstrom in die Zelle als auch eine Lipidperoxidation neuronaler Zellmembranen verantwortlich [2, 7]. An dem vorgestellten Modell einer traumatischen Optikusneuropathie, das die klinische Traumasituation in wichtigen Punkten zu simulieren vermag, konnte erstmals gezeigt werden, dass MP in Megadosierung auch im visuellen System neuroprotektive Wirkung entfalten kann. Der apoptotische Untergang retinaler Ganglienzellen nach Optikuskompression konnte durch Gabe von MP nach einem Schema, das auch klinisch gesichert nach spinalem Trauma neuroprotektiv wirkt [1], signifikant vermindert werden. 8 bis 12% mehr Neurone überlebten in den therapierten Netzhäuten, in zentralen Netzhautanteilen sogar bis zu 14%. Dieser erhebliche Effekt lässt auch funktionelle Verbesserungen erwarten. Die Bedeutung eines möglichst frühzeitigen Therapiebeginns wird durch den höheren neuroprotektiven Effekt von MP bei Gabe kurz vor dem Trauma unterstrichen. Die zeitliche Breite des therapeutischen Fensters ist noch zu klären.

Durch Gabe des Kalziumantagonisten Flunarizin in verschiedenen Dosierungen ließ sich in diesem Versuchsansatz kein signifikanter neuroprotektiver Effekt nachweisen [3]. Trendweise stiegen allerdings die relativen Neuronzahlen von der niedrigsten bis zur höchsten Dosierung an, was in weiteren Versuchen mit etwas höheren Versuchstierzahlen abgeklärt werden muss.

Literatur

1. Bracken MB, Shepard MJ, Collins WF et al. (1990) A randomized, controlled trial of methylprednisolone or naloxone in the treatment of acute spinal-cord injury. N Engl J Med 322: 1405-1411
2. Demopoulos HB, Flamm ES, Seligman ML, Pietronigro DD, Tomasula J, DeCrescito V (1982) Further studies on free-radical pathology in the major central nervous system disorders: Effect of very high doses of methylprednisolone on the functional outcome, morphology, and chemistry of experimental spinal cord impact injury. Can J Physiol Pharmacol 60: 1415-1424
3. Eschweiler GW, Bähr M (1993) Flunarizine enhances rat retinal ganglion cell survival after axotomy. J Neurol Sci 116: 34-40
4. Frenkel REP, Spoor TC (1987) Diagnosis and management of traumatic optic neuropathies. Adv Ophthal Plast Reconstruct Surg 6: 71-90
5. Perry VH (1981) Evidence for an amacrine cell system in the ganglion cell layer of the rat retina. Neurosci 6: 931-944
6. Steinsapir KD, Goldberg RA (1994) Traumatic optic neuropathy. Surv Ophthalmol 38: 487-518
7. Stys PK, Ransom BR, Waxman SG (1990) Effects of polyvalent cations and dihydropyridine calcium channel blockers on recovery of CNS white matter from anoxia. Neurosci Lett 115: 293-299
8. Tator CH, Fehlings MG (1991) Review of the secondary injury theory of acute spinal cord trauma with emphasis on vascular mechanisms. J Neurosurg 75: 15-26
9. Zerfowski M (1999) Tierexperimentelle Untersuchung zur Therapie der Traumatischen Optikusneuropathie. Habilitationsschrift, Ruhr-Universität Bochum, S 15-31

KAPITEL 33

Molekulargenetische und zellbiologische Untersuchungen am NF2-Gen

B. Schmucker · H. Steinhart · H. Iro

Einleitung

Im Rahmen der vorliegenden Arbeit sollte die intrazelluläre Lokalisation des vom NF2-Gen kodierten Proteins „Merlin" analysiert werden. Insbesondere sollte die Beziehung dieses Proteins zu Aktin-Elementen untersucht werden. Eine weitere Frage konzentrierte sich auf den Nachweis von Isoformen des Proteins Merlin.

Material und Methoden

Mit Hilfe der Immunfluoreszenz erfolgte der intrazelluläre Nachweis von Merlin (Isoform 1) in einer Fibroblastenzellkultur. Ebenfalls in der Fibroblastenkultur wurde simultan Aktin und Merlin dargestellt, um mögliche gemeinsame Lokalisationen dieser beiden Faktoren erkennen zu können. An verschiedenen embryonalen und adulten Gewebearten sowie Zellkulturen untersuchten wir die Expression von weiteren Isoformen (Merlin 150, Merlin 151, Merlin 162).

Ergebnisse

In der Fibroblastenzellkultur zeigte sich eine trabekuläre Verteilung von Merlin innerhalb der Zellen. Im Zellkern fand sich keine Anfärbung. Auffallend war ein deutlicher Nachweis des Proteins in Filopodien, in „ruffling membranes" und in „focal adhesions". Eine simultane Expression von Aktin und Merlin fand sich nur in wenigen Zellbereichen. Die Expression der neu entdeckten Isoformen Merlin 151, Merlin 150 und Merlin 162 in verschiedenen Gewebetypen zeigte ein sehr heterogenes Muster mit sehr starken Unterschieden im Grad der Expression.

Diskussion

Der Nachweis von Merlin in Zellbereichen, die für Zytoskelett und Bewegung der Fibroblasten von Bedeutung sind, deutet darauf hin, dass die Funktion des Proteins in diesen Bereichen liegt. Wenngleich die gleichzeitige Darstellung von Merlin und Aktin keine Hinweise auf identische Lokalisationsorte beider Proteine in der Zelle zulassen, bleibt diese Annahme aufgrund der Homologie des Proteins zu weiteren Proteinen mit diesen Funktionen wahrscheinlich. Seit dem Nachweis des NF2-Gens und der Identifizierung des entsprechenden Proteins ist bekannt, dass das Gen aus 17 Exons besteht, die teilweise alternativ gespliced werden [1,2]. Die Analyse der Isorformen Merlin 151, Merlin 150 und Merlin 162 ergab sehr hohe Expressionen der Isoforme in Plazentagewebe und Zellkulturen von Lymphozyten.

Literatur

1. Rouleau GA, Wertelecki W, Haines JL et al. (1987) Genetic linkage of bilateral acoustic neurofibromatosis to a DANN marker on chromosome 22. Nature 329:246–248
2. Trofatter JA, Maccollin MM, Rutter JL et al. (1993) A novel moesin-, ezrin-, radixin-like gene is a candidate for the neurofibromatosis 2 tumor suppressor. Cell 72:791–800

KAPITEL 34

Analyse des adenoidzystischen Karzinomes mittels Laser-Scanning-Zytometrie

A. Gerstner · J. Machlitt · A. Tárnok · J. Oeken · F. Bootz

Einleitung

Bei der Untersuchung von Tumoren der Glandula parotis bietet sich die Gewinnung von Feinnadelpunktaten (FNP) besonders an, da die Drüse oberflächlich liegt und besonders gut unter palpatorischer und auch sonographischer Kontrolle punktiert werden kann. Die mittels einer FNP gewonnene Zellmenge ist sehr gering (5–20.000 Zellen), sodass die Analyse der Zellen bisher nur anhand konventioneller zytochemischer Färbungen möglich war; Fluoreszenzmarkierungen mit multiparametrischer Auswertung mittels Durchflusszytometrie sind bei diesen Zellmengen als zu unzuverlässig zu betrachten. Die mikroskopgestützte Laser-Scanning-Zytometrie (LSC) erlaubt jedoch die multiparametrische Analyse von derartigen zellarmen Präparaten. Mit dieser Arbeit wird ein Verfahren vorgestellt, das mit dem Einsatz des LSC eine objektive Auswertung von Feinnadelpunktionen nach standardisierten Algorithmen erlaubt und somit als minimal-invasives Diagnostikum dem Kliniker präoperativ zur Verfügung steht.

Material und Methoden

Das LSC steht seit 1991 als neues zytometrisches Verfahren zur Verfügung [5]. Das Instrument ist um ein konventionelles Epifluoreszenzmikroskop aufgebaut und verfügt über einen in x- und y-Achse motorisierten Objekttisch. Die Probe wird auf einen Objektträger aufgebracht, mittels Immunfluoreszenz gefärbt und in den Tisch eingespannt. Dort wird sie schrittweise durch einen oder zwei alternierend aktivierte Laserstahlen belichtet, und die hierdurch angeregte Fluoreszenz verschiedener Wellenlängen (je nach eingesetzten Fluorochromen bis zu fünf) wird Pixel für Pixel gemessen. Auf Grundlage dieser Daten wird ein virtuelles Fluoreszenzbild des belichteten Abschnittes des Objektträgers erstellt, das nach nutzerdefinierten Kriterien ausgewertet wird [4]. Auf diese Weise wird eine Vielzahl von Daten für jede einzelne analysierte Zelle erhoben, unter anderem auch ihre exakte x- und y-Position auf dem Objektträger. Diese Eigenschaft erlaubt es, auch bei minimalen Zellmengen oder sehr seltenen Zellen eine morphologische Fotodokumentation durchzuführen, da jedes Messereignis zu jedem Zeitpunkt nach der Messung erneut untersucht werden kann; hierfür hat sich die Gegenfärbung mittels Hämatoxilin-Eosin (HE) bewährt [3]. Da die Analyse auf Objektträgern erfolgt, ist die Untersuchung auch sehr geringer Zellmengen wie der einer FNP mühelos möglich.

FNPs wurden im Rahmen der ambulanten Vorstellung oder an Operationspräparaten direkt nach Resektion gewonnen und in 100 µl PBS resuspendiert. Für die Markierung wurde ein etabliertes Protokoll [1] modifiziert. Nach einer kurzen Fixierung der Zellen mit Paraformaldehyd wurde die Zellsuspension auf Objektträger aufgebracht. Nach Lufttrocknen erfolgte die Fixierung in 70% Ethanol. Auf dem Objektträger wurde die Inkubation mit Fluorochrom-markiertem Anti-Zytokeratin-Antikörper (Klon MNF116, FITC-konjugiert, Firma DAKO) bzw. Kontroll-IgG durchgeführt. Nach Verstärkung der Fluoreszenz mittels Anti-FITC-Antikörper (Alexa-Green-konjugiert, Firma MolecularProbes) und Anfärbung der DNA mittels Propidiumiodid (PI; 50 µg/ml, Firma Sigma) unter RNase-Zusatz wurden die Präparate im LSC analysiert.

Für die Analyse wurde der Argonlaser mit 488 nm Anregung eingesetzt. Die Laserleistung wurde auf 5 mW gesetzt. Als Minimalfläche pro Zelle wurden 20 µm^2 eingestellt. Pro Ansatz (spezifische Färbung bzw. Kontrollfärbung) wurden mindestens 5000 Zellen ausgewertet. Nach Abschluss der Analyse wurde der Objektträger aus dem Mikroskop entnommen, die Deckgläschen wurden entfernt und die Zellen mittels HE gefärbt. Anschließend wurden Zellen mit bestimmten Charakteristika (s. unten) relokalisiert und unter dem 20fach-Objektiv mit der eingebauten CCD-Kamera dokumentiert.

Für die Auswertung wurde ein Punktdiagramm geschaffen, in dem jeder Punkt einer gemessenen Zelle entspricht; dieser Punkt gibt in seinem Wert entlang der x-Achse das Integral der PI-Fluoreszenz und entlang der y-Achse das Integral der FITC-Fluoreszenz der Zelle an. Das Integral der PI-Fluoreszenz entspricht dem DNA-Gehalt. In der Kontrollfärbung wurde ein oberer Cut-off-Level von 5% in der FITC-Fluoreszenz gesetzt, um die Zytokeratin-positiven Zellen der spezifischen Färbung zu definieren. Um distinkte Zellpopulationen wurden Regionen definiert und Zellen hieraus relokalisiert und dokumentiert (s. oben). Die Ploidie der Zytokeratin-positiven Zellen wurde berechnet, indem der DNA-Index der morphologisch verifizierten Referenzpopulation auf 1,0 gesetzt wurde.

Ergebnisse

Mit dem hier vorgestellten Protokoll ließen sich FNPs aus Parotistumoren verschiedener Histologie zuverlässig untersuchen und die Ploidie der epithelialen Zellen bestimmen. Abbildung 34.1 dokumentiert die Analyse eines pleomorphen Adenoms, Abb. 34.2 die eines adenoidzystischen Karzinoms.

Der Assay erlaubt eine zuverlässige Relokalisation von Zellen auch nach zwischenzeitlichem Entfernen des Objektträgers und HE-Gegenfärbung. Die Zellmorphologie entspricht dem Standard zytologischer Präparate. Der Nachweis von Zytokeratin ist zuverlässig möglich. Die Bestimmung des DNA-Index (DI) als Äquivalent zur Ploidie kann dank der Leukozyten, die in jedem Präparat als interner Standard enthalten sind (DI=1,00), exakt und objektiv nachvollziehbar vorgenommen werden.

Diskussion

Von den drei vorhandenen Verfahren Bildzytometrie, Durchflusszytometrie und Laser-Scanning-Zytometrie erweist sich die LSC zur Analyse von FNPs als am besten geeignet, da sie einerseits eine hohe Messgeschwindigkeit aufweist und andererseits eine morphologische Dokumentation der gemessenen Ereignisse erlaubt. Die Bedeutung

34 Analyse des adenoidzystischen Karzinomes mittels Laser-Scanning-Zytometrie

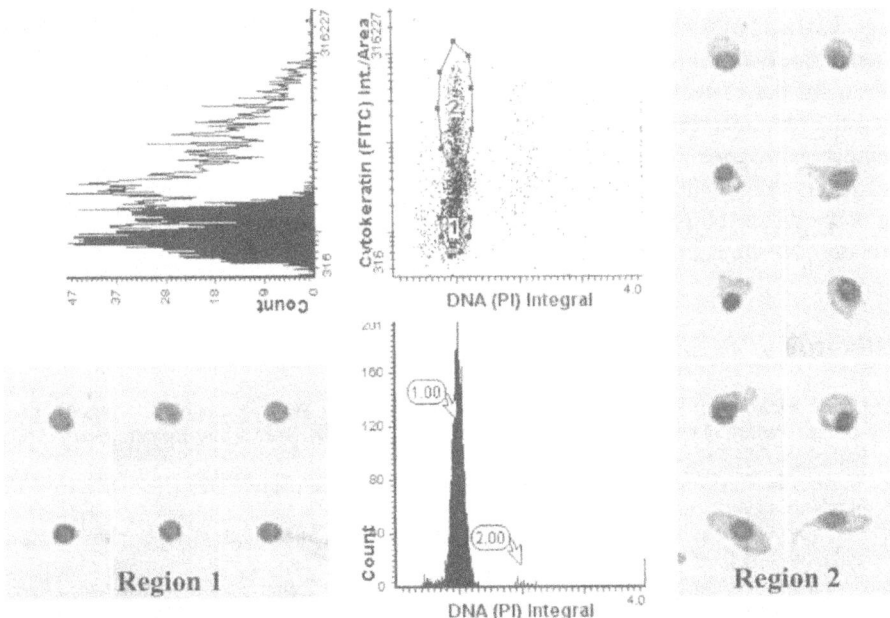

Abb. 34.1. Pleomorphes Adenom. Analyse der Ploidie und Relokalisation von Zellen der einzelnen Populationen. Der DNA-Index (DI) der Leukozyten wurde als 1,00 definiert und der DI der epithelialen Zellen entsprechend berechnet

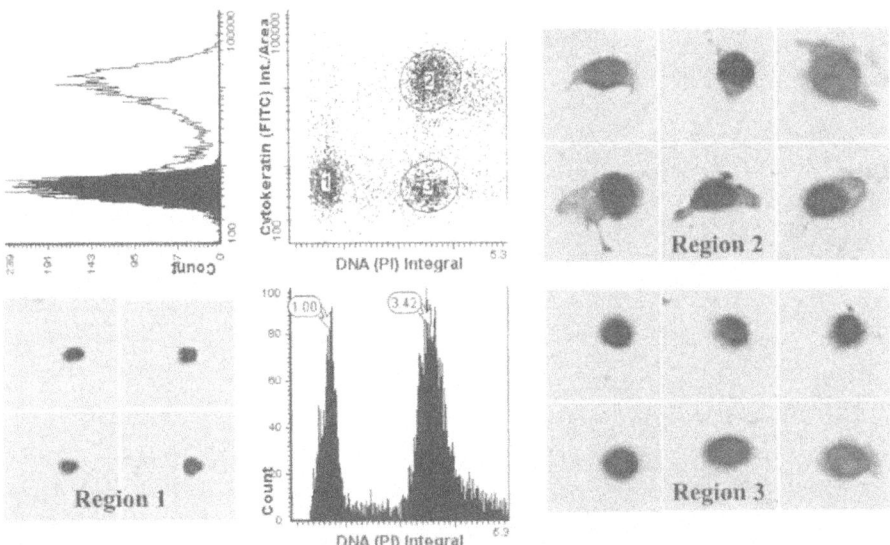

Abb. 34.2. Adenoidzystisches Karzinom. Analyse der Ploidie und Relokalisation von Zellen der einzelnen Populationen (gleiche Vergrößerung wie in Abb. 34.1!). Der DNA-Index (DI) der Leukozyten wurde als 1,00 definiert und der DI der epithelialen Zellen entsprechend berechnet

der Ploidie als prognostisch relevanter Faktor ist für eine Vielzahl von Tumoren belegt, darunter auch für das adenoidzystische Karzinom [2]. Für diesen Tumor gilt eine aneuploide Stammlinie als besonders ungünstig hinsichtlich des Auftretens von Rezidiven. Bei der Erstellung eines therapeutischen Gesamtkonzepts wäre es insofern von besonderem Interesse, die Ploidie sicher bestimmen zu können, ohne einen größeren onkochirurgischen Eingriff vornehmen zu müssen. In Richtung auf dieses Ziel könnte die hier vorgestellte Studie einen Schritt weiter geführt haben, indem sie eine stabile Methode zur objektiv nachvollziehbaren Analyse einfach zu gewinnender Proben wie der FNP vorstellt.

Literatur

1. Clatch RJ, Walloch JL, Foreman JR, Kamentsky LA (1997) Multiparameter analysis of DNA content and cytokeratin expression in breast carcinoma by laser scanning cytometry. Arch Pathol Lab Med 121:585-592
2. Franzen G, Nordgard S, Boysen M, Larsen PL, Halvorsen TB, Clausen OP (1995) DNA content in adenoid cystic carcinomas. Head Neck 17(1):49-55
3. Gerstner A, Laffers W, Bootz F, Tárnok A (2000) Immunophenotyping of peripheral blood leukocytes by laser scanning cytometry. JIM 246(1-2):175-185
4. Kamentsky LA, Burger DE, Gershman RJ, Kamentsky LD, Luther E (1997) Slide-based laser scanning cytometry. Acta Cytol 41:123-143
5. Kamentsky LA, Kamentsky LD (1991) Microscope-based multiparameter laser scanning cytometer yielding data comparable to flow cytometry data. Cytometry 12:381-387

KAPITEL 35

Das maligne fibröse Histiozytom der Kieferhöhle

M. BLOCHING · A. BERGHAUS

Einleitung

Das maligne fibröse Histiozytom (MFH) wurde erstmals von O'Brian und Stout 1964 als eigenständiger, maligner, mesenchymaler Tumor beschrieben. Es weist ein typisches geflechtartiges (storiformes) Wachstumsmuster auf. Klassischerweise werden histologisch nach dem vorherrschenden Zellbild fünf Typen unterschieden: der storiforme, pleomorphe Typ, der myxoide, der riesenzellige, der angiomatöse und der inflammatorische Typ. Die beste Prognose soll der myxoide Wachstumstyp haben. Insgesamt handelt es sich um gering bis undifferenzierte Weichteilsarkome. Oft können histologisch osteo- oder chondrosarkomatöse Anteile gefunden werden. Daher gehen aktuelle Vorstellungen von der Tatsache aus, dass es sich bei dem MFH nicht um, wie bisher angenommen, eigenständige Tumorentitäten handelt, sondern um wenig oder undifferenzierte, „verwilderte" Weichteilsarkome anderen Ursprunges.

Das MFH ist das häufigste Weichteilsarkom bei Erwachsenen und tritt überwiegend an den unteren Extremitäten und dem Stamm auf. Im Kopf-Hals-Bereich (3–10%) ist es selten und kann am Larynx, den Gesichts- und Halsweichteilen sowie dem knöchernen Schädel oder den Nebenhöhlen entstehen. Die Häufigkeit eines sinunasalen MFH liegt nach Spiro unter 1% aller malignen NNH-Tumoren. Typisch für das Wachstumsverhalten des MFH ist eine seltene lymphogene Metastasierung, bei hoher Lokalrezidivrate und häufig auftretenden Fernmetastasen.

Kasuistik

Eine 74-jährige Patientin stellte sich mit einseitiger, nasaler Obstruktion in unserer Klinik vor. Die Bildgebung (Abb. 35.1 und 35.2) zeigte einen Tumor im Bereich der rechten Kieferhöhle mit Einbruch in die Orbita, Infiltration der Subkutis der Wange sowie ausgedehnten ossären Destruktionen. Präoperativ lagen keine Doppelbilder und keine Visusminderung vor. Histologisch handelte es sich um ein storiform, pleomorphes MFH mit myxoiden Anteilen (Tumorklassifikation: pT2 N0 M0 R0 G3 nach der Klassifikation für Weichteilsarkome).

Therapeutisches Vorgehen

Aufgrund der Ausdehnung und des aggressiven Charakters des Tumors führten wir eine totale Maxillektomie (Klassifikation nach Spiro) durch. Als Zugangsweg wählten wir ein „midfacial degloving" mit einer subziliaren Erweiterung (Abb. 35.3).

Abb. 35.1. CT des Kieferhöhlentumors axial

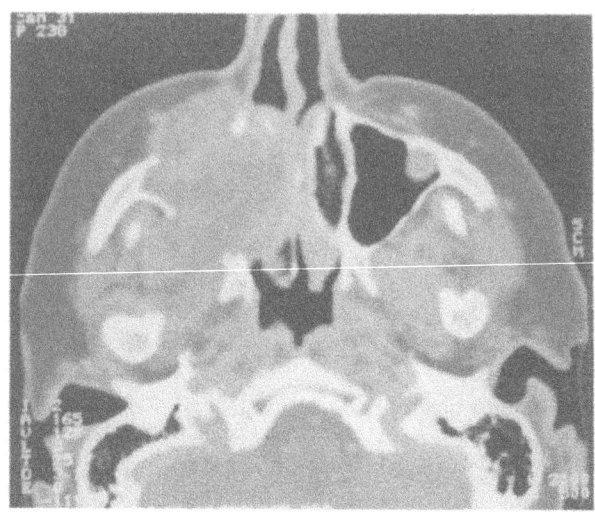

Abb. 35.2. MRT koronar in T1-Wichtung

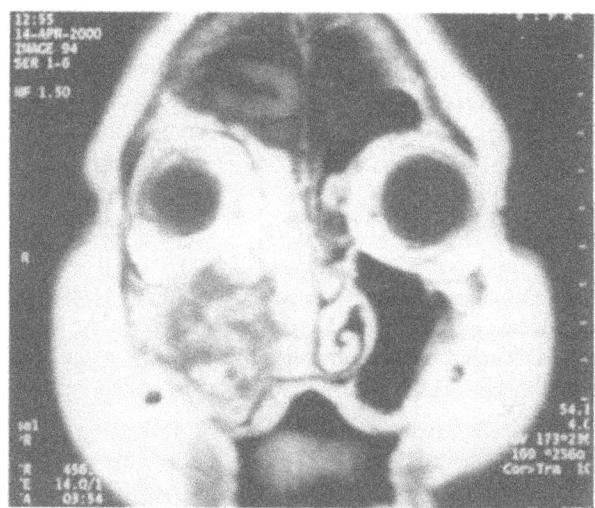

Abb. 35.3. „Midfacial degloving" bei totaler Maxillektomie

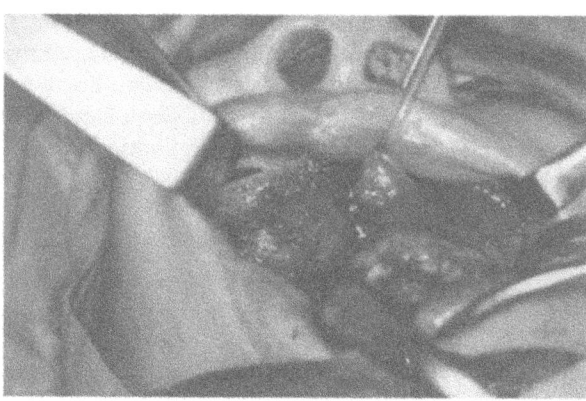

35 Das maligne fibröse Histiozytom der Kieferhöhle

Der Subziliarschnitt hat den Vorteil, dass in die Orbita eingebrochener Tumor tangential unter Zuhilfenahme des Operationsmikroskops mit partieller Resektion von orbitalen Weichteilen entfernt werden kann. Eine Exenteratio orbitae konnte auf diese Weise bei der Patientin trotz partieller Infiltration orbitalen Fettgewebes vermieden werden. Teile des harten Gaumens konnten ebenfalls durch tangentiale Präparation erhalten werden. Der Orbitaboden wurde mit Tabula externa und Titan-Mesh rekonstruiert (Abb. 35.4).

Zur Abdeckung der Orbitabodenrekonstruktion wurde ein koronoidal gestielter Temporalislappen verwendet. Das postoperativ angefertigte Röntgenbild zeigt eine achsengerechte Rekonstruktion des Orbitabodens (Abb. 35.5).

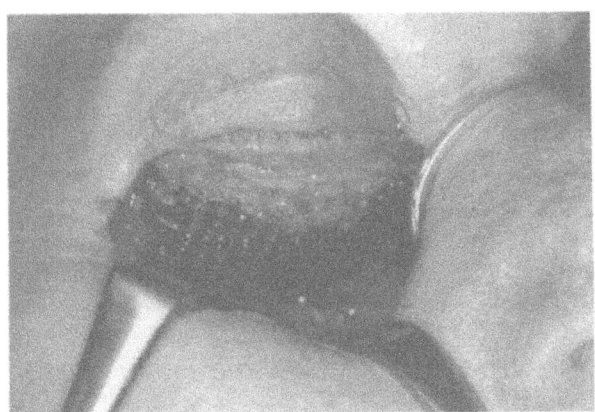

Abb. 35.4. Rekonstruktion des Orbitabodens mit Tabula externa und Titan-Mesh

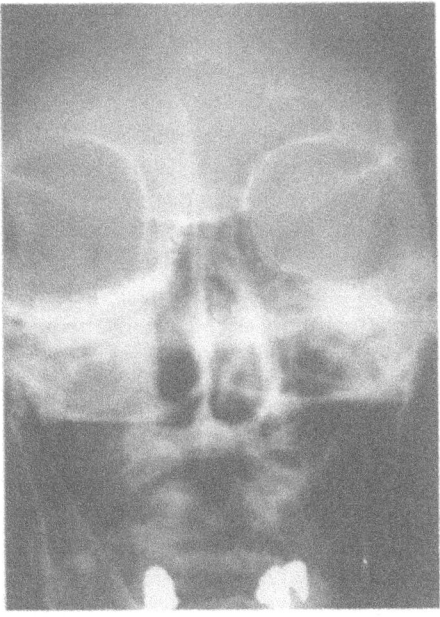

Abb. 35.5. Darstellung der achsengerechten Rekonstruktion des Orbitabodens im Röntgenbild

Abb. 35.6. Kosmetisches Ergebnis 6 Monate postoperativ

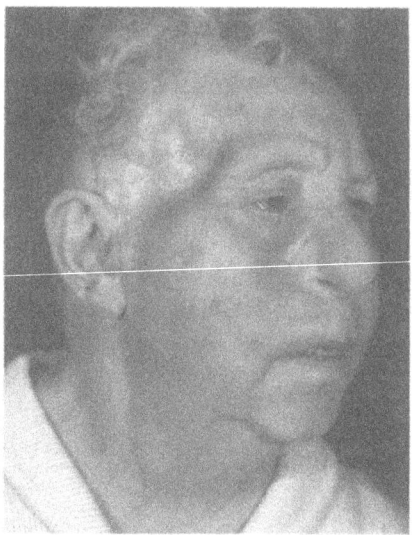

Die Patienten beklagte keine Doppelbilder und ist mit dem kosmetischen Operationsergebnis 6 Monate nach der Operation zufrieden (Abb. 35.6).

Diskussion

Das maligne fibröse Histiozytom ist zwar das häufigste Weichteilsarkom im Erwachsenenalter, tritt aber im sinunasalen Trakt selten auf. Empfohlen wird einhellig die radikalchirurgische Entfernung. Die Erfolge einer adjuvanten Strahlentherapie werden unterschiedlich bewertet. Jedoch hat sich mittlerweile im Bereich der Körperextremitäten ein organerhaltendes Vorgehen mit adjuvanter Strahlentherapie durchgesetzt. Für den HNO-Bereich sind die Fallzahlen zu gering, um statistisch valide Daten anzugeben. Wir haben uns jedoch analog zur Behandlung der MFH im Extremitätenbereich für eine organerhaltende Therapie in Bezug auf die Orbita entschieden, da die Patientin bei Vermeidung einer Exenteratio orbitae funktionell und kosmetisch deutliche Vorteile hat. Das Risiko von Tumorresten im Bereich der kaudalen Orbita ist durch die Erweiterung des „midfacial degloving" um eine subziliare Schnittführung vermindert, da unter mikroskopischer Sicht entlang der Tumorgrenzen operiert werden kann. Narben im Gesichtsbereich, bedingt durch eine laterale Rhinotomie, die häufig bei einer Ausdünnung der Haut mit Wundheilungsstörungen behaftet ist, werden durch die Wahl des Zugangsweges vermieden. Mit Schnellschnitten muss eine Insano-Resektion des Tumors gesichert werden.

Eine individuell mit Strahlentherapeut und Chirurg geplante adjuvante Radiatio bietet Sicherheit in den High-risk-Zonen; eine Brachytherapie kann ggf. von Vorteil sein.

Unter funktionellen und ästhetischen Gesichtspunkten sollte eine Exenteratio orbitae auch bei lokal aggressiven Tumoren mit einer beschränkten Infiltration der Orbita streng indiziert werden. Das historische Konzept von Zange, nachdem jede Infiltration orbitaler Weichgewebe durch ein Malignom eine Exenteratio nach sich zieht, muss im Sinne einer individualisierten Indikationsstellung revidiert werden. Eine enge Zusammenarbeit mit den benachbarten Disziplinen der Augenheilkunde und der Strahlentherapie zur Optimierung der Therapie ist erforderlich.

KAPITEL 36

Das intratemporale Fazialisneurinom: Diagnostik und Therapie

S. KEINER · F. BOOTZ

Einleitung

Fazialisneurinome gehören zu den seltenen Tumoren und nehmen gegenüber den Vestibularisneurinomen einen untergeordneten Stellenwert ein. Trotz einiger Analogien zu diesen fordern Fazialisneurinome eine differenzierte Beachtung. Die Therapie stellt in Anbetracht der möglichen funktionellen Einschränkungen den Therapeuten vor eine schwierige Aufgabe, deren Lösung nicht selten Anlass zu kontroversen Diskussionen bietet.

In der Literatur [2, 5, 7, 11] sind insgesamt weniger als 300 Fälle von Fazialisneurinomen beschrieben. Die möglicherweise erhebliche Diskrepanz zwischen der klinischen Inzidenz und einem tatsächlichen Vorkommen mag eine Studie von Saito [9] an 600 Felsenbeinpräparaten widerspiegeln, die eine Inzidenz von 0,8% okkulter Fazialisneurinome ergab. Der gesamte Verlauf des N. facialis, aber auch bestimmte Abschnitte können betroffen sein, am häufigsten ist es der tympanale Anteil und hier die periganglionäre Region sowie der Faloppio-Kanal [3, 4, 6, 12].

Symptome und Diagnostik

Die Diagnose ist häufig durch die späte Symptommanifestation um bis zu 18 Jahren verzögert. Die Symptome werden hauptsächlich durch die Lokalisation des Tumors bestimmt. Bei Tumoren im tympanalen Bereich kann eine Schallleitungsschwerhörigkeit auftreten. Während bei Tumoren im inneren Gehörgang hauptsächlich vestibulokochleäre Störungen im Vordergrund stehen [10], ist bei Tumoren im tympanalen und mastoidalen Bereich (Abb. 36.1) die Fazialisparese das dominierende Erstsymptom. Typischerweise besteht eine langsam progrediente Dysfunktion des N. facialis, wobei auch komplette Paresen akut auftreten können. Dies zeigt, dass auch eine plötzliche Fazialisparese, die im Allgemeinen mit einer Bell-Parese assoziiert wird, tumorbedingt sein kann. 5% der peripheren Fazialisparesen werden auf die Genese eines Tumors zurückgeführt. Die Dauer und die Symptome sollten die weiterführende Diagnostik in die Wege leiten. Nervenfunktionsstörungen aufgrund eines Tumors treten vorwiegend allmählich auf und erscheinen in aller Regel zu Beginn minimal. Die Tumorausdehnung bewirkt eine Nervenfaserdegeneration, während gleichzeitig eine Regeneration möglich ist. So kann das EMG sowohl Fibrillationen als auch polyphasische Potentiale aufweisen. Wenn der Tumor sehr langsam wächst, können Fibrillationen völlig fehlen, da die Muskelfasern zwischenzeitlich wieder durch aussprießende Fasern reinnerviert werden. In diesem Fall sind die motorischen Einheiten ungewöhnlich groß und das Interferenzmuster ist unter maximaler Willkürbewegung re-

36 Das intratemporale Fazialisneurinom: Diagnostik und Therapie

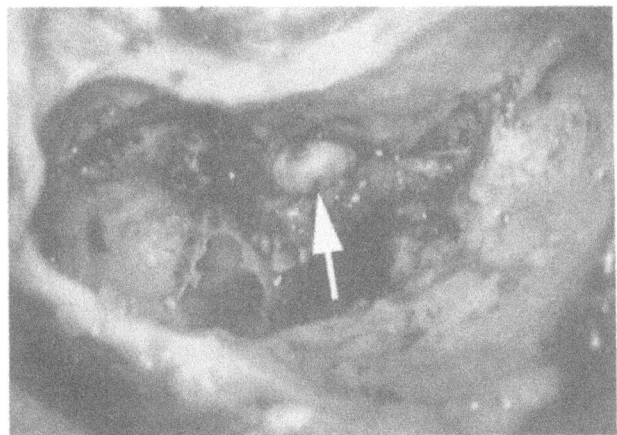

Abb. 36.1. Intraoperativer Situs mit Exposition des Neurinoms (*Pfeil*) im Canalis facialis nach Mastoidektomie und Darstellung des langen Ambossfortsatzes

duziert. Als bildgebende Verfahren finden sowohl CT als auch MRT (Abb. 36.2 [11]) ihren Einsatz. Im KHBW und inneren Gehörgang ist die Differenzierung zwischen Vestibularis- und Fazialisschwannomen anhand der bildgebenden Verfahren oder der Symptomatik kaum möglich. Allein die intraoperative Stimulation wird in solchen Fällen die Diagnose aufdecken.

Histologisch stellen sich Schwannome als von einer fibrösen Kapsel umgebene Nervenscheidentumore dar, die als mesenchymale Tumore fast ausschließlich aus Schwann-Zellen bestehen. Entsprechend ihrer Anordnung lassen sich kompaktere Antoni-A-Areale und aufgelockerte myxoide B-Areale (Abb. 36.3) unterscheiden. Immunhistochemisch lässt sich S-100-Protein nachweisen [11]. Differentialdiagnostisch lassen sich die Neurofibrome als nichtgekapselte von Schwann-Zellen ausgehende Tu-

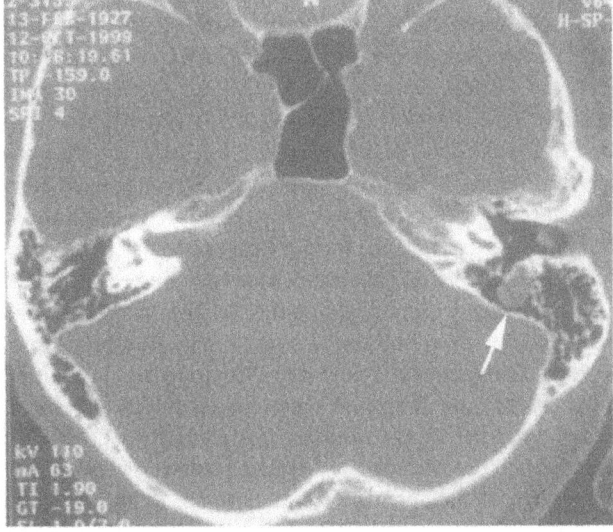

Abb. 36.2. Axiales Hochauflösungs-Felsenbein-CT mit weichteildichter Auftreibung des linken Canalis facialis im mastoidalen Verlauf (*Pfeil*)

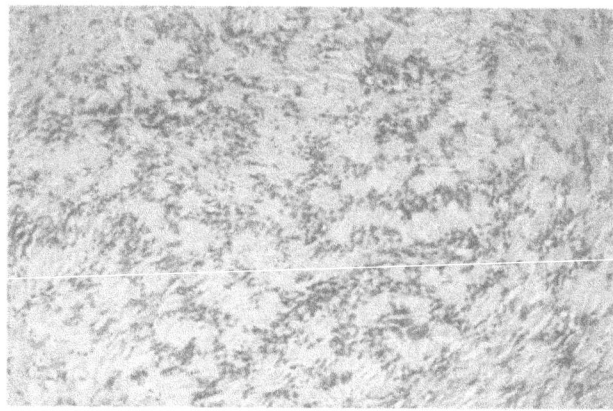

Abb. 36.3. Histologisches Präparat eines Schwannoms mit vorwiegend Antoni-B-Arealen

moren abgrenzen, die zusätzlich eine unterschiedliche Anzahl von Fibroblasten enthalten und keine Antoni-A- und -B-Areale aufweisen.

Neben den Neurofibromen sind posttraumatische Neurome, fibröse Histiozytome, Meningeome, Myxome und Cholesteatome differentialdiagnostisch zu berücksichtigen. In der periganglionären Region sind ossäre Hämangiome auszuschließen. Sie zeichnen sich typischerweise durch ihre Salz-Pfeffer-Eigenschaften im CT aus.

Therapie

Die Therapieentscheidung muss individuell getroffen werden und mehrere Kriterien wie Alter, Allgemeinzustand, Lokalisation und Ausdehnung des Tumors sowie der präoperative Funktionsstatus des N. facialis berücksichtigen. Insbesondere sollte der persönliche Wunsch des Patienten ausschlaggebend sein. Entsprechend der allgemeinen Prinzipien bei der Behandlung gutartiger Tumore wird die Therapiestrategie vom Wachstumsverhalten und dem funktionellen Ergebnis bestimmt. Bei Tumoren, die zu einer Kompression der intrakraniellen Strukturen führen oder bereits einen über mehrere Monate bestehenden Ausfall der Nervenfunktion verursachen, sollte in toto reseziert und eine Nervenrekonstruktion angeschlossen werden. Schwieriger gestaltet sich die Wahl der Therapiestrategie bei intakter oder nur minimal eingeschränkter Nervenfunktion. Das funktionell beste Resultat nach Nerveninterposition ist mit einem Paresegrad House-Brackmann Grad III zu erzielen. Wartet man andererseits eine Nervendegeneration ab, ist die Prognose für das Rekonstruktionsverfahren eingeschränkt. Eine Möglichkeit der Kontrolle besteht in der Kombination von MRT und EMG. Während die bildgebenden Verfahren eine Zunahme der Tumorgröße aufdecken, können subklinische funktionelle Veränderungen mit der EMG festgestellt werden. Ein Verlust von 50% der Summationspotentiale kann anzeigen, dass ein weiteres Warten die Prognose einer Regeneration erheblich verschlechtert. Der ideale Zeitpunkt einer Intervention ist jedoch nicht bekannt. Während die Tumorresektion unter Erhalt des Nerven zwar beschrieben und von einigen Autoren proklamiert wird, hat jedoch die Erfahrung gezeigt, dass das kaum realisierbar ist. Nach wie vor ist die Tumorresektion mit Rekonstruktion des N. facialis die Therapie der Wahl. Tumore im tympanalen und mastoidalen Nervenabschnitt werden über einen transmastoidalen Zugang reseziert, Bei Tumoren im Bereich des Ganglion geniculi und des inneren Gehörgangs kann in Kombination mit einem transmastoidalen Zugang ein transtemporaler Zugang gewählt werden. Größere Tumoren im Bereich des KHBW erfordern in aller Regel einen retrosigmoidalen Zugang, bei dem jedoch die Möglichkeit einer Fazialisrekonstruktion und Platzierung eines Transplantates eingeschränkt sind.

Neben den Verfahren, die eine Tumorresektion vorsehen, kann bei erhaltener Nervenfunktion angesichts einer günstigen Tumorbiologie auch die Möglichkeit einer Tumordekompression diskutiert werden [12].

Kasuistik

73-jähriger Patient anamnestisch mit einer seit 7 Monaten langsam progredienten Fazialisparese links insbesondere des Mundastes. *Befund:* inkomplette periphere Fazialisparese mit Pareseindex 3 nach House-Brackmann. Im *EMG* keine Denervierungszeichen, bei Willkürinnervation Einzel- bis Übergangsmuster. Im *EEMG* Amplitudenreduktion des M. orbicularis oris um 35% und M. orbicularis oculi um 10% gegenüber der kontralateralen Seite. Seitengleiche, geringgradige Schallempfindungsschwerhörigkeit beidseits und Normogeusie. *CT:* ca. 10 mm große, homogene und glatt begrenzte Raumforderung mit Aufweitung des Falloppio-Kanals. *Operation:* Mastoidektomie mit Tumorresektion einschließlich des N. facialis und anschließende Nervenrekonstruktion mit N.-auriculais-magnus-Interponat.

Literatur

1. Anjeli SI, Brackmann DE (1997) Is surgical excision of facial n schwannomas always indicated? Otolaryngol 117:5144–5157
2. Arnold W, Kau RJ, Niedermeyer HP (1999) Ohr. In: Seifert G (Hrsg) HNO-Pathologie. Thieme, Stuttgart New York, S 469–475
3. Draf W (1994) Tumoren des Mittelohres. In: Naumann HH, Helms J, Herberhold C (Hrsg) Oto-Rhino-Laryngologie in Klinik und Praxis, Bd I. Thieme, Stuttgart New York, S 711–716
4. Fisch U, Rüttner J (1977) Pathology of intratemporal tumors involving the facial nerve. In: Fisch U (ed) Facial nerve surgery, pp 448–456
5. Kayem MJ, Dufour JJ, Robert F (1995) Development of a schwannoma within a facial nerve neurofibroma: a case report and literature review. Otolaryngol Head Neck Surg 112:483–487
6. Kempf HG, Steinbach E (1989) Intratemporales Fazialneurinom. Laryngorhinootologie 68:144–145
7. Li D, Schauble B, Moll C et al. (1996) Intratemporal facial nerve perineurioma. Laryngoscope 106:328–333
8. Martin N, Sterkers O, Mompoint D et al. (1992) Facial nerve neuromas: MR imaging. Report of four cases. Neuroradiology 34:62–67
9. Saito H, Baxter A (1992) Undiagnosed intratemporal facial nerve neurilemomas. Arch Otolaryngol 95:415–419
10. Schuss U, Terrahe K (1994) Facial nerve neurinoma and otologic signs. Eur Arch Otorhinolaryngol [Suppl]:295–296
11. Stennert E, Thumfart W (1988) Tumoren und Pseudotumoren des Felsenbeins und der angrenzenden Schädelbasis. Otochirurgisches Referat. Arch Oto-Rhino-Laryngol [Suppl] 1:167–342
12. Symon L, Cheesman AD, Kawauchi M et al. (1993) Neuromas of the facial nerve: a report of 12 cases. Br J Neurosurg 7:13–22

Neurobiokompatibilität von Titan, Gold und Silikon in vitro

D. Brors · K. Schwager · C. Aletsee · R. Mlynski · S. Dazert

Einleitung

Die Interaktion verschiedener Zellarten mit alloplastischen Materialien, die in der rekonstruktiven und prothetischen Chirurgie sowie der Implantologie Verwendung finden (z. B. Titan, Gold, Silikon), wurde bisher vor allem für Fibroblasten und Osteozyten in vitro und in vivo untersucht [3, 4, 6]. Viele Studien beschäftigen sich neben den Materialeigenschaften mit der Beschichtung alloplastischer Oberflächen mit extrazellulären Matrixproteinen wie Laminin und Fibronektin, die ebenfalls einen Einfluss auf das Wachstum von verschiedenen Zellen haben. So konnte gezeigt werden, dass Spiralganglienneuriten ihre Wachstumsrichtung an Fibronektingrenzflächen ändern [1]. In verschiedenen Zellkulturuntersuchungen wurde nachgewiesen, dass es durch die Zugabe neurotropher Faktoren, wie „brain-derived neurotrophic factor" (BNDF), Neurotrophin 3 (NT3) oder „fibroblast growth factor" 1 und 2 (FGF 1+2) zu Spiralganglienexplantaten der neonatalen Säugetierkochlea zu einem Effekt auf die Neuritogenese, Stimulation, Überlebenszeit und Regeneration der Ganglienzellen kommt [2]. Das Ziel unserer Studie war die Untersuchung des Wachstumsverhaltens von Zellen der Säugetierkochlea auf verschiedenen alloplastischen Materialien, worüber in der Literatur bisher nichts berichtet wurde.

Material und Methode

Im ersten Versuchsteil wurden Spiralganglienzellexplantate von neonatalen Ratten (P6) auf Titan-, Gold- und Silikonplättchen in Zellkulturschalen inkubiert. Die alloplastischen Oberflächen wurden vorher mit den extrazellulären Matrixproteinen Polylysin und Laminin beschichtet. Als Kulturmedium wurde N2-supplementiertes DMEM („Dulbecco's modified Eagles medium") unter Zusatz von 25-mM-HEPES-Puffer, 30 E/ml Penicillin und dem Wachstumsfaktor Neurotrophin 3 (NT3) verwendet. Die Inkubation erfolgte für 72 h bei 37 °C, 5% CO_2 und einer Luftfeuchtigkeit von 95%. Nach Fixierung und immunhistochemischer Anfärbung mit einem Anti-Neurofilament-Antikörper konnte das Wachstumsverhalten der Spiralganglienzellneuriten mit dem von Kontrollgruppen, die in Kulturschalen ohne Zusatz alloplastischer Materialien inkubiert wurden, verglichen werden. Zur Auswertung der Neuritenlänge verwendeten wir eine selbst entwickelte Software auf der Basis von Borland Delphi mit der eine quantitative Auswertung möglich ist [4]. In einem zweiten Versuchsschritt wurden die Titan- und Goldplättchen mit dem anheftenden Spiralganglienexplantat aus den Kulturschalen entfernt und zur Vorbereitung für die Elektronenmikroskopie mit Goldpalladium bedampft. In der Rasterelektronenmikroskopie wurden die Anheftung und das Wachstumsverhalten der Spiralganglienexplantate in Vergrößerungen von 60- bis 10.000fach untersucht und verglichen.

Ergebnisse

Auswachsende Spiralganglienneuriten erreichten auf einer Titanoberfläche das längste Neuritenwachstum mit einem Mittelwert von 906,2 µm und einer mittleren Anzahl von 28 Neuriten. Auf Gold kam es mit 681,0 µm und einer mittleren Anzahl von 18 Neuriten zu einem besseren Wachstum als in der Kontrollgruppe, bei der eine mittlere Neuritenlänge von 594,8 µm bei einer Anzahl von 30 Neuriten bestand. Auf der Silikonoberfläche zeigte sich das schlechteste Wachstum von Spiralganglienneuriten mit einer mittleren Länge von 350,6 µm und 15 Neuriten. In der Rasterelektronenmikroskopie zeigte sich in hohen Vergrößerungen eine gute Anheftung der Neuriten am Material (Abb. 37.1).

Diskussion

Die Ergebnisse der vorliegenden Studie zeigen, dass von den verschiedenen im klinischen Einsatz bei Mittel- und Innenohrimplantaten (Cochlea Implant) verwendeten Materialien Titan die beste Biokompatibilität gegenüber Spiralganglienzellen der Säugetierkochlea in der Zellkultur zeigt (Abb. 37.2). Diese Beobachtung lässt sich gut mit

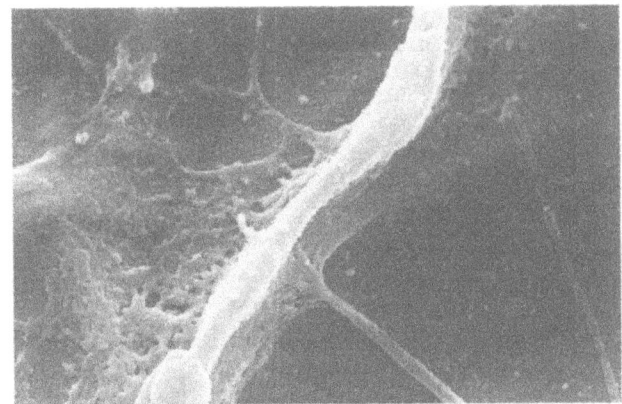

Abb. 37.1. Rasterelektronenmikroskopisches Bild (10.000fach) eines Spiralganglienneuriten auf einer gereinigten Titanoberfläche. Man erkennt die Gliazellen-vermittelte Anheftung des Neuriten am Material

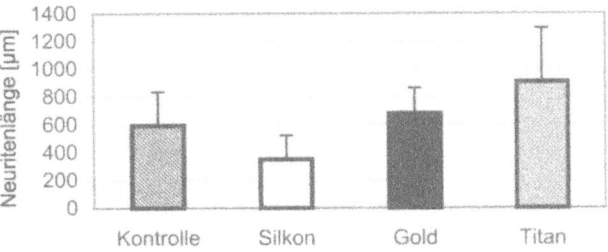

Abb. 37.2. Vergleich der mittleren Neuritenlängen von jeweils 5 Spiralganglienexplantaten auf jedem alloplastischen Materialien sowie der Kontrollgruppe mit Standardabweichungen

Ergebnissen zur Biokompatibilität von Titan gegenüber Mukosa des Säugetiermittelohres vergleichen, bei der gegenüber Gold auch eine deutlich bessere Biokompatibilität dieses Materials beobachtet wurde [7]. Das Wissen über die Interaktion von Spiralganglienzellneuriten mit Oberflächen alloplastischer Materialien ist besonders im Hinblick auf neu entwickelte Cochlea-Implant-Elektroden interessant, die durch technische Veränderungen näher dem Modiolus anliegen und so in einem engeren Kontakt zu überlebenden Neuronen des Innenohres stehen. Durch freiliegende Titanbezirke auf der Oberfläche einer CI-Elektrode könnten so z. B. die Neuriten von Spiralganglienzellen zu einem gezielten Zuwachsen auf eine Multikanalelektrode angeregt werden.

Literatur

Aletsee C, Kim D, Dazert S, Ryan RF (2000) Fibronectin bounderies influence the outgrowth of spiral ganglion neurons in vitro. Abstract of the ARO Midwinter Research Meeting, St Petersburg, FL

Dazert S, Kim D, Luo L et al. (1998) Focal delivery of fibroblast growth factor-1 by transfected cells induces spiral ganglion neurite targeting in vitro. J Cell Physiol 177:123–129

Könönen M, Hormia M, Hautaniemi J, Thesleff I (1992) Effect of surface processing on the attachment, orientation, and proliferation of human gingival fibroblasts on titanium. J Biomed Mater Res 26:1325–1341

Mlynski R, Brors D, Dazert S (2000) Eine neue Methode zur Längenbestimmung von Spiralganglienzellneuriten in vitro. Abstract 84. Jahrestagung der Vereinigung Südwestdeutscher Hals-Nasen-Ohrenärzte, 25.–26. August 2000, Würzburg

Mostardi RA, Meerbaum SO, Kovacik MW, Gradisar IA (1999) In vitro response of human fibroblasts to commercially pure titanium. J Biomed Mater Res 47(1):60–64

Prigent H, Pellen-Mussi P, Bonnaure-Mallet M (1998) Evaluation of the biocompatibility of titanium-tantalum alloy versus titanium. J Biomat Res 39(2):200–206

Schwager K (1998) Titanium as an ossicular replacement material: results after 336 days of implantation in the rabbit. Am J Otol 19(5):569–573

KAPITEL 38

Angiosarkomentstehung in Schwannomen des Nervus vagus

B. SCHICK · D. BRORS · H. KRONSBEIN

Einleitung

Angiosarkome sind seltene vaskuläre Neoplasien der Kopf- und Halsregion. Sie werden bevorzugt bei älteren Menschen im Bereich der Haut beobachtet [1] und weisen gewöhnlich ein sehr aggressives Wachstumsverhalten mit schlechter Prognose auf. Während die Möglichkeit der Entstehung eines Angiosarkoms in Neurinomen bei Patienten mit einer Neurofibromatose Typ 1 bekannt ist, stellt die Beobachtung von Angiosarkomen in neuronalem Gewebe ohne den Befund einer Neurofibromatose eine neue Erfahrung dar. Trassard und Mitarbeiter [4] haben 1996 erstmalig ein Angiosarkom in einem gutartigen Schwannom des N. ischadicus ohne Hinweis auf eine Neurofibromatose beschrieben. Wir berichten von zwei Beobachtungen einer Angiosarkomentstehung in Schwannomen des N. vagus, um auf diese seltene Möglichkeit der malignen Entartung von Neurinomen hinzuweisen. Im Gegensatz zu der häufigeren kutanen Lokalisation deutet sich für Angiosarkome bei einer Entstehung in einem Neurinom eine wesentlich geringere Tumoraggressivität an.

Kasuistiken

Fall 1

Eine 73-jährige Patientin wurde mit einer progredienten, ca. 6 cm durchmessenden Raumforderung der rechten Halsseite vorstellig. Ein Schwannom des N. vagus war vor 30 Jahren behandelt worden. Klinisch und kernspintomographisch ist der Befund als Rezidiv des vorbehandelten Schwannoms gewertet worden (Abb. 38.1). Hinweise auf eine Neurofibromatose bestanden nicht. Die vollständige Tumorentfernung war nur unter Einbeziehung des N. vagus in das Resektat möglich. Postoperativ trat eine temporäre Einschränkung des Schluckaktes auf und die Stimmbandparese der rechten Seite wurde gut kompensiert. Die klinischen und radiologischen Kontrolluntersuchungen über einen Zeitraum von 4 Jahren zeigten keinen Hinweis auf ein lokales Tumorrezidiv oder Metastasen.

Der 5,5 × 4,5 × 4 cm große kapsulierte Tumor zeigte eine inhomogene grau-gelbe Schnittfläche mit ausgeprägten hämorrhagischen Arealen. Histologisch waren in der subkapsulären Zone und in zentralen Abschnitten S-100-positive Spindelzellen zu erkennen, deren Kerne eine Antoni-A-Anordnung zeigten. Das überwiegende Tumorgewebe wies keine spezielle Zellarchitektur auf und war durch ausgeprägte Fibrosen, Mikroverkalkungen, lymphohistiozytäre Infiltrate sowie atypische Gefäßstrukturen bestimmt. Die irregulären vaskulären Strukturen waren von atypischen Endothelzel-

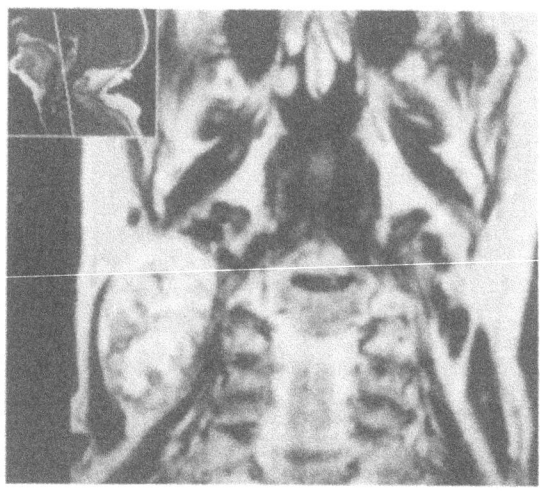

Abb. 38.1. Koronare kernspintomographische Darstellung eines angiosarkomatös entarteten Schwannoms des N. vagus bei einer 73-jährigen Patientin

len mit prominenten Nukleolen ausgekleidet. Zwischen den atypischen Gefäßstrukturen waren Zellnester mit hoher mitotischer Aktivität und atypischen Mitosen zu beobachten. Immunhistologisch zeigten die vaskulären Abschnitte eine positive Reaktion auf CD31, CD34 und das Faktor-VIII-assoziierte Antigen. Der Ki-67-Proliferationsindex wurde mit 15% bestimmt. Die histologische Befundeinordnung einer Angiosarkomentstehung in einem Schwannom wurde in einem Referenzgutachten (Prof. Dr. D. Katenkamp, Jena) bestätigt.

Fall 2

Ein 63-jähriger Patient wurde mit einer in den Oropharynx sich vorwölbenden parapharyngealen Raumforderung der rechten Seite unter der Verdachtsdiagnose eines Paraganglioms vorgestellt, nachdem ein enoraler Biopsieversuch wegen starker Blutung abgebrochen worden war. Klinisch fanden sich keine Hinweise auf eine Neurofibromatose. Computer- und kernspintomographisch (Abb. 38.2) zeigte sich eine Tumorausdehnung vom Oropharynx bis zur Schädelbasis mit Verlagerung der Arteria carotis interna. Angiographisch war eine nur geringe Tumorvaskularisation zu erkennen. Radiologisch wurden die Befunde im Sinne eines falschen Aneurysma gewertet. Intraoperativ fand sich ein vom Nervus vagus ausgehender Tumor, der makroskopisch vollständig reseziert werden konnte. Da das Tumorgewebe histologisch bis an den Rand des Präparates reichte, wurde eine strahlentherapeutische Behandlung (60 Gy) angeschlossen. Der Patient ist 4 Monate nach Abschluss der Behandlung ohne sicheren Hinweis auf ein Tumorrezidiv verstorben.

Das kapsulierte $4 \times 3 \times 3$ cm große Tumorpräparat zeigte zentral eine große, blutgefüllte Pseudozyste. Histologisch fanden sich in einer fibrösen Matrix mit Verkalkungen und Einblutungen irreguläre Gefäßstrukturen, die von atypischen Endothelzellen mit prominenten Nukleolen ausgekleidet waren. Zellverbände epitheloider Zellen wiesen eine deutlich erhöhte Mitoserate auf und zeigten Infiltrationen regulär differenzierter, S-100-positiver Spindelzellstrukturen im subkapsulären Abschnitt (Abb.

Abb. 38.2. Axialer kernspintomograpischer Befund eines angiosarkomatös entarteten Schwannoms des N. vagus bei einem 63-jährigen Patienten

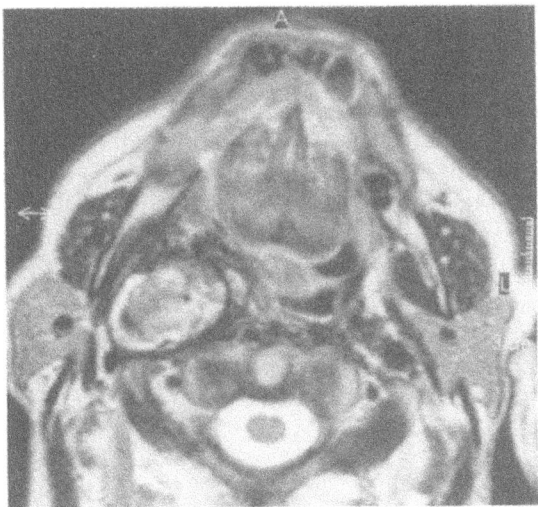

38.3). Immunhistologisch fand sich eine deutliche CD31- und Faktor-VIII-Antigenexpression in den atypischen vaskulären Gefäßabschnitten, wohingegen CD34 nicht nachgewiesen werden konnte. Die histologische Befundeinordnung einer Angiosarkomentstehung in einem Schwannom des N. vagus wurde in einem Referenzgutachten (Prof. Dr. D. Katenkamp, Jena) bestätigt.

Diskussion

Die angiosarkomatöse Entartung eines Schwannoms ist äußerst selten und war in der Vergangenheit nur bei Patienten mit einer Neurofibromatose Typ 1 bekannt [3]. Die Beobachtung einer Angiosarkomentstehung in einem Schwannom des N. ischadicus ohne Hinweis auf eine Neurofibromatose Typ 1 ist eine neue Erfahrung [4]. Die vorge-

Abb. 38.3. Immunhistologische S-100-Darstellung des Neurinomgewebes im Bildzentrum (*1*) mit Anteilen des Angiosarkoms (*2*) an beiden Bildrändern; Vergr. 100:1

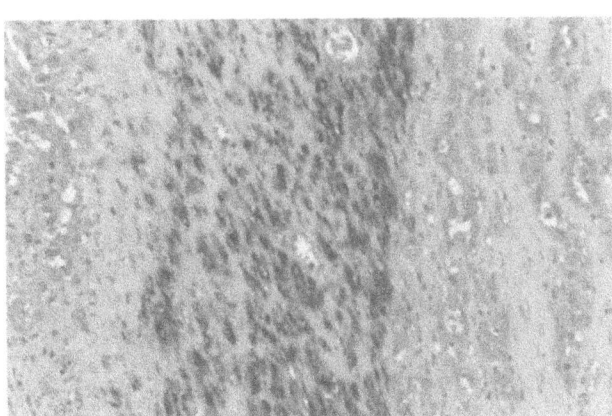

stellten Angiosarkombeobachtungen in Schwannomen des N. vagus belegen als 2. und 3. Literaturbeschreibung diese seltene Entartungsmöglichkeit. Pathogenetisch wird der vaskuläre endotheliale Permeabilitätsfaktor, der von Schwann-Zellen gebildet wird, als Auslöser einer Angiosarkomentstehung in einem Neurinom diskutiert [2].

Kutane Angiosarkome der Kopf- und Halsregion weisen ein sehr aggressives Wachstumsverhalten mit einer Fünfjahresüberlebensrate von nur 10–20% auf [1]. Auch das seltene Ereignis einer malignen Entartung eines Schwannoms wurde bisher als prognostisch äußerst ungünstig gewertet. In einer Zusammenstellung von acht maligne entarteten Schwannomen mit epitheloider und neuroepithelialer Differenzierung fand sich eine Mortalität von 62% mit einer mittleren Überlebensrate von 7 Monaten [5]. Im Gegensatz zu diesen Beobachtungen stehen die ersten Erfahrungen in der Behandlung von angiosarkomatös entarteten Schwannomen, für die sich eine günstigere Prognose andeutet.

Literatur

1. Aust MR, Olsen KD, Lewis JE, Nascimento AG, Meland NB, Foote RL, Suman VJ (1997) Angiosarcomas of the head and neck: clinical and pathologic characteristics. Ann Otol Rhinol Laryngol 106:943–951
2. Mentzel T, Katenkamp D (1999) Intraneural angiosarcoma and angiosarcoma arising in benign and malignant peripheral nerve sheath tumours: clinicopathological and immunohistochemical analysis of four cases. Histopathology 35:114–120
3. Morphopoulos GD, Banerjee SS, Ali HH, Stewart M, Vasudev KS Eyden BP, Harris M (1996) Malignant peripheral nerve sheath tumour with vascular differentiation: a report of four cases. Histopathology 28:401–410
4. Trassard M, Le Doussal V, Bui BN, Coindre JM (1996) Angiosarcoma arising in a solitary schwanomma (neurilemmoma) of the sciatic nerve. Am J Surg Pathol 20:1412–1417
5. Woodruff JM, Selig AM, Crowley K, Allen PW (1994) Schwannoma (neurilemmoma) with malignant transformation. A rare, distinctive peripheral nerve tumor. Am J Surg Pathol 18:882–895

KAPITEL 39

Minimal-invasiv applizierbare Zell- und Gewebeträger für die Schädelbasischirurgie

M. BÜCHELER · E. WINTERMANTEL

Einleitung

Der therapeutische Einsatz von Zellen und Geweben gewinnt in fast allen medizinischen Disziplinen zunehmend an Bedeutung. Durch die Verwendung geeigneter Trägerstrukturen kann die Menge sowie die Funktionalität der transplantierten Zellen und Gewebe verbessert werden. Der Einsatz in vitro hergestellter Zell- und Gewebesysteme in der Schädelbasischirurgie stellt besondere Anforderungen an die verwendeten Trägerstrukturen (s. Übersicht).

Zwei verschiedene Zell- und Gewebeträger wurden für die minimal-invasive Applikation im Bereich der Schädelbasis entwickelt und in vitro getestet.

Fadeninjektion

Das Trägermaterial wird in Form eines Fadens an den Implantationsort gebracht. Der Faden wird während der Injektion von einem Trägerfluid über Reibungs- und Druckkräfte kontinuierlich durch den Injektionskanal vorgeschoben und legt sich als makroskopisch offenporige Struktur in Form eines Fadenknäuels am Implantationsort ab.

Für die Zell- und Gewebetransplantation ist der Einsatz von Monofilamenten aus Hydrogelen geplant. Autogene oder allogene Zellen können in den Monofilamenten verkapselt werden. Derartige Trägermaterialien sind gut in vivo lokalisierbar und ggf. auch wieder explantierbar. Die offenporige Implantatstruktur erlaubt das Einwachsen von Blutgefäßen, die die Zellen und das Gewebe mit Nährstoffen versorgen können.

Organoide auf Mikrocarriern

Für den Ersatz epithelaler oder endokriner Zellen können in vitro hergestellte Organoide auf der Basis von Mikrocarriern eingesetzt werden. Die Durchmesser der Mikrocarrier (133–215 µm) ermöglich die minimal-invasive Applikation mit handelsüblichen Injektionsspritzen.

Als Beispiel wurden Cytodex 3-Mikrocarrier mit humanen Parotiszellen besiedelt. Immunhistochemisch ließ sich bis zu 6 Wochen in vitro eine Amylaseaktivität auf den Carriern nachweisen, d. h. dass wichtige gewebespezifische Funktionen auf den Mikrocarriern erhalten bleiben. Nachteilig ist die Verlagerung und eingeschränkte Relokalisierbarkeit der Partikel im Gewebe nach der Injektion.

Anforderungen an Zell- und Gewebeträger für die minimal-invasive Applikation

- Variable räumliche Anordnung
- Modifizierbare Oberfläche (z. B. hydrophil)
- Große Oberfläche für die Zelladhäsion
- Minimales Applikationsvolumen

Dehiszenzen des Paries jugularies und Häufigkeit zusätzlicher Knochenkanäle der Fossa jugularis

A. Prescher · D. Brors

Einleitung

In der HNO-ärztlichen Literatur [1, 2, 3, 5, 10] wird auf Dehiszenzen des Paries jugularis aufmerksam gemacht und auf eine mögliche klinische Bedeutung für die Ausbreitung von Entzündungen hingewiesen. Auch soll bei dem Vorhandensein einer Dehiszenz eine Verletzung des Bulbus venae jugularis beim Trommelfellschnitt oder der Ausschabung der Paukenhöhle möglich sein [5, 7]. Im anatomischen Schrifttum wird diese Dehiszenz nur ausnahmsweise [6, 8, 9] erwähnt. Angeregt durch die Beobachtung einer ausgeprägten spaltförmigen Dehiszenz im Paries jugularis entschlossen wir uns, die Ausprägung des Paries jugularis näher zu untersuchen.

Material und Methode

An 100 Schädeln adulter Personen (37 indischer und 63 mitteleuropäischer Herkunft) wurde der Paries jugularis auf das Vorkommen einer Dehiszenz hin betrachtet. Um die Dicke des Paries jugularis abzuschätzen, wurde eine normierte Lichtquelle in das Cavum tympani eingeführt und der Diaphaniegrad im Bereich der Fossa jugularis abgeschätzt. Es können vier Diaphaniegrade reproduzierbar unterschieden werden:

- Grad 0: kaum durchscheinend,
- Grad 1: durchscheinend,
- Grad 2: hell durchscheinend,
- Grad 3: fast durchsichtig.

Eine seitengetrennte Betrachtung der erhobenen Daten wurde durchgeführt.
Weiterhin wurde die seitliche Wand der Fossa jugularis (entspricht dem Paries jugularis) unter dem Operationsmikroskop bei 3,1facher Vergrößerung betrachtet und die Knochenkanäle ausgezählt. Hierbei wurden auch recht kleine Kanalmündungen berücksichtigt. Auf der lateralen Wand wurde nur die einfache oder gedoppelte Öffnung des Canaliculus mastoideus als konstant angesehen und nicht mitgezählt.

Befunde

Dehiszenzen

Bei 100 Schädeln wurden acht (8%) Dehiszenzen des Paries jugularis festgestellt. In sieben Fällen war die Dehiszenz spaltförmig ausgeprägt, nur bei einem Fall zeigte sich eine runde Form. Sieben Dehiszenzen waren rechts, eine links lokalisiert.

Für die Dicke des Paries jugularis ergibt sich nach Abschätzung mit Hilfe der Diaphaniegrade bei 100 Schädeln (200 Paries jugulares) die in Tabelle 40.1 gezeigte Verteilung.

Alle Paries jugulares, die eine Dehiszenz aufweisen, haben einen Diaphaniegrad von 2 oder 3, sind also insgesamt sehr dünn.

Zusätzliche Knochenkanäle der Fossa jugularis

Auf der lateralen Wand der Fossa jugularis finden sich bei 100 Schädeln durchschnittlich 4 Kanalöffnungen (0–25). Bei seitengetrennter Analyse ergibt sich folgendes Bild: Die laterale Wand weist rechts durchschnittlich 3,8 (0–20) und links 4,3 (0–25) zusätzliche Kanäle auf. Je nach Anzahl der Kanäle können drei Typen von Paukenhöhlenböden unterschieden werden, die zusammen mit ihren Häufigkeiten in Tabelle 40.2 vorgestellt werden.

Diskussion

Bei 100 Schädeln konnten acht (8%) Dehiszenzen des Paries jugularis aufgefunden werden. Diese Häufigkeit deckt sich annähernd mit der von Körner [5] bei 449 Schädeln angegebenen Häufigkeit von 30 (6,7%) Beobachtungen. Damit ist eine solche Dehiszenz nicht als selten anzusehen. Auffallend ist die Kombination mit einer durchweg dünnen Ausprägung des Paries jugularis.

Wenn man zur Frage der Ätiologie einer solchen Dehiszenz Stellung nehmen will, müssen die unterschiedlichen Dehiszenzformen berücksichtigt werden. Die runden Dehiszenzformen entstehen mehr als Folge einer Druckatrophie oder atrophischen

Tabelle 40.1. Häufigkeit der verschiedenen Diaphaniegrade (n=200)

Grad	Häufigkeit	
	Absolut [n]	Relativ [%]
0	38	19
1	122	61
2	35	17,5
3	5	2,5

Tabelle 40.2. Häufigkeit zusätzlicher Knochenkanäle im Paries jugularis (n=200)

Typ	Definition	Häufigkeit			
		Rechte Seite		Linke Seite	
		Absolut [n]	Relativ [%]	Absolut [n]	Relativ [%]
I	Keine Knochenkanäle	8	8	10	10
II	1–10 Knochenkanäle	87	87	85	85
III	>10 Knochenkanäle	5	5	5	5

40 Dehiszenzen des Paries jugularies

Perforation einer an sich schon dünnen Knochenlamelle. Eine spalt- oder strichförmige Ausprägung spricht nach unserer Meinung eher für eine angeborene Dehiszenz. Für Dehiszenzen entzündlicher Genese hingegen würden wir unregelmäßige Formen erwarten. Außerdem würden sich entzündliche Knochenveränderungen in der Umgebung nachweisen lassen.

Die Dehiszenzen (Abb. 40.1) stellen eine durchaus geräumige Kontinuität vom Cavum tympani zur Fossa jugularis her, sodass die Ausbreitung einer Entzündung per continuitatem ohne Frage möglich ist. Die in der Literatur [5] angegebene Verletzungsgefahr des Bulbus venae jugularis ist sicherlich nur bei ungewöhnlich großen Dehiszenzen gegeben und im Rahmen der heutigen Operationstechniken eher unwahrscheinlich. Hin und wieder wird allerdings intraoperativ beobachtet, dass der Bulbus venae jugularis bläulich durch den Boden der Paukenhöhle hindurchscheint. Dies ist nur bei einer dünnen Knochenwand (hoher Diaphaniegrad) möglich. Gerade aber diese hohen Diaphaniegrade (Grad 2 und 3) sind häufig mit einer Dehiszenz kombiniert, sodass bei diesen Fällen erhöhte Vorsicht bei Mittelohreingriffen unbedingt erforderlich ist.

Die zahlreichen zusätzlichen Knochenkanäle im Bereich der Seitenwand der Fossa jugularis enthalten kleine Venen, die eine Kommunikation zwischen Paukenhöhlenschleimhautvenen und Bulbus venae jugularis vermitteln [4, 5]. Man kann je nach Anzahl dieser perforierenden Venen drei Typen von Paukenhöhlenböden unterscheiden (s. Tabelle 40.2). Eventuell besitzen diese Venenkanäle auch eine Bedeutung für die Ausbreitung von Entzündungsprozessen (peribulbäre Entzündungsprozesse [4, 11]) oder aber auch für die Absiedlung von Metastasen in das Schläfenbein. Die in der Literatur [10, 11] beschriebene, tödliche Arrosionsblutung des Bulbus venae jugularis im Verlaufe einer Scharlachotitis oder einer Diphtherie wird wegen der Seltenheit dieser Krankheitsbilder heutzutage keine Rolle mehr spielen.

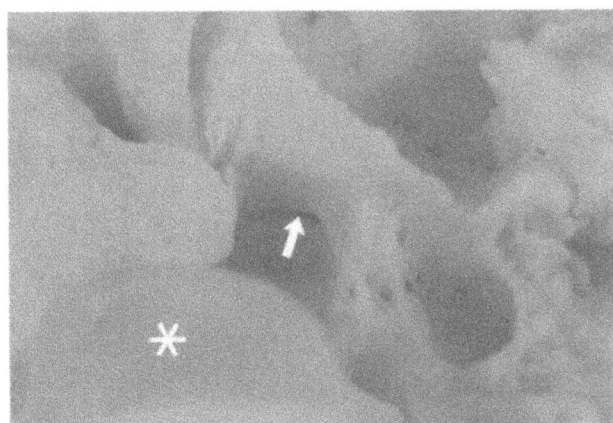

Abb. 40.1. Spaltförmige Dehiszenz (*Pfeil*) im Paries jugularis von der Fossa jugularis aus gesehen. Der Stern befindet sich auf dem Condylus occipitalis

Literatur

1. Brock W (1912) Klinische und pathologische Studien über die Frage Labyrintheiterung. Z Ohrenheilk 66:267-303
2. Budde K (1891) Über Dehiszenzen in der unteren Wand der Paukenhöhle. Inauguraldissertation, Göttingen
3. Bürkner K (1883) Drei Fälle von tödlich verlaufenden Ohrleiden, nebst Beiträgen zur pathologischen Anatomie des Gehörganges. Arch Ohrenheilk 19:245-256
4. Grossmann F (1908) Ueber die primäre otogene Thrombose des Bulbus venae jugularis internae. Arch Klin Chir 85:63-117
5. Körner O (1926) Angewandte Anatomie des Ohres. In: Denker A, Kahler O (Hrsg) Handbuch der Hals-, Nasen- Ohrenheilkunde, Bd 6: Die Krankheiten des Gehörganges, Teil 1. Springer, Berlin
6. Lang J (1992) Klinische Anatomie des Ohres. Springer, Wien New York
7. Müller A (1890) Ueber einen Fall von Blutung aus der V. jugularis interna bei Paracentese des Trommelfells. Inauguraldissertation, Halle
8. Siebenmann F (1897) Mittelohr und Labyrinth. In: Bardeleben K von (Hrsg) Handbuch der Anatomie des Menschen, Bd. 5, Teil 2: Sinnesorgane. Fischer, Jena
9. Uffenorde H (1961) Das Hör- und Gleichgewichtsorgan. In: Kaufmann E (Hrsg) Lehrbuch der speziellen pathologischen Anatomie, Bd 3, Teil 2, 11./12. Aufl. de Gruyter, Berlin
10. Uffenorde W (1911) Ein Fall von Bulbusblutung nach Paracentese. Eine Verblutung aus dem Ohr nach Arrosion des Bulbus bei Mittelohreiterung. Monatsschr Ohrenheilk 45:1239-1244
11. Uffenorde W (1933) Die auf den Bulbus der V. jugul. int. beschränkte Thrombose. Z Hals- Nasen- Ohrenheilk 34:280-293

TEIL V

**Aktuelle Aspekte der Chirurgie
der vorderen Schädelbasis**

Neue Aspekte zur Therapie des Lagophthalmus

T. SCHROM · A. BERGHAUS

Einleitung

Der persistierende Lagophthalmus bei Fazialisparese stellt ein ästhetisches und funktionelles Problem dar. Durch die Unfähigkeit, das Lid zu schließen, kann über eine Keratopathie unterschiedlichen Schweregrades ein Hornhautulkus entstehen. Im schlimmsten Fall kann es zur Perforation der Hornhaut und damit zum Visusverlust kommen.

Um einen suffizienten Lidschluss zur Kornealprotektion zu ermöglichen, sind unterschiedliche Implantate entwickelt worden. Neben Lidmagneten, der Lidfeder oder der Implantation einer Silikonschlinge, wurde 1958 von Illig erstmals die Methode der Goldgewichtsimplantation beschrieben. Dabei wird ein leicht gebogenes, starres Goldplättchen mit entsprechendem Gewicht unmittelbar prätarsal fixiert. Die Goldimplantation zeichnet sich durch eine niedrige Extrusionsrate, die präoperative Anpassung des jeweiligen Gewichtes, die einfache Durchführbarkeit und die problemlose Entfernung aus.

Patienten und Methode

In einer an unserer Klinik durchgeführten Studie an 33 Patienten konnten wir, übereinstimmend mit den Angaben in der Literatur, die sehr guten funktionellen Ergebnisse bestätigen (Tabelle 41.1). Wir beobachteten jedoch auch eine Reihe von Komplikationen (Tabelle 41.2).

Tabelle 41.1. Ergebnisse des Lidloadings mit Goldimplantaten (n=33, NUZ=13 Monate)

	Präoperativ	Postoperativ
Lagophthalmus [mm]	5,0	0,3
Keratopathie	1,3	0,3
Visus	0,5	0,7

Tabelle 41.2. Komplikationen nach Lidloading mit Goldimplantaten (n=33, NUZ=13 Monate)

	[n]	[%]
Ptosis	5	15
Hornhautastigmatismus	8	24
Migration	3	9
Konturierung	8	24
Extrusion	1	3

Hierbei fällt auf, dass es in nahezu 25% der Fälle zur Ausbildung eines postoperativen Hornhautastigmatismus oder zur Konturierung des Implantates unter der Lidhaut kam.

Als Komplikationsursachen werden in der Literatur ein erhöhtes Implantatgewicht, dünne oder bestrahlte Haut, eine mangelhafte prätarsale Fixation oder ungenügende Taschenpräparation angeschuldigt. Neben diesen Ursachen halten wir einen unpassenden Implantatkrümmungsradius und die Verwendung von Gold als Implantatmaterial als mitverursachend. Da für Gold sowohl Fremdkörper- als auch granulomatoide Reaktionen beschrieben worden sind, bietet sich Platin als Materialalternative an. Zudem besitzt Platin im Vergleich zu Gold eine höhere Dichte (21,5 g/cm^3) und ermöglicht damit eine Volumenreduktion von über 10% des Implantats bei gleichem Gewicht. Ein weiteres Problem stellt die Flexibilität des Oberlids dar.

Um dies zu verdeutlichen, sehen wir auf Abb. 41.1 ein menschliches Auge, transpalpebral im Nonkontaktverfahren mit einem 7,5-MHz-Scanner geschallt. Der Oberlidtarsus ist deutlich als reflexreiches Band abgrenzbar. Der Tarsalradius beträgt hier beim Blick geradeaus 11,2 mm.

In Abduktionsstellung des Auges zeigt sich jedoch ein Radius von 13,3 mm (Abb. 41.2).

Bei 50 augengesunden Probanden wurde der Radius des Oberlidtarsus beim Blick geradeaus und in Abduktionsstellung sonographisch mit einem 7,5-MHz-Scanner im Nonkontaktverfahren bestimmt. Der Durchmesser veränderte sich bei Blickrichtungswechsel statistisch signifikant und betrug beim Blick geradeaus im Mittel 19,3 mm und in Abduktionsstellung 30,1 mm (t-Test für paarige Stichproben, $\alpha<0{,}05$).

Idealerweise ist zu fordern, dass ein Lidimplantat in gleicher Weise wie der Tarsus seinen Krümmungsradius kontinuierlich ändern kann. Um diesen flexiblen Eigenschaften eines Lidimplantates nachzukommen, entwickelten wir die Platinkette mit mobilen Elementen als neues Implantat für das Lidloading.

Auf Abb. 41.3 sind 6 Platinketten mit jeweils unterschiedlichem Gewicht zu sehen.

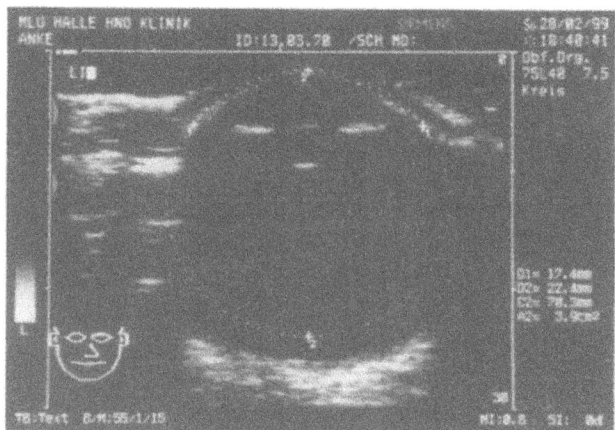

Abb. 41.1. Blick geradeaus, Tarsusradius 11,2 mm

Abb. 41.2. Abduktionsstellung, Tarsusradius 13,3 mm

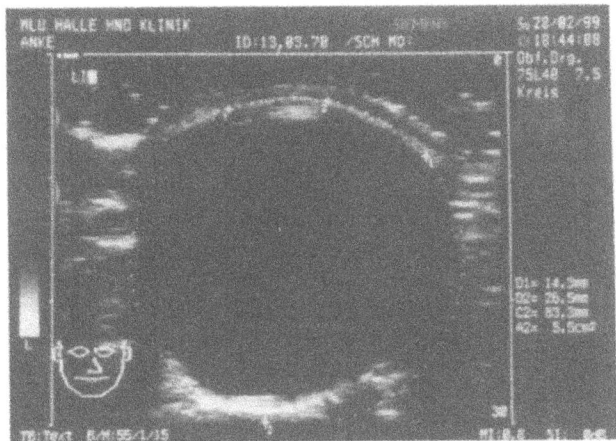

Abb. 41.3. Platinketten mit jeweils unterschiedlichem Gewicht

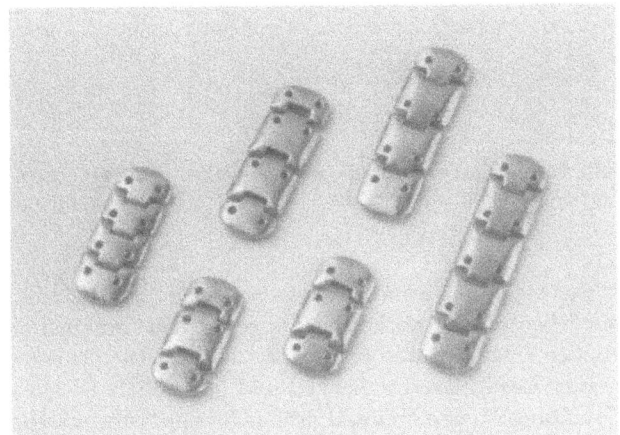

Ergebnisse

Seit 1998 haben wir die Platinkette mittlerweile 30-mal eingesetzt und die Erwartung deutlich besserer Ergebnisse konnte bestätigt werden.

Um dies zu verdeutlichen, ist auf Abb. 41.4 das Auge einer 50-jährigen Patientin mit Z. n. Lidloading mit einem 1,1 g schweren herkömmlichen Goldimplantat zu sehen.

Bei gutem funktionellem Ergebnis zeigt sich eine deutliche Konturierung des Implantates.

Auf Abb. 41.5 ist die gleiche Patientin 6 Monate postoperativ zu sehen, nachdem wir das Goldplättchen durch eine Platinkette ersetzt haben.

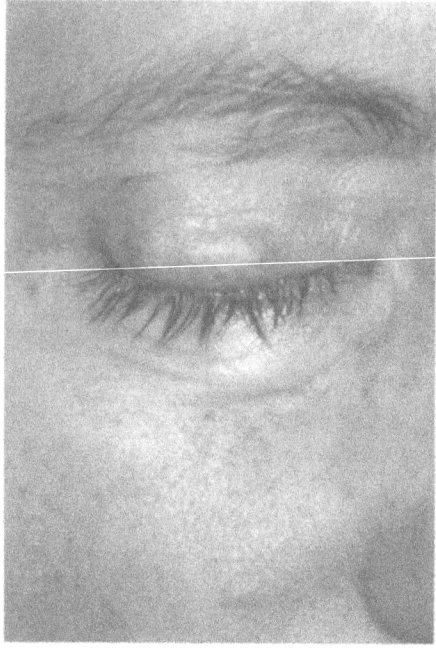 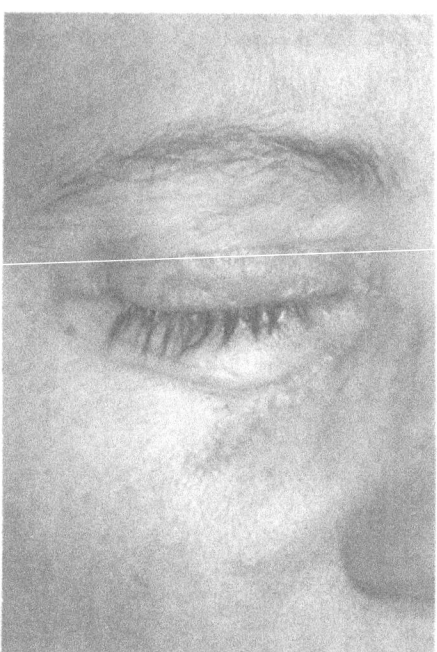

Abb. 41.4. Zustand nach Lidloading mit starrer Goldimplantatkonturierung

Abb. 41.5. Zustand nach Lidloading mit einer 1,1 g schweren Platinkette

Das Lidloading ermöglicht einen vollständigen Lidschluss mit Erhalt des binokularen Sehens ohne Gesichtsfeldeinschränkung. Kombinationen mit weiteren lidchirurgischen Eingriffen sind problemlos möglich. Die Platinkette zeichnet sich durch ihre bessere Gewichtsverträglichkeit und ihre höhere Dichte aus. Aufgrund der flexiblen Gestaltung ist eine optimale prätarsale Anpassung möglich und dient damit der Reduktion postoperativer Komplikationen.

KAPITEL 42

Invasive Mukozelen der Stirnhöhle – therapeutisches Vorgehen

J. CONSTANTINIDIS · H. STEINHART · K. SCHWERDTFEGER · H. IRO

Einleitung

Mukozelen treten am häufigsten in der Stirnhöhle und seltener im Siebbeinzellsystem und in der Kiefer- und Keilbeinhöhle auf. Mukozelen der Stirnhöhle können durch eine Infektion oder durch ihr expansives Wachstum zu intrakraniellen und orbitalen Komplikationen führen. Die chirurgische Intervention stellt die einzige therapeutische Option dar. Während Mukozelen des Siebbeinzellsystems, der Kiefer- und der Keilbeinhöhle über einen endonasalen Zugang problemlos in die Nase marsupialisiert werden können, ist das Vorgehen bei Mukozelen der Stirnhöhle von der Lokalisation und der Ausdehnung der Mukozele abhängig.

Material und Methode

Zwischen den Jahren 1995 und 1998 haben wir 14 Patienten mit invasiven Mukozelen der Stirnhöhle behandelt. Es handelte sich dabei um zehn Männer und vier Frauen im Alter von 18–74 Jahren (M=51,8). In acht Fällen war die Mukozele medial und bei sechs Patienten im lateralen Anteil der Stirnhöhle lokalisiert. Bei acht Patienten war eine Stirnhöhlenoperation vorausgegangen wobei in einem Fall der Patient 23-mal von außen nach Jansen-Ritter (Lynch) operiert wurde. Zwei Patienten hatten eine chronische polypöse Sinusitis frontalis mit multiplen Allergien und einer Aspirinintoleranz. Die invasiven Mukozelen entwickelten sich bei drei Patienten jeweils 2, 18 und 25 Jahre nach einer Fraktur der Stirnhöhle, die primär nicht behandelt worden war. Bei einem Patienten konnte die Ursache der Mukozelenbildung nicht festgestellt werden. Die medial liegenden Mukozelen wurden über einen endonasalen Zugang eröffnet und in die Nase marsupialisiert.

Die lateral lokalisierten Mukozelen der Stirnhöhle, die nicht über einen endonasalen Zugang erreicht werden konnten, wurden extranasal über einen osteoplastischen Zugang operiert [4].

Die Mukozelen wurden danach eröffnet und bei zwei Patienten im Sinne einer Mediandrainage in die Nase drainiert. Bei zwei Patienten, die mehrmals von außen an der Stirnhöhle operiert worden waren, führten wir eine Obliteration der Stirnhöhle mit Bauchfett aus. In zwei Fällen mit einer ausgedehnten Destruktion der Stirnhöhlenhinterwand beiderseits und Ausdehnung der Mukozelen in den Epiduralraum wurde eine Kranialisation der Stirnhöhle durchgeführt. Bei insgesamt großen Stirnhöhlen erfolgte deren Freilegung in Zusammenarbeit mit den Neurochirurgen über eine bifrontale Kraniotomie. Der Defekt der Stirnhöhlenvorderwand wurde bei einem Patienten in gleicher Sitzung mit einem Tabula-externa-Transplantat aus der parietalen Kalottenregion rekonstruiert. Die Tabula externa wurde 1,5-2 cm lateral der Mittellinie entnommen. Dadurch konnte eine Verletzung des Sinus sagittalis superior vermieden werden.

Ergebnisse

Der Nachbeobachtungszeitraum betrug im Durchschnitt 3 Jahre mit einer Spannweite von 1 bis zu 4 Jahren. Bei den Patienten, die endonasal operiert wurden, folgte eine regelmäßige und sorgfältige postoperative endoskopisch gestützte Nachbehandlung für 6-8 Wochen. Bei allen nicht endonasal operierten Patienten wurde 6-12 Monate postoperativ zusätzlich ein bildgebendes Verfahren (CT oder MRI der Nasennebenhöhlen) durchgeführt. Alle Patienten waren postoperativ beschwerdefrei und bei keinem bestand ein Anhaltspunkt für ein Rezidiv der Mukozele oder für eine Spätkomplikation wie z. B. Sehminderung, Meningitis oder Rhinoliquorrhö. Die ästhetischen Ergebnisse waren gut, da entweder endonasal operiert wurde oder bei extranasalem Vorgehen in allen Fällen ein Zugang über einen Bügelschnitt durchgeführt worden war und somit unschöne Narben im Gesicht vermieden wurden. Veränderungen der Stirnkontur traten nicht auf.

Diskussion

Die chirurgische Intervention stellt die einzige therapeutische Möglichkeit bei invasiven Mukozelen der Stirnhöhle dar. Die Wahl des adäquaten operativen Zugangs ist abhängig von der Lokalisation und Ausdehnung der Mukozele. Darüber hinaus spielen die individuelle Anatomie einschließlich der Veränderungen durch vorausgegangene Operationen sowie die Sicherstellung einer gründlichen und langfristigen Nachkontrolle und Nachpflege des Patienten eine sehr wichtige Rolle zu Vermeidung eines Rezidivs. Mukozelen, die von endonasal angegangen werden können, sollten endoskopisch und mikroskopisch gestützt in die Nase marsupialisiert werden. Der endonasale Eingriff ist für den Patienten wenig belastend und die Komplikationsrate gering. Die noch vorhandenen knöchernen Begrenzungen des Stirnhöhleninfundibulums können weitgehend geschont werden. Durch die erhöhte Präzision und Sicherheit der zur Verfügung stehenden optischen Hilfsmittel kann der Lokalbefund postoperativ im Siebbein und auch in der Stirnhöhle problemlos endoskopisch kontrolliert werden [2, 3]. Bei weit lateral und hinter einem engen Rezessus lokalisierten invasiven Mukozelen und vorausgegangenen Operationen der Stirnhöhle von außen (nach Jansen-Ritter) sowie bei Rezidivoperationen bei Patienten mit prädisponierenden Faktoren wie Analgetikaintoleranz ist die Gefahr einer Rezidivmukozele deutlich erhöht. In diesen Fällen hat sich die Obliteration der Stirnhöhle bewährt. Sind große Teile der Stirnhöhlenhinterwand destruiert, mit großer epiduraler Ausdehnung der Mukozele, oder liegen intrakranielle Komplikationen vor, führen wir eine Kranialisation der Stirnhöhle durch komplette Wegnahme der Hinterwand durch [1]. In diesen Fällen ist eine Zusammenarbeit mit dem Neurochirurgen und eventuell zusätzlich ein osteoplastischer Zugang über eine bifrontale Kraniotomie erforderlich (Abb. 42.1). Insgesamt sind für die Beurteilung von Stirnhöhleneingriffen Langzeitergebnisse erforderlich, da Rezidive oder Komplikationen auch viele Jahre nach der primären chirurgischen Intervention auftreten können. Gerade bei invasiven Mukozelen der Stirnhöhle ist we-

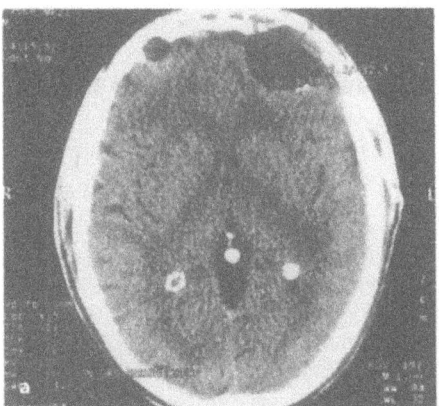
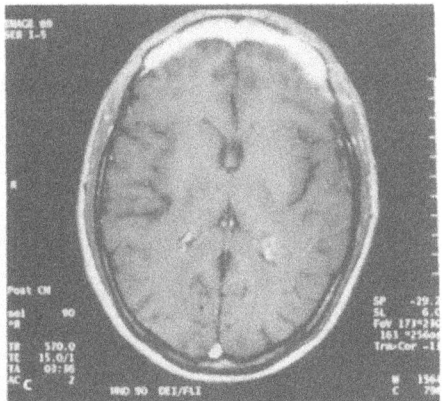
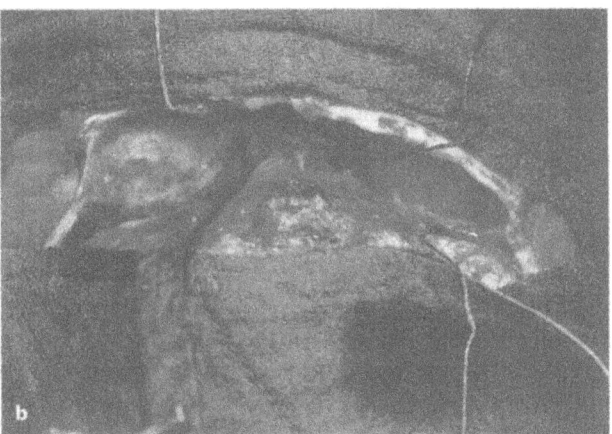

Abb. 42.1a–c. Mukozele der Stirnhöhle beiderseits, mit Destruktion der Hinterwand und epiduraler Extension. Axiales CT im Weichteilfenster (**a**). Z.n. bifrontaler Kraniotomie und kompletter Entfernung der Stirnhöhlenhinterwand und der Schleimhaut (**b**). Axiales MRI, T1-Wichtung, 1,5 Jahre postoperativ (**c**)

gen der Gefahr von lebensbedrohlichen Komplikationen ein eventuelles Rezidiv so früh wie möglich zu behandeln. Deshalb empfehlen wir die Durchführung einer Kernspintomographie der Nasennebenhöhlen 1, 3 und 5 Jahre nach einer Obliteration oder Kranialisation der Stirnhöhle.

Literatur

Donald PJ (1982) Frontal sinus ablation by cranialization. Arch Otolaryngol 108:142–146
Hosemann W, Leuwer A, Wigand ME (1992) Die endonasale, endoskopisch kontrollierte Stirnhöhlenoperation bei Mukopyozelen und Empyemen. Laryngo Rhino Otol 71:181–186
Kennedy DW, Josephson JS, Zinreich J, Mattox DE, Goldsmith MM (1989) Endoscopic sinus surgery for mucoceles: a viable alternative. Laryngoscope 99: 885–895
Weber R, Draf W, Keerl R, Constantinidis J (1995) Aspekte zur Stirnhöhlenchirurgie. Teil II: Die externe Stirnhöhlenoperation – der osteoplastische Zugang. HNO 43:358–363

Das Osteosarkom der Schädelbasis

P. A. Mir-Salim · H.-J. Holzhausen · A. Hammer · A. Becker · A. Berghaus

Einleitung

Maligne Knochentumoren machen nur etwa 1% aller bösartigen Geschwülste beim Menschen aus. Mit 15–20% dieser Fälle tritt das Osteosarkom am häufigsten auf. Das Osteosarkom betrifft meist Extremitäten, wobei das Erstmanifestationsalter das 1.–3. Lebensjahrzehnt umfasst [10]. Das Auftreten an der Schädelbasis ist eine absolute Rarität. Wir möchten anhand des Falles eines hochmalignen Osteosarkom der Siebbeinregion die diagnostischen und therapeutischen Besonderheiten dieses Tumors aufzeigen.

Material und Methoden

Es handelt sich um einen 17-jährigen Patienten, der sich mit einer rasch zunehmenden Visusverschlechterung rechts vorstellte. Bei der Untersuchung zeigte sich eine ausgeprägte Protrusio bulbi, Visusminderung auf 1/20 und deutlich eingeschränkte Bulbusbeweglichkeit rechts in alle Blickrichtungen. Endoskopisch war eine Auftreibung des mittleren Nasenganges erkennbar. In der CT-Untersuchung ergab sich eine teils weichteil-, teils knochendichte Raumforderung im rechten Siebbeinbereich mit Beteiligung der Siebbeinschädelbasis, der Orbita, des N. opticus und der Nasenhaupthöhle rechts. In der MRT bestätigte sich die Tumorausdehnung mit hochgradigem Verdacht der Durainfiltration (Abb. 43.1).

Wir führten zunächst eine endonasale, endoskopische Probeexzision durch, bei der sich histologisch ein hochmalignes, osteoblastisch-chondroblastisches Osteosarkom ergab. In Anlehnung an die Therapiegrundsätze des Extremitätenosteosarkom wurde eine neoadjuvante Chemotherapie nach dem COSS-96-Protokoll durchgeführt, die aus vier Zyklen mit Methothrexat, Adriamycin, Ifosfamid und Cisplatin bestand. Nach initialer Tumorverkleinerung zeigte sich jedoch ein deutlicher Tumorprogress; es bestand kein Anhalt für Fernmetastasen. In der CT und MRT war der Tumor jetzt durch die Dura in die vordere Schädelgrube eingebrochen (Abb. 43.2).

Es folgte die chirurgische Entfernung über eine Exenteratio orbitae, ein „midfacial degloving" mit Exstirpation des nasalen Anteils (s. Abb. 43.2) und die transfrontale Resektion des intrakraniellen Tumorrestes. Die gesamte anteriore Schädelbasis von den vorderen Clinoidfortsätzen bis zur Stirnhöhlenhinterwand, der lateralen Orbitawand und dem Ansatz der mittleren Muschel links wurde reseziert. Der Defekt konnte mit einem koronoidal gestielten Temporalismuskellappen verschlossen werden (Abb. 43.3a). Im postoperativen Verlauf trat wiederholt eine Liquorfistel am Resektionsrand auf (Abb. 43.3b). Der Duraverschluss konnte erst durch eine Obliteration

43 Das Osteosarkom der Schädelbasis

Abb. 43.1. MRT, koronare Schnittführung, T2-Wichtung mit Kontrastmittel, Raumforderung im Siebbeinbereich rechts mit Infiltration der Orbita, der Dura der anterioren Schädelbasis und der Nasenhaupthöhle

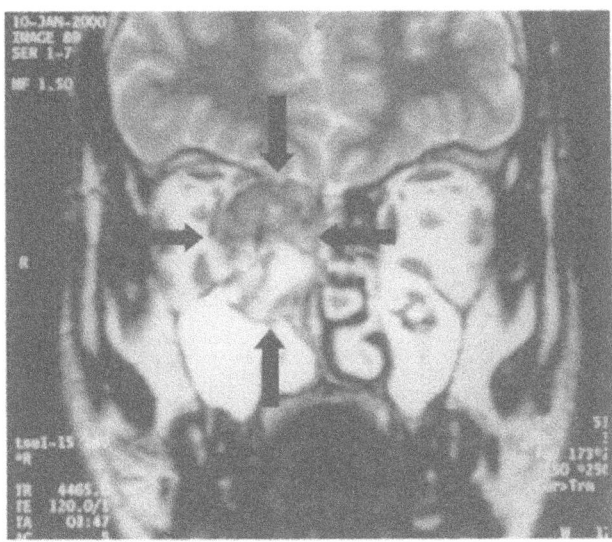

Abb. 43.2. MRT, koronare Schnittführung, T1-Wichtung mit Kontrastmittel. Tumorinfiltration des Frontalhirns des Nasenseptums und der gesamten Nasenhaupthöhle

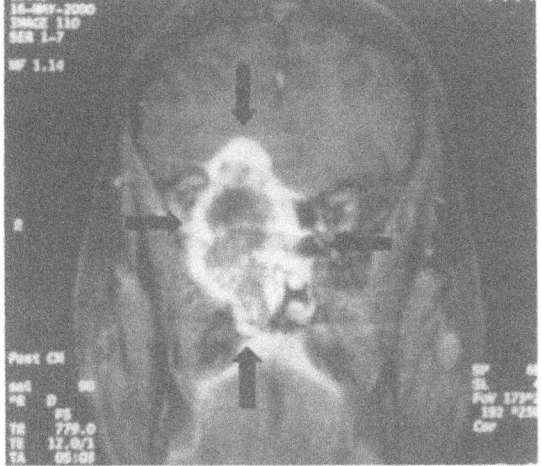

der rechten Nasenhaupthöhle mit Fett erreicht werden. Eine stereotaktische Radiotherapie von 65 Gy musste zweimal wegen eines temporalen und frontalen Abszesses unterbrochen werden und dauert zurzeit noch an. Es besteht trotz Therapie der hochgradige Verdacht auf einen progredient wachsenden Residualtumor (Abb. 43.3c).

Diskussion

Das Osteosarkom ist der häufigste maligne Knochentumor bei Kindern und Jugendlichen und gehört nach der WHO-Klassifizierung zu den knochenbildenden Tumoren

Abb. 43.3. a Nach „midfacial degloving", Exenteratio orbitae und Tumorresektion. Temporalislappen in Schädelbasisdefekt eingebracht.
b MRT, koronare Schnittführung mit Kontrastmittel 7 Tage postoperativ. Temporalismuskellappen (*Pfeil unten und seitlich*) im Schädelbasisdefekt, intrakranielle Luft (*Pfeil oben*).
c Axiale CT mit Kontrastmittel, Verdacht auf Tumorrezidiv im hinteren Orbitatrichter

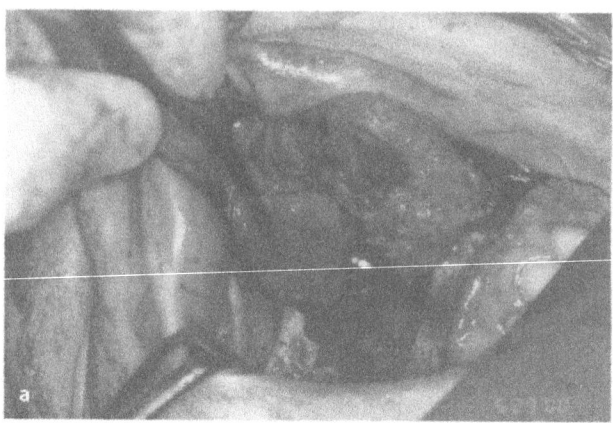
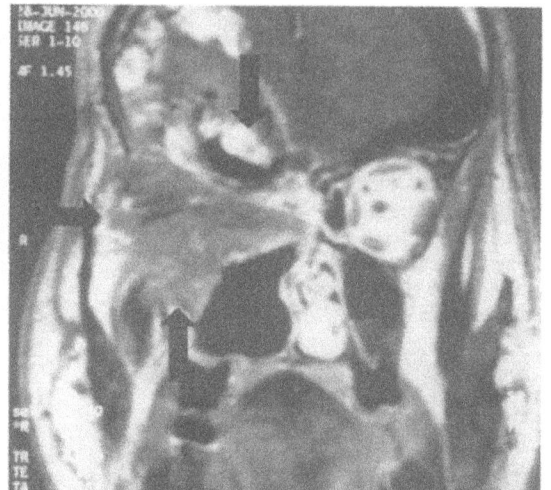
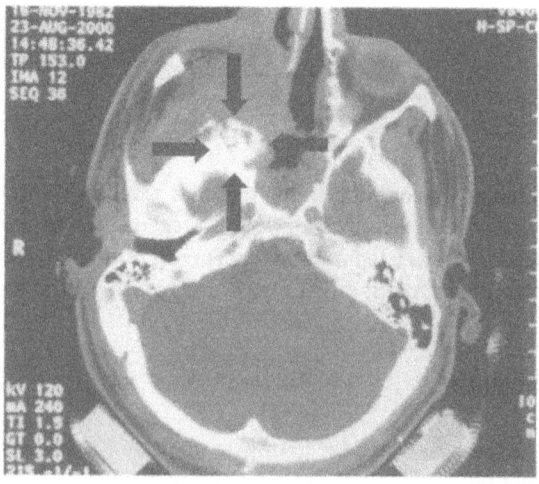

43 Das Osteosarkom der Schädelbasis

[10]. Es tritt meist an den Extremitäten auf [4] und hat hier die typische Symptomatik, bestehend aus Schmerzen, Schwellung und Funktionseinbuße der betroffenen Körperregion [2]. Das Auftreten im Bereich der Schädelbasis ist mit einer Inzidenz von <1% eine Rarität [10] und verursacht ein zunächst meist uncharakteristisches Beschwerdebild wie Kopfschmerzen oder, bei Beteiligung der Nasenhaupthöhle, eine Nasenatmungsbehinderung [7]. Wie in unserem Fall, werden die Tumoren dieser Lokalisation typischerweise erst bei ausgedehnteren Stadien und zusätzlichen orbitalen Symptomen erkannt.

Wegweisend für die weitere Therapie sind eine Biopsie und das histopathologische Grading [2]. Gemäß der UICC-Klassifikation von 1997 werden vier Grade unterschieden. Grad 1 entspricht einer guten Differenzierung, Grad 4 einem undifferenzierten Osteosarkom. Die verwendete Graduierung nach Coindre [5] schließt zusätzlich das Ausmaß von Tumornekrosen und die Anzahl von Mitosen ein und gibt ein umfassenderes Bild des Tumors.

Die Therapie der Extremitätenosteosarkome besteht in einer neoadjuvanten Chemotherapie nach dem COSS-96-Protokoll mit anschließender radikaler chirurgischer Tumorentfernung [3]. Bezüglich der an der Schädelbasis lokalisierten Osteosarkome lässt sich jedoch aufgrund der geringen Fallzahl keine grundsätzliche Behandlungsstrategie festlegen. Sowohl Fälle mit primärer operativer und adjuvanter Chemotherapie als auch neoadjuvanter Chemotherapie mit konsekutiver Chirurgie erbrachten keinen dauerhaften Heilungserfolg [1, 7]. Die Patienten verstarben ausnahmslos innerhalb eines Jahres. Überraschend war bei den meisten Fallbeschreibungen das Fehlen von Fernmetastasen.

Grundsätzlich ist bei resezierbaren Osteosarkomen der Schädelbasis die chirurgische Entfernung mit postoperativer Chemotherapie zu empfehlen. Zu bedenken ist, dass sich das Osteosarkom makroskopisch unbemerkt subperiostal ausbreiten und damit eine deutlich größere Tumorgröße besitzen kann als erkennbar ist. Trotz ausgedehnter Resektion ist somit auch bei scheinbar umschriebenen Läsionen nicht immer eine vollständige Entfernung möglich. Bei nur unsicher resektablen Befunden sollte daher über die Möglichkeit einer neoadjuvanten Chemotherapie nachgedacht werden. Entscheidend hierbei ist die engmaschige Kontrolle des Tumorverhaltens unter der Therapie. Nach erfolgter Chemotherapie ist die chirurgische Entfernung erforderlich. Hiernach lässt sich anhand der histopathologischen Regressionsgraduierung das Ansprechen des Tumors beurteilen, was wegweisend für die weitere Therapieplanung ist [9].

Die Prognose hängt insgesamt von Tumorgröße, -typ und -grading sowie vom Ansprechen auf eine eventuelle Chemotherapie, der Tumorregression und vom Auftreten von Fernmetastasen ab. Osteosarkome am Rumpf oder primär metastasierte Tumoren haben schlechtere Behandlungsaussichten als an Extremitäten lokalisierte Befunde [3]. Zur Prognose des Schädelbasisosteosarkome ist mangels größerer Fallzahlen keine Aussage möglich.

In unserem Fall führten wir aufgrund der Ausdehnung eine neoadjuvante Chemotherapie durch. Wie hier erkennbar, können diese aggressiven Tumoren auch unter Chemotherapie proliferieren und erfordern daher auch während der systemischen Behandlung engmaschige CT- und MRT-Kontrollen. Bei „Nonrespondern" kommt als Behandlung dann nur der Resektionsversuch mit postoperativer Strahlentherapie in Frage. Das Osteosarkom zeichnet sich insgesamt durch eine geringe Strahlensensibilität aus [6], weshalb der Therapieerfolg schwer vorhersagbar ist. Zur Wertigkeit der Schwerionentherapie lassen sich zurzeit noch keine sicheren Angaben machen.

Insgesamt ist durch die Lokalisation und der damit eingeschränkten Möglichkeit der operativen Radikalität die Prognose der Schädelbasis- gegenüber den Extremitätenosteosarkomen als schlechter einzuschätzen [7, 8]. Fernmetastasen scheinen hier gegenüber der lokalen Tumorkontrolle eine untergeordnete Rolle zu spielen. Über das jeweilige Therapiekonzept kann nur individuell entschieden werden.

Literatur

1. Alleyne CH Jr, Theodore N, Spetzler RF, Coons SW (2000) Osteosarcoma of the temporal fossa with hemorrhagic presentation: case report. Neurosurgery 47(2):447-450
2. Bernd L, Ewerbeck V (2000) Die operative Therapie von primär malignen Knochentumoren. Onkologe 6:730-737
3. Bielack S, Flege S, Kempf-Bielack B (2000) Behandlungskonzept des Osteosarkoms. Onkologe 6:747-759
4. Bohndorf K (2000) Bildgebende Diagnostik bei primären Knochentumoren. Onkologe 6: 723-729
5. Brunner T, Debus J, Dunst J (2000) Strahlentherapie bei Knochentumoren. Onkologe 6: 760-767
6. Coindre JM (1986) Pathology and grading of soft tissue sarcomas. Cancer Treat Res 67:1
7. Hayashi T, Kuroshima Y, Yoshida K, Kawase T, Ikeda E, Mukai M (2000) Primary osteosarcoma of the sphenoid bone with extensive periostal extension – case report. Neurol Med Chir (Tokyo) 40(8):419-422
8. Sato J, Himi T, Tamakawa M (2000) Osteosarcomatosis involving craniofacial bones presenting with cranial nerve palsies. J Laryngol Otol 114(3):214-217
9. Unni K (1997) Dahlin's bone tumors. Lippincott-Raven, Philadelphia
10. Werner M, Delling G (2000) Pathohistologie maligner Knochentumoren. Erfahrungen des Hamburger Knochentumorregisters an 8879 Fällen. Onkologe 6:709-722

Dorsale und ventrale kraniozervikale Stabilisierung bei progredienter basilärer Impression nach Densresektion bei PCP

D. DAENTZER · W. DEINSBERGER · T. JÜNGER · H.-P. HOWALDT · D.-K. BÖKER

Einleitung

Häufig entwickeln Patienten mit chronischer Polyarthritis eine zervikale Myelopathie, die durch einen hinter dem Dens gelegenen rheumatoiden Pannus bei atlantoaxialer Instabilität hervorgerufen werden kann. Eine Dekompression erfolgt von transoral durch Resektion des Dens. Anschließend ist eine Stabilisierung von dorsal erforderlich.

Im Folgenden wird das Management bei einer Patientin vorgestellt, bei der sich nach Densresektion und Stabilisierung eine progrediente basiläre Impression mit zunehmender Myelopathie entwickelte.

Patient und Methode

Es handelt sich um eine 55-jährige Patientin mit langjähriger chronischer Polyarthritis. Bei klinisch und elektrophysiologisch nachgewiesener zervikaler Myelopathie wurde bei atlantoaxialer Instabilität mit basilärer Impression (Abb. 44.1) die Dekompression mittels transoraler Densresektion vorgenommen. Die dorsale Stabilisierung erfolgte in derselben Sitzung durch eine transartikuläre C1/2-Verschraubung in der Technik nach Magerl (Abb. 44.2 [4]). Postoperativ war die Myelopathie rückläufig. Einige Monate später nahmen die myelopathischen Zeichen erneut zu. In der radiologischen Diagnostik (Röntgen, MRT, CT) zeigte sich eine persistierende basiläre Impression bei Hochstand der Densbasis mit Kompression der Medulla oblongata. Es wurde die Indikation zur erneuten Operation gestellt.

Ergebnisse

Fünf Tage vor dem geplanten Revisionseingriff wurde der Patientin eine Crutchfield-Extension angelegt, durch die eine Lockerung des Segmentes und Distraktion des kraniozervikalen Übergangs um ca. 1 cm erreicht werden konnte. Dann wurde im ersten Schritt der Operation in Bauchlage die dorsale Stabilisierung vom Okziput bis C6 mit dem Cervifix-System vorgenommen. Im zweiten Schritt des Eingriffs wurde nach Umlagerung der Patientin und Anlegen des SSEP-Monitorings der erneute transorale Zugang durchgeführt. Dieser wurde über eine Le-Fort-I-Osteotomie geschaffen. Zusätzlich musste der Oberkiefer median gespalten werden, damit der Klivus bis C3 ausreichend dargestellt werden konnte. Auf die zunächst geplante Resektion der Densbasis wurde schließlich verzichtet, da sich bereits ein ausreichender Abstand zum Klivus

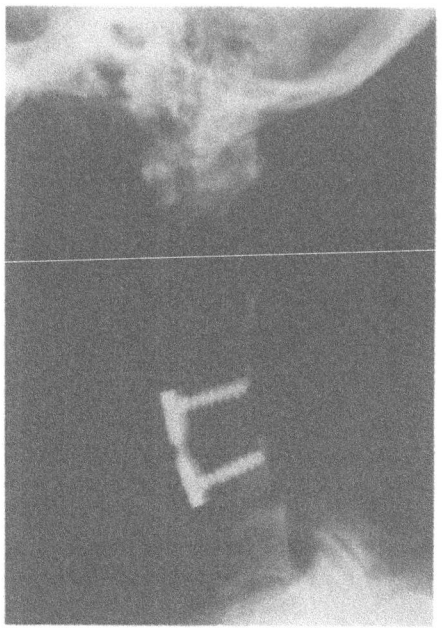 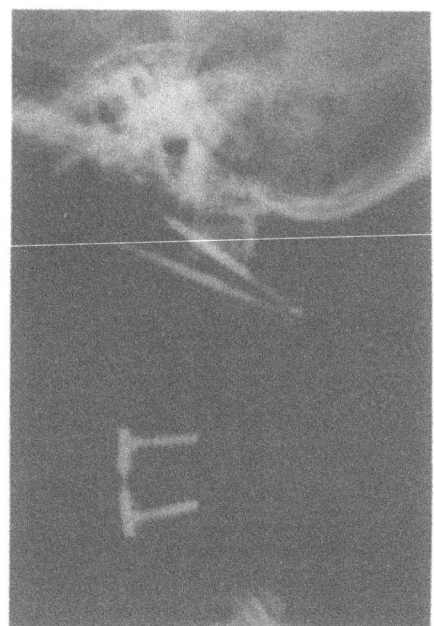

Abb. 44.1. MRT der HWS: atlantoaxiale Instabilität und basiläre Impression

Abb. 44.2. Röntgen der HWS: transartikuläre C1/2-Verschraubung nach Magerl

zeigte. Zur Sicherung des Dekompression wurde eine 6-Loch-Winkelplatte vom Klivus bis C3 angeschraubt (Abb. 44.3 und 44.4). Nach Reposition des Oberkiefers wurde dieser mit Miniplatten fixiert und der Wundverschluss vorgenommen. Der postoperative Verlauf war komplikationslos. Ab dem 3. Tag nach dem Eingriff konnte die Patientin schluckweise Wasser und Tee zu sich nehmen. Ab dem 8. Tag fand der orale Aufbau mit weicher Kost statt. Die Breikost wurde für insgesamt 6 Wochen fortgeführt. Nach jedem Essen und Trinken wurde der Mund mit H_2O_2 gespült. Prophylaktisch erfolgte eine antibiotische Abdeckung für insgesamt 12 Tage. Ebenso lange blieb eine lumbale Liquordrainage liegen. Mit dieser war die Patientin postoperativ versorgt worden, da bei dem ventralen Zugang Liquorfluss vorhanden war. Für insgesamt 10 Wochen trug die Patientin eine Kinn-Thorax-Stütze zur externen Stabilisierung. Röntgenologische Kontrollen waren regelrecht. Bereits kurze Zeit nach der Operation waren klinisch die Zeichen der Myelopathie rückläufig, was sich auch elektrophysiologisch bestätigte.

Diskussion

Indikationen für den transoralen Zugang bestehen bei allen Veränderungen, die zu einer Kompression des zervikomedullären Überganges von ventral führen [5]. Dazu zählen Malformationen des kraniozervikalen Übergangs (z. B. bei Osteogenesis imperfecta, Klippel-Feil-Syndrom, Down-Syndrom), die basiläre Impression (z. B. bei chronischer Polyarthritis) oder atlantoaxiale Instabilitäten. Ferner können Tumoren

Abb. 44.3. Röntgen der HWS seitlich: dorsale Stabilisierung C0–C6 mit Cervifix-System und ventrale Fixierung Klivus bis C3 mit 6-Loch-Winkelplatte

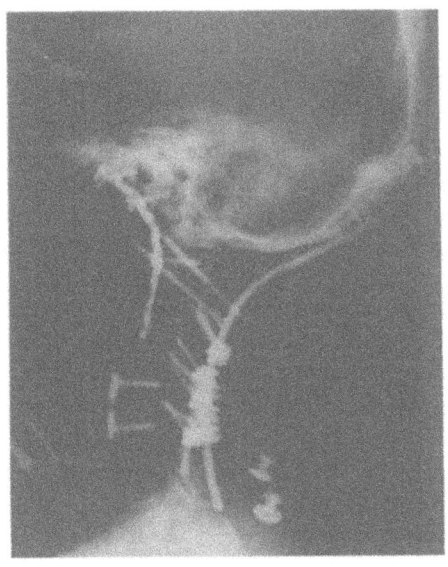

Abb. 44.4. Röntgen der HWS a.p.; vgl. Abb. 44.3

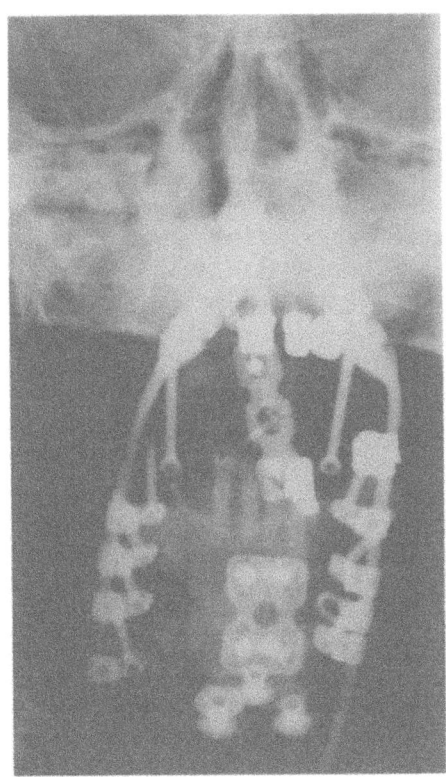

im Bereich des Klivus/Foramen magnum für eine solche Raumforderung verantwortlich sein. Retropharyngeale Abszesse können vom transoralen Zugang aus drainiert werden. Es existieren neben dem rein transoralen Zugang weitere Möglichkeiten, den Klivus und die obere HWS zu erreichen. Beim transpalatinalen Zugang wird zusätzlich der Gaumen gespalten. Über eine Le-Fort-I-Osteotomie kann der Oberkiefer nach unten geklappt und evtl. eine mediane Osteotomie der Maxilla angeschlossen werden [3]. Über eine mediane Glosso- und Mandibulotomie kann der Zugang auch auf die untere HWS ausgedehnt werden. Der Zugang richtet sich nach dem Ausmaß der Kompression und der erforderlichen Dekompression.

Risiken beim transoralen Zugang sind insbesondere Liquorfisteln. Deshalb wird bei einem Duraleck die frühzeitige Anlage einer lumbalen Liquordrainage bzw. sogar eines lumboperitonealen Shunts empfohlen [1, 3]. Zur Infektionsprophylaxe sollte eine antibiotische Abdeckung erfolgen, wobei Empfehlungen für die zeitliche Dauer in der Literatur zwischen 24 h und einer Woche schwanken [1, 5]. Wundheilungsstörungen am Gaumen erfordern einen umgehenden erneuten Wundverschluss. Bei verzögertem Auftreten einer Dehiszenz muss ein retropharyngealer Abszess ausgeschlossen werden. Verletzungen der A. vertebralis werden durch Koagulation oder Clipping versorgt. Um Zungenschwellungen vorzubeugen, sollte der Retraktor intraoperativ intermittierend gelockert werden. Die postoperative Extubation wird bei einer Zungenschwellung erst verzögert nach ausreichender Abschwellung empfohlen.

Ob nach transoraler Densresektion eine zusätzliche Stabilisierung von dorsal erforderlich wird, ist abhängig vom Ausmaß der Dekompression und der Qualität der Bänder und des Knochens. Bei chronischer Polyarthritis ist eine Instabilität fast immer zu erwarten, sodass dort immer von dorsal fixiert werden sollte [4]. Hingegen ist das Risiko bei kongenitalen Malformationen deutlich geringer, da meist die osteoligamentären Strukturen stabiler sind. Somit ist in diesen Fällen nur bei einer bereits präoperativ vorhandenen Instabilität oder bei extensiver Dekompression eine zusätzliche Stabilisierung erforderlich. Langzeitnachuntersuchungen sind bei ausgebliebener dorsaler Fixierung stets erforderlich, um eine sich entwickelnde Instabilität früh erkennen und entsprechend behandeln zu können.

Literatur

1. Archer DJ, Young S, Uttley D (1987) Basilar aneurysms: a new transclival approach via maxillotomy. J Neurosurg 67:54–58
2. Dickman CA, Locantro J, Fessler RG (1992) The influence of transoral odontoid resection on stability of the craniovertebral junction. J Neurosurg 77:525–530
3. James D, Crockard HA (1991) Surgical access to the base of skull and upper cervical spine by extended maxillotomy. Neurosurgery 29:411–416
4. Magerl F, Seeman PS (1987) Stable posterior fusion of the atlas and axis by transarticular screw fixation. In: Kehr P, Weidner A (eds) Cervical Spine I. Springer, Berlin Heidelberg New York Tokyo, pp 322–327
5. Menezes AH (1996) Transoral approaches to the clivus and upper cervical spine. In: Menezes AH, Sonntag VKH (eds) Principles of spinal surgery, vol 2. McGraw-Hill, New York, pp 1241–1251

Optikusdekompression bei bewusstlosen Patienten

B. Lübben · U. Grenzebach · W. Stoll

Einleitung

Die Behandlung der indirekten traumatischen Optikusneuropathie wird noch unterschiedlich gehandhabt. Besondere diagnostische und therapeutische Schwierigkeiten bestehen bei bewusstlosen Patienten ohne bestimmbaren Visus, sodass in diesen Fällen allgemein große Zurückhaltung bezüglich einer operativen Dekompression geübt wird. Anhand eines Gesamtkollektives von 67 Patienten sollen unsere Erfahrungen mit Dekompressionen des N. opticus bei bewusstlosen und intensivpflichtigen Patienten dargestellt werden.

Material und Methoden

Im Zeitraum zwischen Januar 1992 und Juli 2000 wurden im Zentrum für HNO- und Augenheilkunde der WWU Münster 67 Patienten mit traumatischer Optikusneuropathie behandelt. Präoperativ erfolgte bei allen Patienten eine sorgfältige ophthalmologische Diagnostik sowie eine hochauflösende Computertomographie des Gesichtsschädels und der Schädelbasis. 19 der 67 Patienten (28,4%) waren wegen schwerer Schädelhirntraumata bzw. multipler Verletzungen bewusstlos, intubiert und intensivpflichtig, sodass eine Bestimmung des Visus nicht möglich war. Die ophthalmologische Diagnostik musste bei diesen 19 Patienten deshalb auf objektive Untersuchungsmethoden, d. h. die Prüfung der Pupillomotorik (Swinging-Flashlight-Test) und die makroskopische Inspektion der vorderen Augenabschnitte sowie des Fundus beschränkt werden. Eine Verletzung des N. opticus wurde bei bewusstlosen Patienten aufgrund einer bestehenden absoluten oder relativen afferenten Pupillenstörung angenommen. Die Diagnose wurde durch den funduskopischen Befund eines Papillenödems mit Gefäßengstellung oder durch den computertomographischen Nachweis einer Verletzung im Bereich des Canalis opticus bzw. des Orbitatrichters unterstützt (Abb. 45.1).

Die Optikusdekompression wird bei uns in der Regel über einen transethmoidalen Zugang nach Killian durchgeführt [13]. Der Nerv wird nach Eröffnung der Keilbeinhöhle auf einem Umfang von 180° und einer Länge von 8–10 mm von seinem Knochen befreit. Auf eine Schlitzung der Optikusscheide wird in der Regel verzichtet, um einer Liquorrhö vorzubeugen. Peri- und postoperativ erhielten alle Patienten ein hochdosiertes Steroidschema intravenös (initial 1000 mg Prednisolon-21-hydrogensuccinat in absteigender Dosierung).

Abb. 45.1. Trauma im Bereich des Canalis opticus rechts bei schwerem Schädelhirntrauma

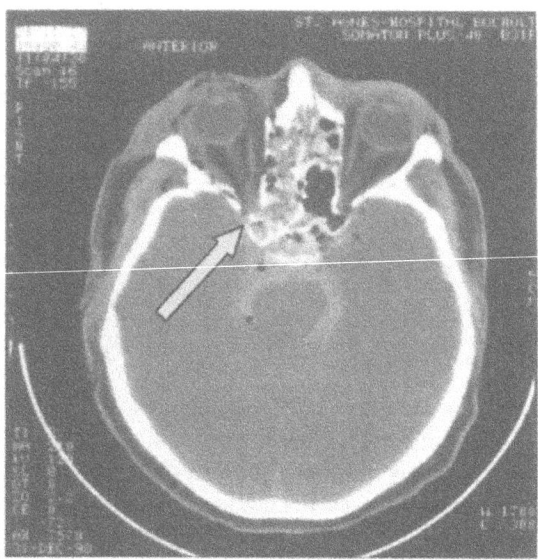

Ergebnisse

Die Gruppe der 19 bewusstlosen Patienten setzte sich aus 4 Frauen und 15 Männern zusammen, das Durchschnittsalter betrug 40,6±23,1 Jahre und reichte von 6-80 Jahren. Die Ursachen der traumatischen Optikusneuropathie ergaben sich zumeist aus Unfällen im Straßenverkehr (57,9%). Die Ätiologie umfasste weiter Arbeitsunfälle mit Stürzen von Gerüsten oder Dächern (26,3%), Unfälle im häuslichem Bereich (10,5%) und Sportunfälle (5,3%). Das Zeitintervall zwischen Trauma und Operation betrug 17,3±12,4 h und lag zwischen 4 und 41 h. Bei den Nachuntersuchungen wiesen fünf Patienten einen normalen Visus auf (0,9-1,0), bei drei Patienten konnte ein Visus von 0,7, 0,4 bzw. 0,2 nach Dekompression dokumentiert werden, und in einem Fall betrug der Visus 0,1. Sieben Patienten blieben amaurotisch. Die allgemeinen schweren Traumafolgen führten bei drei Patienten zum Tode, der am 5., 13. bzw. 53. Tag nach dem Unfall eintrat. Intraoperativ fanden sich bei sechs Patienten (31,6%) Kompressionen des N. opticus durch einspießende Knochenfragmente. Frakturen des Canalis opticus ohne Fragmentdislokation bestanden bei fünf Patienten (26,3%). Bei sieben Patienten (36,8%) zeigten weder der N. opticus noch der Canalis opticus pathologische Auffälligkeiten, sodass die Ursache der Optikusneuropathie nicht geklärt werden konnte. In einem Fall (5,3%) musste die Operation aufgrund einer starken Blutung aus der Keilbeinhöhle abgebrochen werden. Bei drei Patienten, deren postoperativer Visus 1,0, 0,7 und 0,1 betrug, konnte eine Einschränkung des Gesichtsfeldes postoperativ festgestellt werden. Hier lagen jeweils ein Ausfall des temporalen oberen Quadranten, eine temporale Hemianopsie bzw. ein Zentralskotom vor. Zusammenfassend konnte bei 9 von 19 bewusstlosen und polytraumatisierten Patienten mit traumatischer Optikusneuropathie ein Visusgewinn durch frühzeitige Dekompression des N. opticus erreicht werden. Die Dekompression sollte möglichst innerhalb der ersten 12 h nach dem Trauma durchgeführt werden. Weitere Faktoren, die den postoperativen Visusgewinn beeinflussten, konnten nicht gefunden werden. Insbesondere bestanden keine Korrelationen zwischen dem postoperativem Visus und dem intraoperativen Aspekt des N. opticus, der Frakturlokalisation oder dem Alter des Patienten.

Ähnlich gute Ergebnisse konnten wir bei den 48 bewusstseinsklaren Patienten erzielen, die einen präoperativen Visus angeben konnten. Die Erfolgsquote betrug in diesem Kollektiv 60,4%, wobei Erfolg als jeder postoperative Visusgewinn mit einem Mindestvisus von 2% definiert wurde.

Diskussion

Die Behandlung der traumatischen Neuropathie wird nach wie vor sehr unterschiedlich gehandhabt. Neben der chirurgischen Dekompression des N. opticus über verschiedene Zugänge, wie z. B. transethmoidal, endonasal oder subdural etc., wird auch die Behandlung mit Kortikosteroiden in unterschiedlicher Dosierung bzw. die abwartende kontrollierte Beobachtung des Spontanverlaufs befürwortet [1, 3, 6, 8, 11]. In den letzten 20 Jahren haben wir insgesamt 115 Dekompressionsoperationen durchgeführt, die überwiegend transethmoidal von außen über die Killian-Inzision im medialen Augenwinkel indiziert wurde. Über 48 Operationsergebnisse wurde bereits früher berichtet [7, 12]. Der Vorteil der transethmoidalen Chirurgie unter Einsatz des Operationsmikroskops liegt in der sehr guten Übersicht und der Möglichkeit, beidhändig zu manipulieren, ohne dass dabei eine Hand für das Halten der Lichtquelle bzw. des Endoskops benötigt wird. Außerdem können auf diesem Weg die Schädelbasis kontrolliert und eventuelle Duradefekte versorgt werden.

Im Gegensatz zu einigen Autoren [6, 14], die eine abwartende Haltung vertreten und die Dekompressionsoperation erst nach einem Versuch der Kortikosteroidbehandlung über 24–28 h indizieren, haben wir uns schon vor Jahren für die operative Maßnahme ausgesprochen, die unserer Ansicht nach so früh wie möglich nach dem Unfall gestartet werden soll. Solange der Pathomechanismus traumatischer Optikusneuropathie nicht endgültig geklärt ist, besteht unseres Erachtens kein hinreichender Grund, auf den Effekt der Kortikosteroidbehandlung allein zu setzen [4].

Die Problematik bei der Befunderhebung komatöser Patienten auf den Intensivstationen ist bekannt, zumal das Sehvermögen nicht messbar ist. Bei diesen Patienten haben wir uns ausschließlich auf den ophthalmologischen Befund mit afferenter Pupillenstörung und den Verdacht auf Erblindung des betroffenen Auges sowie CT-Befunde gestützt. Die interdisziplinäre Kooperation von Ophthalmologen, Neuroradiologen und Otorhinolaryngologen war in diesen Fällen von ganz besonderer Wichtigkeit.

Fünf der 19 komatösen Patienten hatten nach überstandener Intensivtherapie und Nervendekompression wieder ein normales Sehvermögen, bei weiteren vier Patienten war das Sehvermögen als befriedigend einzustufen. Bei der Interpretation dieser Befunde darf nicht übersehen werden, dass drei Patienten dieser Gruppe ihren Verletzungen erlagen. Insgesamt konnte eine Erfolgsquote bezüglich des postoperativen Sehens bei den Überlebenden von 47,4% verzeichnet werden. Eine direkte Korrelation zwischen intraoperativen Befunden und Visusverbesserung sowie präoperativen Befunden konnten wir nicht herstellen.

Messerli et al. [9] berichteten über gute Ergebnisse bei 21 komatösen Patienten mit afferenten Pupillenstörungen, bei denen sie schwere Mittelgesichtsverletzungen versorgten und gleichzeitig den N. opticus dekomprimierten. Sie benutzten einen subkraniellen Zugang. Postoperativ wurde das Sehvermögen bei neun Augen (40,9%) als normal bezeichnet, bei weiteren vier Augen (18,2%) trat eine deutliche Besserung ein, wobei auch die Sicht von Handbewegungen als Erfolg eingestuft wurde, neun Augen (21%) blieben blind.

Einige Autoren empfehlen die Ableitung von VEPs, die sie als wichtiges diagnostisches Hilfsmittel einstufen [2]. Unseres Erachtens ist die Ableitung der VEPs jedoch sehr schwierig und äußerst störanfällig, sodass wir auf diese Untersuchungstechnik keinen besonderen Wert legten. Die Ableitung von VEPs auf der Intensivstation war auch aus technischen Gründen nicht möglich. Die Artefaktanfälligkeit der VEPs ist bekannt und unserer Meinung nach ist auch keine exakte Zuordnung zu Visuswerten möglich [4, 5, 10].

Zusammenfassend ist die Technik der Dekompressionsoperation mittlerweile häufig beschrieben worden und mit einer durchschnittlichen Erfolgsquote von 32-71% belegt, wobei eine durchschnittliche Verbesserung von 44-52% anhand der Literatur nachvollzogen werden kann [1, 3, 7, 8]. Damit hat sich dieses Verfahren zur Behandlung posttraumatischer Störungen bewährt.

Literatur

1. Cook MW, Levin LA, Joseph MP, Pinczower EF (1996) Traumatic optic neuropathy: A meta-analysis. Arch Otolaryngol Head Neck Surg 122:389-392
2. Gellrich NC, Zerfowski M, Eufinger H, Reinert S, Eysel UT (1998) Interdisziplinäre Diagnostik und Therapie der traumatischen Sehnervenschädigung. Mund Kiefer Gesichts Chir 2 [Suppl 1]:107-112
3. Hager G, Gerhardt HJ, Maruniak M (1975) Indikationen und Ergebnisse operativer Freilegung traumatisch geschädigter Sehnerven. Klin Mbl Augenheilk 167:515-526
4. Hamand H, Chevalerand J, Rondot P (1986) La neuropathie traumatique. Rapport annuelle de la Society Français Ophtalmologie. Masson Publishers, Paris, pp 395-411
5. Kline LB, Morawetz RB, Swaid SN (1984) Indirect injury of the optic nerve. Neurosurgery 14:756-764
6. Levin LA, Beck RW, Joseph MP, Seiff S, Kraker R, The International Optic Nerve Trauma Study Group (1999) The treatment of traumatic optic neuropathy. Ophthalmology 106: 1268-1277
7. Li KK, Teknos TN, Lai A, Lauretano AM, Joseph MP (1999) Traumatic optic neuropathy: Results in 45 consecutive surgically treated patients. Otolaryngol Head Neck Surg 120:5-11
8. Maurer J, Hinni M, Mann W, Pfeiffer N (1999) Optic nerve decompression in trauma and tumor patients. Eur Arch Otorhinolaryngol 256:341-345
9. Messerli J, Vuillemin Th, Raveh J (1990) Primäre Opticusdekompression bei Mittelgesichtsfrakturen. Klin Mbl Augenheilk 196:398-401
10. Sofferman RA (1995) The recovery potential of the optic nerve. Laryngoscope 105 [Suppl 72]:1-38
11. Spoor TC, Hartel WC, Lensink DB, Wilkinson MJ (1990) Treatment of traumatic optic neuropathy with corticosteroids. Am J Ophthalmol 110: 665-669
12. Stoll W, Busse H, Kroll P (1988) Decompression of the orbit and the optic nerve in different diseases. J Cranio Max Fac Surg 16:308-311
13. Stoll W (1993) Operative Versorgung frontobasaler Verletzungen (inklusive Orbita) durch den HNO-Chirurgen. Eur Arch Otorhinolaryngol Suppl I: 287-307
14. Stoll W, Busse H, Wessels N (1994) Detaillierte Ergebnisse nach Orbita- und Optikusdekompressionen. HNO 42:685-690

KAPITEL 46

Dislokation des Augapfels in die Kieferhöhle – eine ungewöhnliche Komplikation im Rahmen komplexer Mittelgesichtsfrakturen

H. P. SCHIERLE · M. RITTIERODT · H. SCHLIEPHAKE · R. DEMPF

Einleitung

Die Dislokation anatomischer Strukturen in die Nasennebenhöhlen im Rahmen von Gesichtsschädelverletzungen stellt eine außerordentliche Rarität dar [6]. Wegen ihrer zentralen Position im Gesichtsschädel und ihres großen Volumens ist dabei hauptsächlich die Kieferhöhle betroffen [3, 4]. Trotz dieser Prädisposition für Fremdkörpereinsprengungen oder Verlagerung anatomischer Strukturen sind Berichte über derartige Zwischenfälle selten. So wurden bisher vier Fälle einer kompletten Dislokation des Augapfels in die Kieferhöhle beschrieben [1, 5, 6], wobei in zwei Fällen die anophthalmische Augenhöhle vom erstbehandelnden Arzt als traumatische Enukleation interpretiert wurde. Anhand des vorgestellten Falles einer Bulbusdislokation in den Sinus maxillaris sollen daher die diagnostischen und therapeutischen Schwierigkeiten dieser schwerwiegenden Komplikation aufgezeigt werden.

Kasuistik

Ein 18-jähriger Gerüstarbeiter erlitt im Rahmen eines Sturzes aus großer Höhe eine komplexe frontobasale Verletzung mit ausgedehnter Beteiligung des Mittelgesichtsskeletts (Abb. 46.1a). Bei der Erstuntersuchung wurde aufgrund der umfangreichen

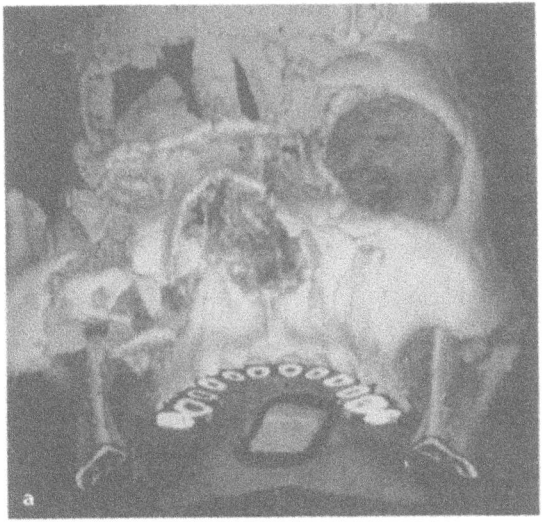

Abb. 46.1. a Die dreidimensionale Computertomographie demonstriert die ausgedehnten knöchernen Verletzungen

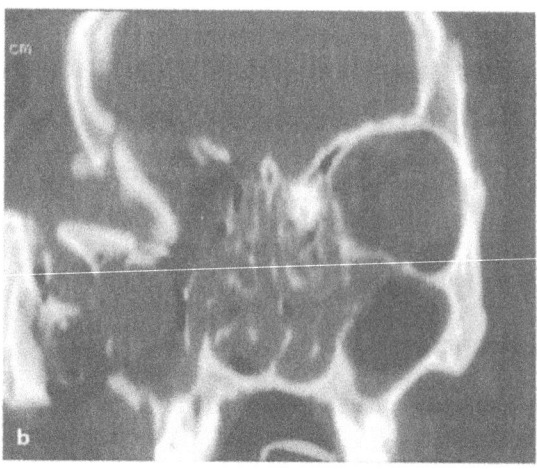

Abb. 46.1. b Die koronare Schichtung zeigt die komplette Dislokation des Bulbus in den Sinus maxillaris

Weichgewebebeteiligung die Diagnose einer traumatischen Bulbusruptur gestellt. Erst die computertomographische Untersuchung zeigte das Bild einer kompletten Dislokation eines normal erscheinenden Augapfels in die Kieferhöhle (Abb. 46.1b). Im Rahmen der folgenden Exploration konnte der Bulbus im Sinus maxillaris lokalisiert werden. Wegen des Abrisses des N. opticus musste der Augapfel jedoch enukleiert werden (Abb. 46.2). Nach Reposition der erhaltenen Gesichtsschädelfragmente und Versorgung der Stirnhöhlenvorder- und hinterwand wurde die Orbita mit Hilfe von Kalvariatransplantaten primär rekonstruiert und mit Hilfe des erhaltenen periorbitalen Weichgewebes gedeckt., um eine Prothesenfähigkeit der anophthalmischen Augenhöhle zu gewährleisten. Neun Monate nach dem Unfallereignis zeigt sich die klinische Situation stabil (Abb. 46.3 a und b), sodass weitere erforderliche Sekundärkorrekturen im Bereich der Orbita durchgeführt werden können (Abb. 46.4a und b).

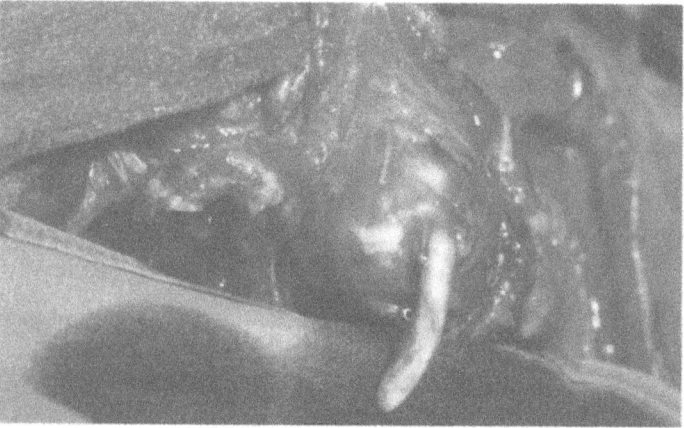

Abb. 46.2. Nach temporärer Entfernung des Orbitabodens wird der dislozierte Bulbus mit abgerissenem N. opticus sichtbar

46 Dislokation des Augapfels in die Kieferhöhle

Abb. 46.3 a, b. Die klinische Situation mit befriedigendem ästhetischen Ergebnis. Die Korrektur der Oberlidptose sowie die Eingliederung einer definitiven Augenprothese stehen noch aus

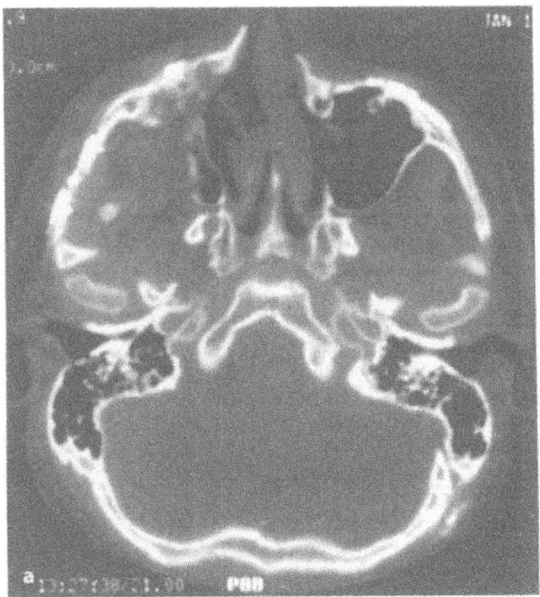

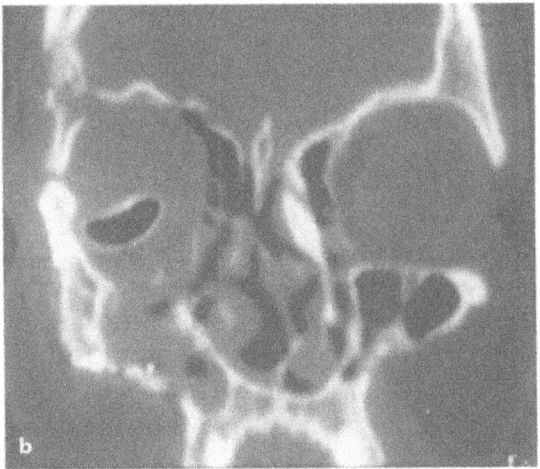

Zusammenfassung

Der vorliegende Fall zeigt, dass bei der Erstuntersuchung schwerer Mittelgesichtsverletzungen im Falle einer klinisch leer imponierenden Orbita die Möglichkeit einer Bulbusdislokation in den Sinus maxillaris in Betracht gezogen und computertomographisch gesichert werden muss. Zwei der vorliegenden Fallberichte beschreiben die erfolgreiche Reposition des Augapfels nach Dislokation mit partiellem Visuserhalt [6]. Dies bestätigt die Beobachtung von Converse und Smith [2], wonach eine Dehnung des N. opticus von 8–10 mm nicht zwingend zu einem irreversiblen Visusverlust

Abb. 46.4 a, b. Die axiale Schichtung demonstriert das bei der knöchernen Rekonstruktion angewandte Behandlungsprinzip: Vom „Fixpunkt" der lateralen Schädelbasis kommend, erfolgte die Wiederherstellung des Jochbogens und damit der Projektion des Jochbeinmassivs. Die koronare Reformation zeigt die unvollständige Rekonstruktion des Orbitabodens und damit eine funktionelle Vergrößerung der Augenhöhle. Ein weiterer Eingriff zur Rekonstruktion des Augenhöhlenbodens ist indiziert, dadurch kann auch eine deutliche Verbesserung der Prothesensituation erzielt werden

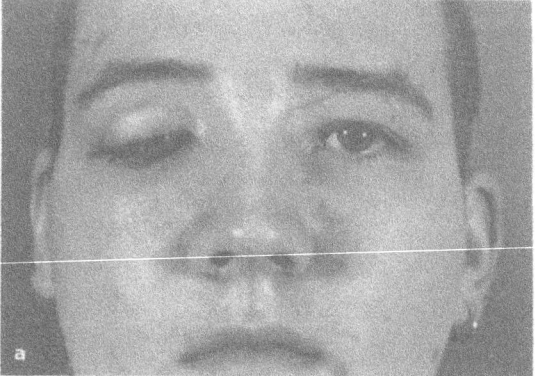

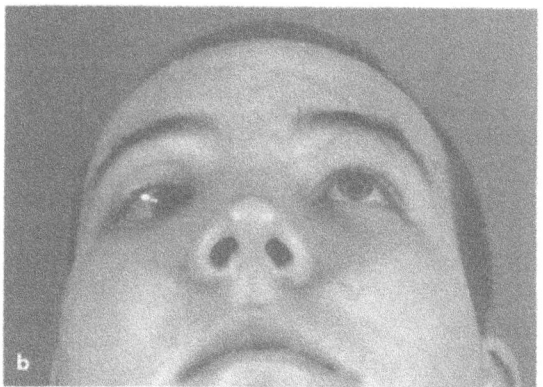

führen muss. Die Tatsache, dass diese Verletzung in mehreren Fällen nicht diagnostiziert wurde, zeigt, dass eine vorschnelle klinische Diagnose einer traumatischen Enukleation oder Bulbusruptur das weitere therapeutische Vorgehen in falscher Weise präjudizieren und somit zu Behandlungsfehlern führen kann.

Literatur

1. Berkowitz RA, Puttermann, AM, Patel DB (1981) Prolapse of the globe into the maxillary sinus after orbital floor fracture. Am J Ophthalmol 91:253
2. Converse JM, Smith B (1978) On the treatment of blowout fractures of the orbit. Plast Reconstr Surg 62:100
3. Garces SM, Norris CW (1972) Unusual frontal sinus foreign body. J Laryngol Otol 86:1265
4. Graney DO, Rice DH (1993) Anatomy Otolaryngology-Head and Neck Surgery, 2nd edn, vol 1. Mosby-Year Book, St Louis, p 901
5. Stasior OG (1976) Complications of ophthalmic plastic surgery and their prevention. Trans Am Acad Ophthalmol Otolaryngol 81:543
6. Tung TC, Chen YR, Santamaria E, Chen CT, Lin CJ, Tsai TR (1998) Dislocation of anatomic structures into the maxillary sinus after craniofacial trauma. Plast Reconstr Surg 101:1904

KAPITEL 47

Das kindliche Ästhesioneuroblastom: eine Falldarstellung

A. SANDNER · C. WELZEL · M. BLOCHING · H.-J. HOLZHAUSEN · A. BERGHAUS

Einleitung

Das Ästhesioneuroblastom ist eine seltene embryogenetisch induzierte Geschwulst, die aus den Sinneszellen der Regio olfactoria entsteht. Es nimmt seinem Ursprung vom Nasendach und wächst langsam, jedoch aggressiv in Richtung Siebbein und Orbita sowie durch die Lamina cribrosa ins Endokranium ein.

Der Tumor ist gewöhnlich polypoid, grauweißlich, von weicher Konsistenz und stark vaskularisiert. Histopathologisch besteht er aus Zellen, die etwas größer als Lymphozyten sind. Diese besitzen runde Kerne mit gleichmäßiger Heterochromatinverteilung und unauffälligem Zytoplasma. Die Tumorzellen bilden häufig Rosetten oder Pseudorosetten, fokal finden sich Verkalkungen. Fibrovaskuläre Septen fassen die Tumorzellen zu einzelnen Knoten zusammen.

Die Metastasierungshäufigkeit wird mit 20% in die regionären Lymphknoten und mit 30% in Lunge, Gehirn und Knochen angegeben. Männer und Frauen sind gleich häufig betroffen. Das Erkrankungsalter weist einen Gipfel in der 2. und 6. Dekade auf. Im Kindesalter ist das Ästhesioneuroblastom sehr selten anzutreffen. Im Folgenden berichten wir über den Fall eines 11-jährigen Patienten, der an unserer Klinik behandelt wurde.

Kasuistik

Anamnese: Seit ca. 3–4 Monaten bestehende Nasenatmungsbehinderung rechts, herabgesetztes Riechvermögen, Störung des Stimmklanges im Sinne einer Rhinophonia clausa.

Klinische Untersuchung: Äußerlich unauffälliger Befund. Endoskopisch maulbeerartiger, das Nasenlumen ausfüllender, gefäßreicher Tumor rechts, mit Verdacht auf Infiltration der laterale Nasenwand und der Nasenmuscheln, Verdrängung des Septums zur Gegenseite, unauffällige Choanen und hintere Muschelenden. Ophthalmologisch kein pathologischen Befund.

Bildgebende Untersuchungen: Neben den Osteolysen sprachen die Verkalkungen der polypoiden Raumforderung für das Vorliegen eines Malignoms.

Das Staging (Halssonographie, Oberbauchsonographie, Röntgenthorax) ergab keinen Anhalt für eine regionäre oder Fernmetastasierung.

Histologische Diagnosesicherung: Primär durch Probeexzision. Insgesamt bestätigte sich die Diagnose eines Ästhesioneuroblastoms mit geringer Wachstumsfraktion.

Immunhistochemisch deutliche Expression neuronenspezifischer Enolase (NSE), weiterhin Chromograninexpression. Keine überzeugende Expression von Synaptophysin.

Elektronenmikroskopie: Ultrastrukturell erkennt man dichte Sekretgranula und neuritenähnliche Zellfortsätze.

Operative Tumorentfernung über „midfacial degloving". Aus Gründen der Übersichtlichkeit und der Radikalität bei gut vaskularisiertem, malignem Tumor eines kindlichen Patienten hielten wir primär eine endoskopische Tumorentfernung nicht für die günstigste Vorgehensweise. Das „midfacial degloving" bietet maximale Übersicht v. a. in kritischen Bereichen wie der anterioren Schädelbasis, des maxilloethmoidalen Winkels und der knöchernen Grenze zur Orbita und vermeidet auf der anderen Seite eine äußerlich sichtbare Narbenbildung.

Klinischer Verlauf

Zunächst $3^{1}/_{2}$ Jahre kein Anhaltspunkt für ein Lokalrezidiv oder eine lokoregionäre bzw. Fernmetastasierung. Schließlich bei Kontrolluntersuchungen eine suspekte Weichteilgewebsvermehrung.

Aufgrund der geringen Ausdehnung des Rezidivs (max. 10 mm) konnte dieses durch eine endonasale und transvestibuläre Kieferhöhlen- und Siebbeinoperation vollständig entfernt werden.

Nach dem letzten operativen Eingriff ist der Patient erneut bis zum jetzigen Zeitpunkt ($1^{1}/_{2}$ Jahre) rezidivfrei bei subjektivem Wohlbefinden und keinerlei Einschränkungen hinsichtlich Nasenatmung, Riechvermögen oder Sehkraft.

Diskussion

In der Literatur gibt es nur wenige Fallbeschreibungen kindlicher Ästhesioneuroblastome. So besteht auch hinsichtlich der Therapie dieser seltenen malignen Neubildungen aufgrund des Fehlens von Vergleichsgruppen bislang keine Einigkeit. Eine Sensibilität gegenüber Strahlentherapie und auch gegenüber einer Chemotherapie ist beschrieben [1, 2]. Erscheint eine vollständige operative Entfernung des Tumors möglich, wird in der Regel jedoch der Operation der Vorrang gegeben. Aufgrund der Lokalisation im Bereich der Schädelbasis mit möglicher Infiltration des Endokraniums oder der Orbita werden hier hohe Anforderungen an den Chirurgen gestellt. Wir halten ein Vorgehen wie oben beschrieben über „midfacial degloving" aufgrund der guten Übersichtlichkeit bei ausgezeichneten funktionellen und kosmetischen Resultaten für empfehlenswert. Andere Autoren [4] bevorzugen von vornherein ein endonasales Vorgehen mit stereotaktischer Unterstützung. Aufgrund der geringen Ausdehnung konnte das Lokalrezidiv im vorliegenden Fall ebenfalls endonasal entfernt werden. Verschiedene Autoren sehen in einer kombinierten Behandlung durch Operation und Strahlentherapie Vorteile, da beim Ästhesioneuroblastom v. a. auch Spätrezidive befürchtet werden [1, 2]. Im vorliegenden Fall eines 11-jährigen Jungen birgt eine Nachbestrahlung jedoch nicht unerhebliche Gefahren hinsichtlich radiogener Spätkomplikationen, wie z. B. strahleninduzierte Zweitkarzinome, Wachstumsstörungen oder eine mögliche Erblindung. Nach dem von Hyams vorgeschlagenen histologische Gradingsystem für Ästhesioneuroblastome handelt es sich hier um einen Grad-II-Tumor mit relativ guter Prognose. Deshalb und aufgrund der chirurgisch bisher gut beherrschbaren Situation wurde von uns auf eine Nachbestrahlung verzichtet. Dies stellt natürlich auch an die Nachsorge besondere Ansprüche. Hier ist neben der endoskopischen Beurteilung der Operationshöhle ein wiederholtes Staging und die Beurteilung des ehemaligen Operationsgebietes durch bildgebende Verfahren notwendig. Dabei geben wir der MRT-Untersuchung den Vorzug, da die Strahlenbelastung für die Linse durch das CT nicht unerheblich ist. Da die Linse direkt im Strahlenfeld liegt, ist mit einer durchschnittlichen Linsendosis von 0,04–0,07 Sv zu rechnen. Das Risiko für eine strahleninduzierte Katarakt steigt bei einer kumulativen Dosis von 0,5–2 Sv deutlich an ($\approx$10 CT-Untersuchungen [3]).

Literatur

1. Foote RL, Morita A, Ebersold MJ et al. (1993) Esthesioneuroblastoma: the role of adjuvant radiation therapy. Int J Radiat Oncol Biol Phys 27(4):835–842
2. Strand V et al. (1994) Radiotherapy of esthesioneuroblastoma. Strahlenther Onkol 170(2): 79–84
3. Trommer G, Kosling S, Nerkelun S, Gosch D, Kloppel R (1997) Darstellbarkeit von Orbitafremdkörpern in der CT. Ist die Fremdkörperübersicht noch sinnvoll? Fortschr Röntgenstr 166(6):487–492
4. Walch C, Stammberger H, Anderhuber W, Unger F, Kole W, Feichtinger K (2000) The minimally invasive approach to olfactory neuroblastoma: combined endoscopic and stereotactic treatment. Laryngoscope 110(4):635–640

Klinische Langzeiterfahrungen mit dem mechanischen Ring-Pin-System für mikrovaskuläre Anastomosen in der rekonstruktiven Kopf-Hals-Chirurgie

E. RÖPKE · M. BLOCHING · A. BERGHAUS

Einleitung

Die mikrovaskuläre Anastomose stellt einen der kritischsten Aspekte beim freien Gewebetransfer im Rahmen der rekonstruktiven Chirurgie dar. Mikrochirurgische Nahttechniken sind in ihrer Ausführung kompliziert und zeitaufwendig. Lange Ischämiezeiten und das Vorhandensein von Nahtmaterial an der inneren Gefäßoberfläche können neben einer unsachgemäßen Nahttechnik Ursache für postoperative Thrombosen darstellen. Deswegen wurde nach alternativen mikrovaskulären Anastomosetechniken gesucht, die schneller, einfacher und sicherer als traditionelle Nahtmethoden in der Mikrochirurgie einsetzbar sind. Ein solches Prinzip ist das Ring-Pin-System. Geeignet für das Ring-Pin-System sind Gefäße mit einem Außendurchmesser von 0,8–3,0 mm (Abb. 48.1 und 48.2).

Patienten und Methode

In unserer Klinik wird das mechanische Ring-Pin-System zur venösen End-zu-End-Anastomose beim freien Gewebetransfer in der Kopf-Hals-Tumorchirurgie seit 1996 benutzt. Defektrekonstruktionen mit gestielten mikrovaskulär anastomosierten Unterarmlappen wurden von Januar 1996 bis Oktober 2000 bei 46 Patienten durchge-

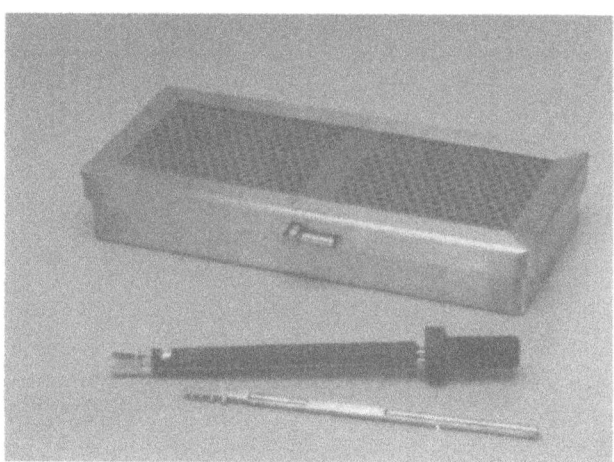

Abb. 48.1. Ring-Pin-System mit Anastomoseinstrument und Gefäßgrößenmesser

48 Klinische Langzeiterfahrungen mit dem mechanischen Ring-Pin-System

Abb. 48.2. Anastomose-instrument mit installiertem Ring-Pin-System, Größe 2,0 mm

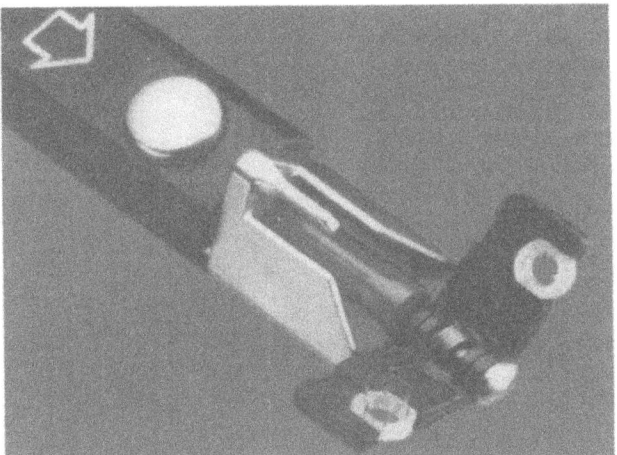

führt. Als Empfängergefäße für die venöse Anastomosen wählten wir die V. facialis oder die V. jugularis externa. Bei 20 Patienten wurde die venöse Anastomose mit dem Ring-Pin-System in End-zu-End-Technik durchgeführt. Die klinischen Ergebnisse wurden mit den anderen 26 Patienten verglichen, bei denen die Anastomosierung der Vene mit 9–0-Prolene-Naht erfolgte (Abb. 48.3 bis 48.5).

Ergebnisse

In der Gruppe mit durchgeführter Ring-Pin-Anastomose (n=20) zeigte ein Gewebelappen eine venöse Stauung innerhalb der ersten 24 postoperativen Stunden. Nach der durchgeführten Revision war das Transplantat gut durchblutet. Grund der venösen Stauung war ein zu klein gewählter Ring (Abb. 48.6).

Abb. 48.3. Ein Gefäßende wird durch einen der zwei Ringe hindurchgezogen und auf die Stahlnadeln gespießt. Das gleiche Vorgehen erfolgt mit dem anderen Venenende und dem korrespondierenden Ring

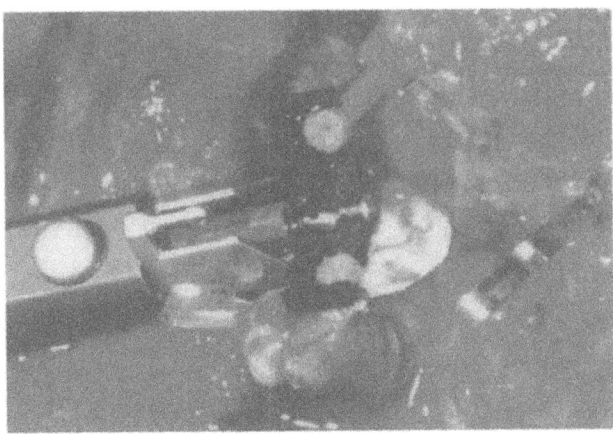

Abb. 48.4. Die beiden Ringe werden schließlich mechanisch zusammengefügt. Dabei versenken sich die Stahlnadeln beider Ringe in die korrespondierenden Löcher

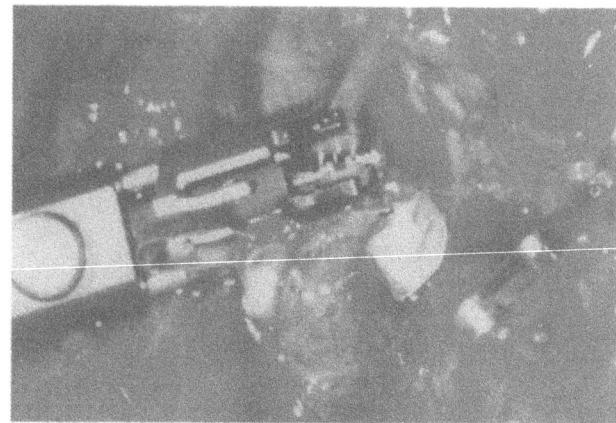

Abb. 48.5. Abschließend werden die Ringe vom System freigegeben. Die Anastomosierung ist beendet

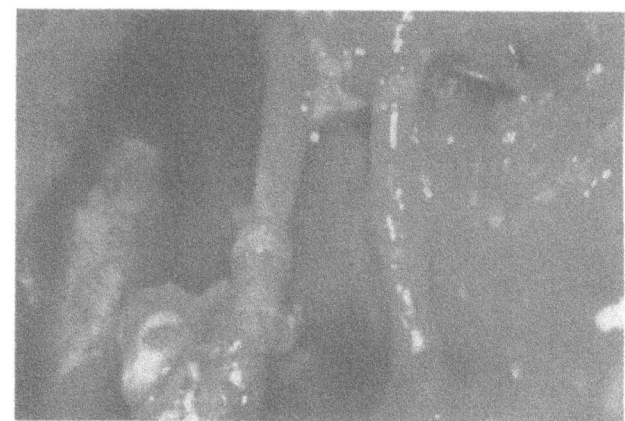

Abb. 48.6. Venöse Stauung nach Anastomosierung mit dem Ring-Pin-System durch Wahl zu kleiner Ringe

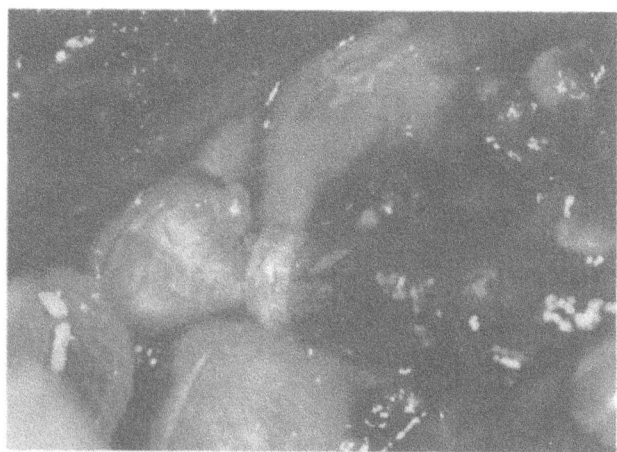

In der anderen Gruppe mit genähten Gefäßanastomosen (n=26) wurde ein Gewebelappen durch eine venöse Thrombosierung ischämisch und musste teilweise entfernt werden.

Die Anastomosezeit konnte durch Verwendung des Ring-Pin-Systems deutlich verkürzt werden. Bei Anastomosierung der Venen mit dem mechanischen System wurden 3–6 min benötigt, während die mikrochirurgische Naht durchschnittlich 12–15 min in Anspruch nahm.

Die Langzeitergebnisse mit dem Ring-Pin-System zeigten keine pathologischen Gewebereaktionen oder Minderdurchblutung des Transplantats. Insbesondere wurde bei keinem Patienten eine spätere Thrombosierung beobachtet.

Diskussion

Unsere Erfahrungen zeigen, dass die venöse End-zu-End-Anastomosierung mit dem Ring-Pin-System nach einer relativ kurzen Übungsphase vergleichsweise einfach, schnell und sicher durchzuführen ist. Langzeitergebnisse zeigen eine gute Gewebeverträglichkeit des Materials sowie eine gute Durchblutung der Transplantate. Die Anwendung zur mikrochirurgischen Anastomosierung von Arterien stellte sich jedoch aufgrund zu dicker oder arteriosklerotisch veränderter Gefäßwände als schwierig dar.

Die Kosten des Ring-Pin-Systems sind noch erheblich höher als beim gebräuchlichen Nahtmaterial. Zu berücksichtigen sind allerdings Kosteneinsparungen durch verkürzte Operationszeiten. Besonders bei Gefäßinterponaten, die häufig im Rahmen der Rekonstruktion von Schädelbasisdefekten mit freien Transplantaten erforderlich sind, kann die Zeitersparnis durch den Einsatz des Ring-Pin-Systems erheblich sein.

KAPITEL 49

Die Nasennebenhöhle als Lokalisation einer Metastase eines Nierenzellkarzinoms

K. HECKSTEDEN · F. RIEDEL · K. HÖRMANN

Einleitung

Unspezifische nasale und orbitale Beschwerden können Ausdruck von Neubildungen im Bereich der Nasennebenhöhlen sein. Wir berichten im Folgenden einen Fall aus unserer Klinik.

Kasuistik

Es handelte sich um eine 74-jährige Patientin.
- *Klinik*:
  - progressive Nasenatmungsbehinderung rechts,
  - rezidivierende leichtgradige Epistaxis rechts,
  - progressive Anosmie,
  - Dysästhesien der rechten Gesichtshälfte,
  - leichtes Tränenträufeln rechts,
  - infraorbitale Neuralgie rechts,
  - sonst guter Gesundheitsstatus,
  - keine B-Symptomatik.
- *Anamnese*: Z.n. Nephrektomie, Adrenalektomie und Lymphadenektomie links bei Nierenzellkarzinom (pT2, N0, M0, G2) vor $4^{1}/_{2}$ Jahren.
- *Untersuchung*:
  - Muschelhyperplasie rechts,
  - Blutkrusten Nasenhaupthöhle rechts,
  - sonstige HNO-ärztliche Untersuchung unauffällig.
- *Routinelabor*: unauffällig.
- *Bildgebung*:
  - CT koronar: Sinus maxillaris rechts total verschattet, Einbruch in die rechte Nasenhaupthöhle (Abb. 49.1),
  - CT Thorax und Abdomen unauffällig (Abb. 49.2 und 49.3).
- *Probebiopsie*: Histologisch analog zum Nierenzellkarzinom (Abb. 49.4).
- *Diagnose*: Metastase eines Nierenzellkarzinoms.
- *Prozedere*:
  - chirurgische Tumorexstirpation mittels mod. lateraler Rhinotomie nach Moure (Abb. 49.5 und 49.6 [7]),
  - partielle Oberkieferresektion rechts,
  - Resektion rechte laterale Nasenwand,
  - regelmäßige Tumornachsorge (Abb. 49.7 und 49.8).

Abb. 49.1. CT präoperativ koronar

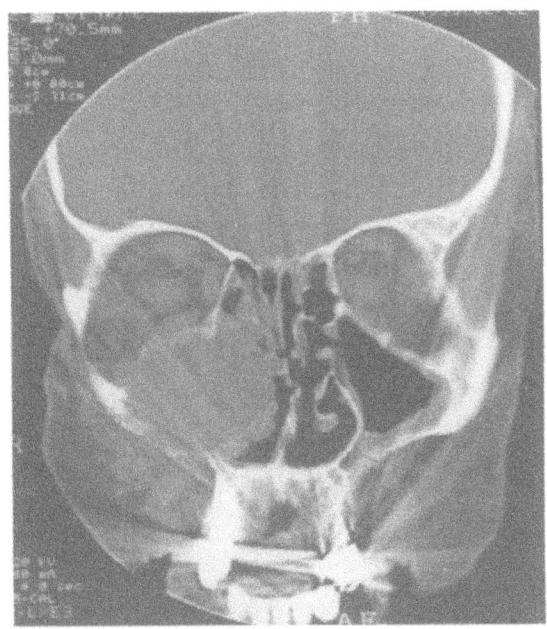

Abb. 49.2. CT Thorax

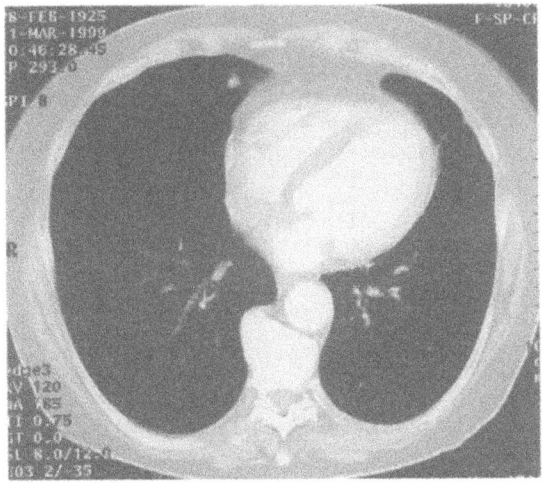

Abb. 49.3. CT Abdomen

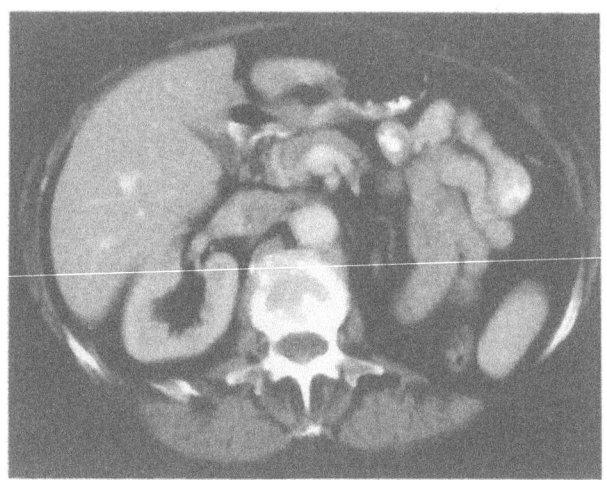

Abb. 49.4. Histologie

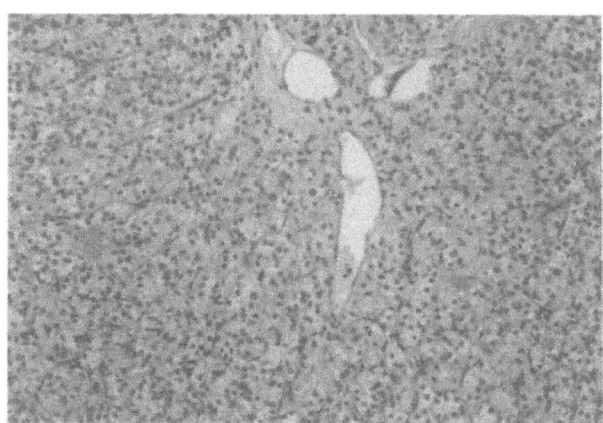

Diskussion

Die meisten Metastasen der Nasennebenhöhlen stammen von Nierenzellkarzinomen [2, 9, 10], was sie die dritthäufigsten Primarien für Metastasen im Kopf-Hals-Bereich werden lässt [1]. Trotzdem sind Metastasen in die Nasennebenhöhlen sehr selten und es ist schwierig, sie in frühen Stadien zu entdecken [3, 5, 11]. Die lange Latenzzeit bis zur klinischen Manifestation der Metastase scheint typisch zu sein, sie kann bis über zehn Jahre betragen [8]. An den meisten Zentren wird die chirurgische Entfernung als Therapie der Wahl gesehen. Es stehen verschiedene Methoden zur Auswahl. Klassische Zugänge sind transfaziale, transfrontale, infratemporale und in einigen Fällen transpalatinale Zugänge. Das „midfacial degloving" bietet eine interessante Alternative, die keine auffälligen Gesichtsnarben hinterlässt [4, 6]. Für ausgedehnte Defekte bis zur Schädelbasis kann ein interdisziplinäres chirurgisches Team nötig werden.

Abb. 49.5. Operativer Situs

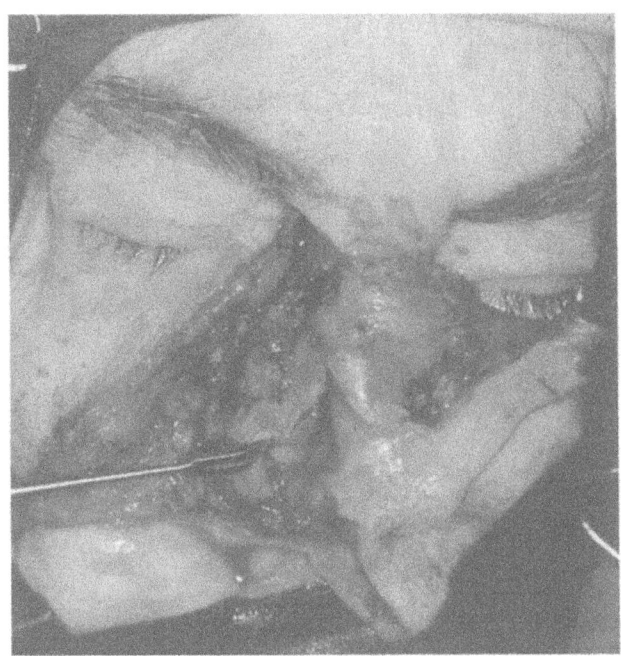

Abb. 49.6. Schnittführung

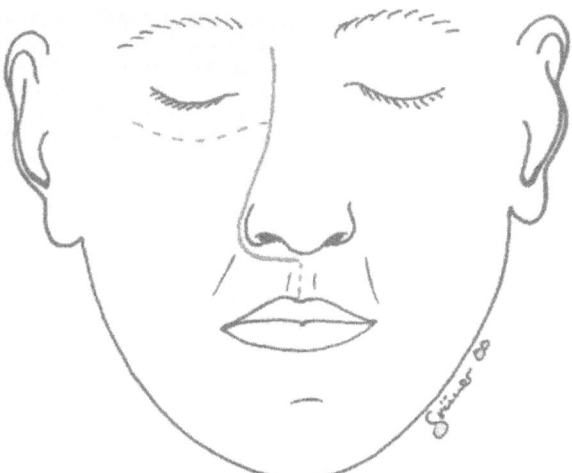

Abb. 49.7. CT postoperativ koronar

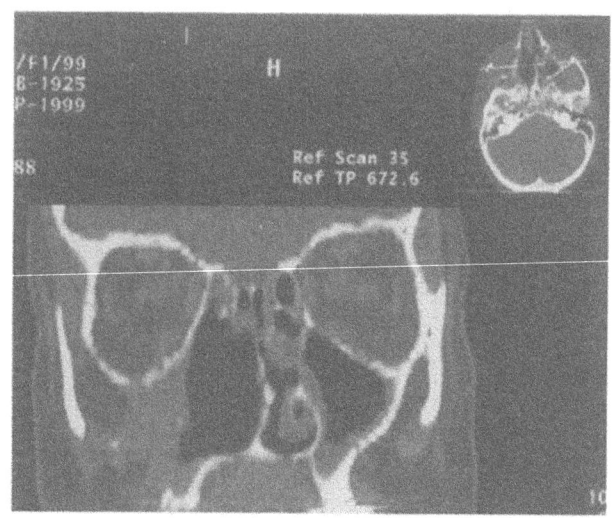

Abb. 49.8. CT postoperativ axial

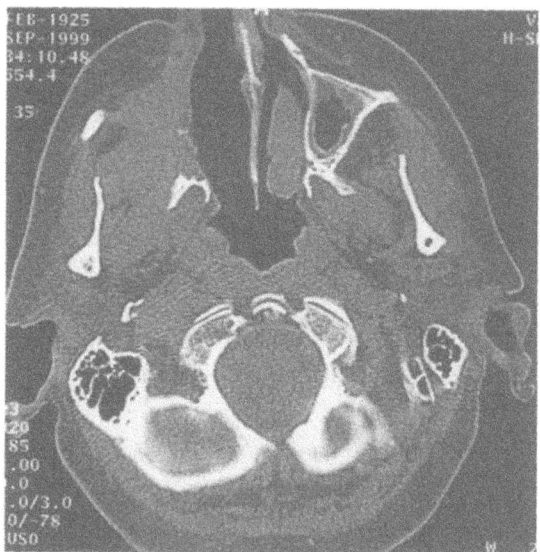

Zusammenfassung

Untypische Symptome im Bereich von Nase und Auge sollten den behandelnden Arzt immer auch an eine Neubildung in den Nasennebenhöhlen denken lassen. Metastasen in die Nasennebenhöhlen sind sehr selten und stammen meist von Nierenzellkarzinomen. Typischerweise besteht eine lange Latenz. Die klassische Chirurgie der Nasennebenhöhlen ist eine zufriedenstellende onkologische Therapie mit besten kosmetischen Ergebnissen (Abb. 49.9 und 49.10).

Abb. 49.9. Ergebnis postoperativ frontal

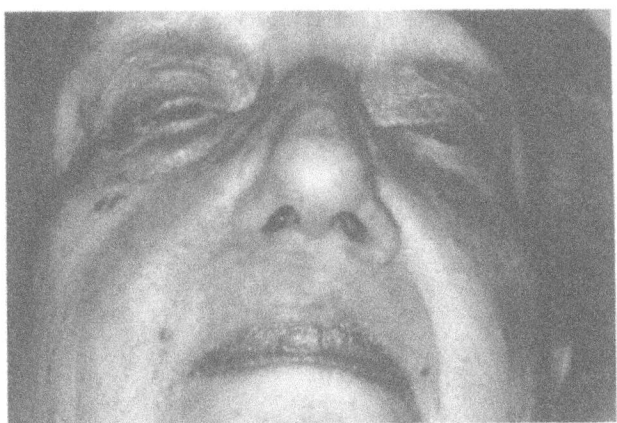

Abb. 49.10. Ergebnis postoperativ seitlich

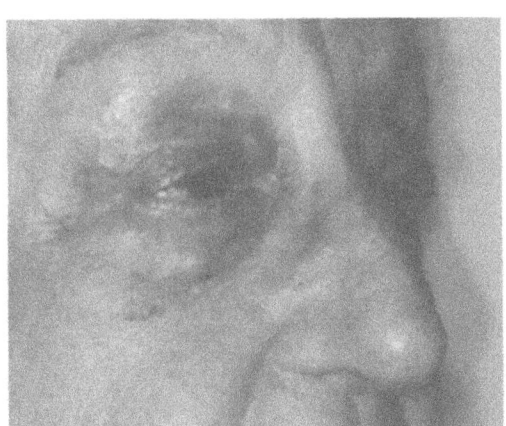

Literatur

1. Batsakis JG, McBurney TA (1971) Metastatic neoplasms to the head and neck. Surg Gynecol Obstet 133: 673
2. Bernstein JM, Montgomery WW, Balogh K (1966) Metastatic tumors to the maxilla, nose and paranasal sinuses. Laryngoscope 76:621
3. Boles R, Cerny J (1971) Head and neck metastases from renal carcinomas. Mich Med 70:616
4. Casson PR, Bonnano PC, Converse JM (1974) The midface degloving procedure. Plast Reconstr Surg 53:102
5. Flocks RH, Boatman DL (1973) Incidence of head and neck metastases from genito-urinary neoplasms. Laryngoscope 83:1527
6. Howard DJ, Lund VJ (1999) The role of midfacial degloving in modern rhinological practice. J Laryngol Otol 113:885
7. Lawson W, Ho BT, Shaari CM, Biller HF (1995) Inverted papilloma: a report of 112 cases. Laryngoscope 105:282
8. McNicholas DW (1981) Renal cell carcinoma: long-term survival and late recurrance. J Urol 126:17
9. Miyahara H (1983) Metastatic carcinoma to head and neck lesion. J Otolaryngol Jpn 86:951

10. Nahum AM, Bailey BI (1963) Malignant tumors metastatic to the paranasal sinuses: case report and review of literature. Laryngoscope 73:942
11. Patel NP (1977) Renal cell carcinoma. Natural history and results of treatment. J Urol 119: 722

KAPITEL 50

Schussverletzung mit Beteiligung des Neuro- und des Viszerokraniums: ein interdisziplinärer Zugang

F. LOHMANN · M. VESPER · M. J. A. PUCHNER · R. SCHMELZLE

Einleitung

Kopfschussverletzungen sind in Deutschland seltene, aber meist lebensbedrohliche Traumata, die einer akuten Intervention bedürfen und mit multiplen Frakturen sowohl der Schädelbasis als auch der Kalotte einhergehen können [1, 2, 3]. Sofern sie Neuro- und Viszerokranium beteiligen, ist eine interdisziplinäre chirurgische Versorgung anzustreben. Wir stellen hierzu exemplarisch den Fall einer transoralen-transtemporalen Schussverletzung vor.

Material und Methoden

Fallbeschreibung

Ein 32-jähriger Mann schoss sich mit einem Gewehr, Kaliber 22, in suizidaler Absicht in den Mund und war bei Aufnahme im Krankenhaus wach, voll orientiert und bewusstseinsklar. Die klinisch neurologische Untersuchung ergab ein Psychosyndrom und eine diskrete linksseitige Hemiparese. Bei der Inspektion wurden der Einschuss in den Gaumen und ein subgaleales Hämatom ohne Ausschuss rechts temporoparietal festgestellt.

In der Röntgen-Schädel-Nativdiagnostik in zwei Ebenen (Abb. 50.1) war das Projektil rechts parietal außerhalb des Schädels mit den Begleitfrakturen sichtbar. Weiterhin fiel eine Verschattung der rechten Kieferhöhle auf.

Die CCT-Aufnahmen im Knochen- und im Weichteilfenster (Abb. 50.2) bestätigten die Verletzung der temporalen Schädelbasis und zeigten eine temporoparietale Kontusion mit begleitender Hirnschwellung. Die Raumforderungszeichen waren jedoch gering.

Chirurgische Versorgung

Der Patient wurde elektiv intubiert und in einer Sitzung zunächst mund-, kiefer- sowie gesichtschirurgisch und anschließend neurochirurgisch versorgt.

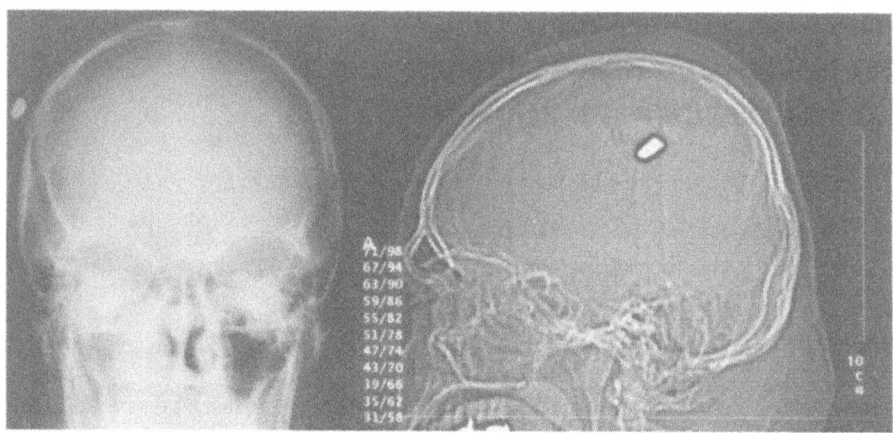

Abb. 50.1. Röntgen-Schädel-Nativaufnahmen in zwei Ebenen. Das Projektil liegt extrakraniell rechts parietal

Mund-, kiefer- und gesichtschirurgischer Zugang

Nach Inspektion des Einschusses am Gaumen wurde die rechte Kieferhöhle gefenstert und der Schusskanal an der rechten lateralen Temporobasis dargestellt (Abb. 50.3 a, b). Die Deckung erfolgte mit Kollagen und Fibrinkleber sowie durch Naht des Weichgewebes.

Neurochirurgischer Zugang

Nach temporoparietalem Hautschnitt wurde das Hämatom im Temporalmuskel sichtbar. Unter dem abgelösten Muskel fanden sich das Projektil sowie die Berstungsfraktur der Kalotte mit multiplen Fragmenten (Abb. 50.4a). Diese wurden entfernt und für die spätere Reimplantation aufbewahrt. Um die Duraverletzung komplett darzustellen, wurde zusätzlich ein Kalottenstück kraniotomiert. Aufgrund einer intraduralen frischen Blutung wurde eine ausgiebige Blutstillung mit Entfernung der intrazerebralen Blutkoagel durchgeführt. Der Duradefekt wurde mit einem freien Galeaperiostlappen gedeckt (Abb. 50.4b) und der Kalottendefekt mit den gesplitteten Knochenfragmenten, die mit Titan-Miniplatten fixiert werden, rekonstruiert (Abb. 50.4c).

Ergebnis

Im postoperativen Verlauf traten weder eine Liquorfistel noch eine Infektion unter fortgesetzter Antibiose auf. Die Wunden heilten primär. Bei der neurologischen Abschlussuntersuchung hatte sich die linksseitige Hemiparese komplett zurückgebildet. Aufgrund des Psychosyndroms wurde der Patient psychiatrisch weiterbetreut.

50 Schussverletzung mit Beteiligung des Neuro- und des Viszerokranium

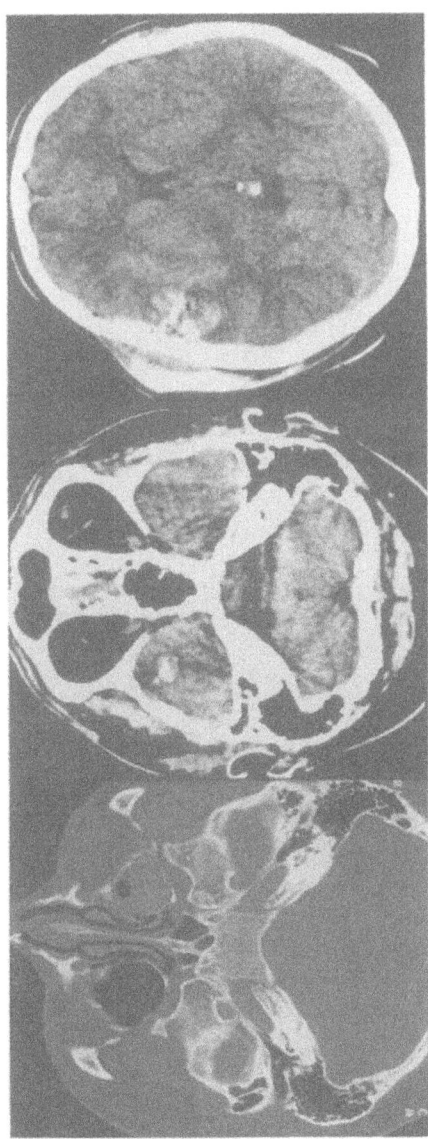

Abb. 50.2. CCT im Knochen- und Weichteilfenster. Verschattung der rechten Kieferhöhle, Kontusionsblutung rechts temporoparietal

Diskussion

Bei Schussverletzungen, die das Neuro- und das Viszerokranium betreffen, ist eine interdisziplinäre chirurgische Versorgung die Methode der Wahl, um das funktionell und ästhetische Ergebnis so gut wie möglich zu gestalten.

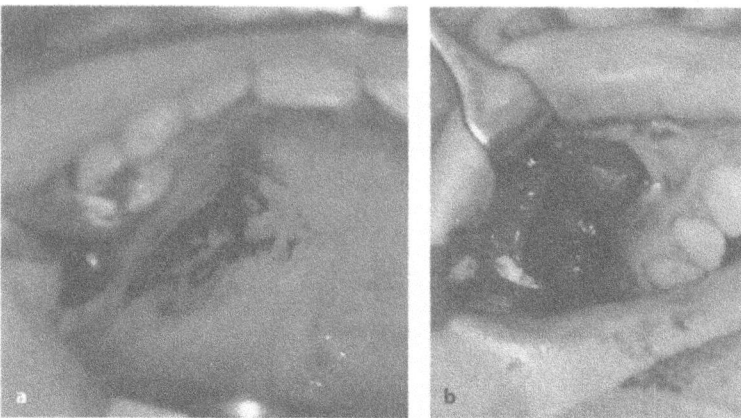

Abb. 50.3 a, b. Einschuss am Gaumen, transmaxilläre Sicht des Schusskanals an der rechten Temporobasis

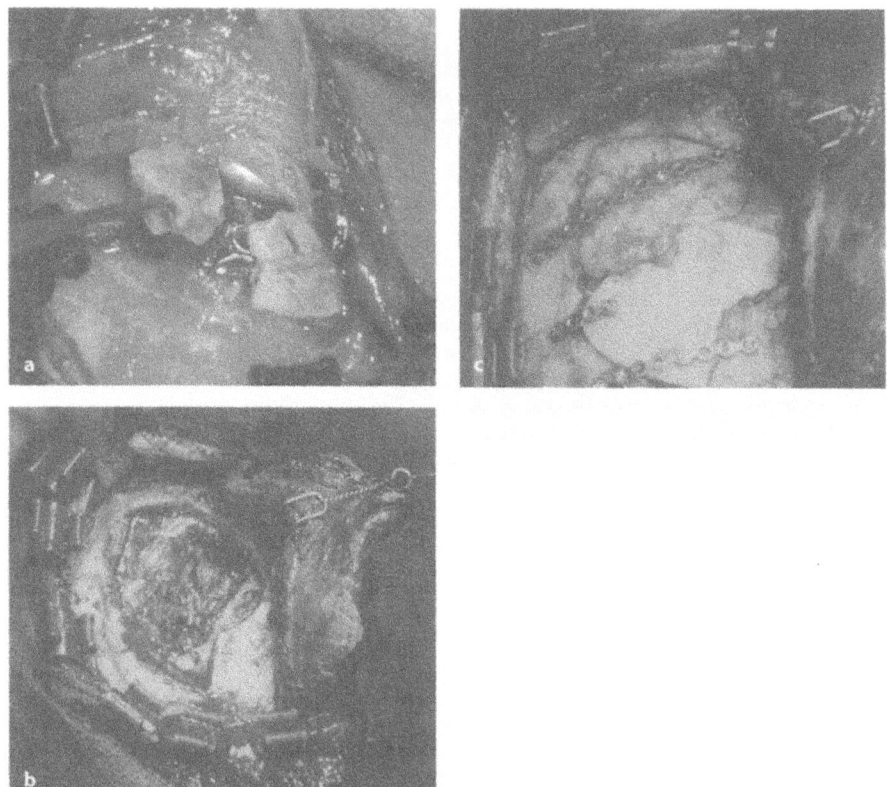

Abb. 50.4. **a** Entfernung der Knochenfragmente und des Projektils; **b** Deckung des Duradefekts mit Galeaperiost; **c** Implantation der gesplitteten Knochenfragmente und Fixation mit Titan-Miniplatten

Literatur

1. Betz P, Stiefel D, Eisenmenger W (1996) Cranial fractures and direction of fire in low velocity gunshots. Int J Legal Med 109:58–61
2. Betz P, Stiefel D, Hausmann R, Eisenmenger W (1997) Fractures at the base of the skull in gunshots to the head. For Sci Int 86:155–161
3. Smith OC, Berryman HE, Lahren CH (1987) Cranial fracture patterns and estimate of direction from low velocity gunshot wounds. J For Sci 32:1416–1421

Sachverzeichnis

A

Abduzensparese 24, 26
Abszess, epiduraler 25
Akustikusneurinom (siehe auch
  Vestibularisschwannom) 92
Akustisch evozierte Potentiale 42
Amylaseaktivität 181
Anastomose
- End-zu-End- 216
- mikrovaskuläre 216
- venöse 217
Angiographie 9, 12, 23
Angiomatose, skelettale 54
Angio-MRT 23
Angiosarkom 177
Apoptose 61
Argonlaser 162
Ästhesioneuroblastom 213
Atavismus 59

B

Ballonkatheter 23
Ballonokklusion 24
Basiläre Impression, progrediente 201
BERA 42
Bestrahlung, stereotaktische 79
Bezold-Mastoiditis 25
Bilddatenreferenzierung 139
Bildgebung, intraoperative 105
Bildzytometrie 162
Brain shift 105
Bulbusruptur 212

C

CAS (computerassistierte Chirurgie) 23, 101,
  113, 122, 125, 128, 139
- enhanced 113
Cavum Meckeli 23
Cavum tympani 181
Chemodektom (siehe Glomustumor) 9
Chemotherapie 196
Chirurgie, computerassistierte (siehe CAS)

Cholesteatom 25, 41
Cholesteringranulom 27
Clark 14
Cochlea Implant 175
Computertomographie 14, 122
- hochauflösende 18
- intraoperative 105
Crutchfield-Extension 201
Cushing 67

D

Dandy 67
Dehiszenz 181
Dekompressionsoperation 208
Densresektion 201
- transorale 204
Deutsches Forschungsnetz (DFN) 120
Diaphaniegrad 184
DICOM 3.0 139
Diphtherie 185
Dislokation 209
Dorello-Kanal 31
Downstaging 136
Durchflusszytometrie 162

E

Echtzeitübertragung 115
EMG 172, 173
- EEMG 173
Endolymphe 40
End-zu-End-Anastomose
  (siehe Anastomose)
Epithelduplikatur 59
Exenteratio orbitae 168

F

Faloppio-Kanal 170
Fazialismonitoring 15
Fazialisneurinom 36, 170
Fazialisparese 14, 41, 190
Feinnadelpunktat 161

Felsenbeinkarzinom 14, 19
Felsenbeinspitze 31
Felsenbeintumor, gutartiger 58
Finite Elemente 109
Flunarizin 155
Foramen jugulare 45
Foramen sphenopetrosum fibrosum 34
Fossa jugularis 181
Fossa pterygopalatina 23
Fremdkörpergranulom 39
Fusion 113

G

Gamma-Knife 84
GE Sigma SP 0,5 T 111
Gefäßinterponat 219
Gesichtsschädelverletzung 209
Gliom 60
Glomustumor 9
Gold (als Implantatmaterial) 190
– (als Gewichtsimplantation) 190
Goldplättchen 174
Gorham-Stout-Syndrom 52
Granulom 49

H

Hämangiom 36
Hammerkopffixation 60
Headset 140
Head-up display 101
Hirndruckzeichen 79
Hirnstamm, Kompression 79
Hirnstammaudiometrie 73
Histiozytom, maglines fibröses (MFH) 165
Hörerhalt 77, 98
Hornhautulkus 190
Hörvermögen 71
House-Brackmann 65
Hydrozephalus 85

I

Immersionsfixierung 149
Immunfluoreszenz 159
Implantat 190
Implantation 181
Interponat 17
IOM (intraoperatives FAEP-Monitoring) 71
ISDN 118
Isodosenlinie 84

J

Jansen-Ritter 193

K

Kalvariatransplantat 210
Karzinom des äußeren Gehörganges
  (siehe Felsenbeinkarzinom)
Kernspinresonanztomographie
  (siehe MRT) 9
Kiemenfurche, ektodermale 59
Killian 205
Klassifikation von Gardner
  und Robertson 66
Kleinhirnbrückenwinkeltumor 37
Klivus 28
Kompressionsverfahren 144
Kopfschussverletzung 227
Kortikosteroid 51
Kranialisation der Stirnhöhle 195
Kraniotomie, bifrontale 194
Kraniozervikale Stabilisierung
– dorsale 201
– ventrale 201

L

Lagophthalmus 190
Langerhans-Zellhistiozytose 49
Laser-Scanning-Zytometrie (LSC) 161
laterobasaler Zugang 24
Lateropexie des Unterlids 5
Leksell 84
Lidloading 192
Lipom 36
Liquorfistel 66
Live-Übertragung 143
Lokalisation 128
Luftembolie 66
Lumbalpunktion 26
Lymphangiom 56
– des Felsenbeins 56
Lymphknotenstatus 17
Lymphommetastase 36

M

Magnetresonanztomographie
  (siehe MRT) 9, 14, 37, 122, 149
– intraoperative 105
Mastoidektomie 20
Material
– alloplastisches 174
– anatomisches 149

Sachverzeichnis

Maxillektomie, totale 165
Medicstream 147
Meningeom 36
Merlin 159
Metastase 221
Methylprednisolon 155
MFH (malignes fibröses Histiozytom) 165
Midfacial degloving 165, 196, 214, 222
Mikrocarrier 181
Mittelohrentzündung 25
Monitoring
– elektrophysiologisches 41
– intraoperatives 65
– intraoperatives FAEP-
  (siehe auch IOM) 71
– neurophysiologisches 4
Morbus Menière 39
MR, funktionelles 109
– intraoperativ 111
Mukozele 193
Mundstück 101
Myelopathie, zervikale 201

N

N. abducens 32
N. accessorius 45
N.-auriculais-magnus-Interponat 173
N. facialis 46, 65, 170
N. glossopharyngeus 45
N. opticus 45, 210
N. vagus 45
3D-Navigation (siehe CAS)
Navigation 128
– intraoperative 130
– System 101, 126
Neck dissection 17, 20
Nerveninterposition 172
Neurinom, extrameatales 65
Neurobiokompatibilität 174
Neurofibrom 36
Neurofibromatose (siehe auch
  Recklinghausen-Erkrankung) 84, 85, 177
Neuronavigationssystem, integriertes 105
NF2-Gen 159
Nierenzellkarzinom 221

O

Obliteration der Stirnhöhle 195
Optikusneuropathie 205
– traumatische 155
Osteolyse 54
Osteosarkom 196
Osteotomie 136
Otitis externa, chronische 19
Otitis media 14, 26

P

Paragangliom 9
– jugulotympanales 3
Paries jugularis 181
Parotidektomie 20
– totale 17
Parotiszelle 181
Petroklivale Region 28
Petrosektomie 20
Pittsburgh-Klassifikation 19
Planung, präoperative 128
Plastination 44
Platinkette 191
Plattenepithelkarzinom 19
Protrusio bulbi 196

R

Radiatio 51
– primäre 8
Radiochirurgie 84
Radiotherapie 3
Recklinghausen-Erkrankung
  (siehe auch Neurofibromelose) 85
Regio olfactoria 213
Rhinotomie, laterale 24
Ring-Pin-System 216

S

S-100 177
– Protein 171
Sakkotomie 39
– Revision 39
Schädelbasis, Missbildung 59
Scharlachotitis 185
Schlundtasche, endodermale 59
Schnittanatomie 44
Schwannom 171, 180
Schwerhörigkeit 40
Schwindel 27, 39
– Anfall 40
Siebbein 194
Signa SP 0,5 Tesla 106
Silikonplättchen 174
Simulation 128
Sinus cavernosus 33
Sinus maxillaris 211
Sinus petrosus inferior 33
3D-Slicer 106
Somatostatinrezeptorszintigraphie (SRS) 9,
  10
Sonographie 13
SSEP-Monitoring 201
Stauungspapillom 26
Stell 14

Stirnhöhle 193
Strahlentherapie 55
System, wissensbasiertes 144

T

Tabula-externa-Transplantat 193
Telechirurgie 115
Teleconsulting 144
Telemedizin 115, 143
Teleroboting 146
Temporalismuskellappen 196
Tissue engineering (in vitro hergestelltes Zell- und Gewebesystem) 181
Titanplättchen 174
Trautmann-Dreieck 29
Tumor
- intrameataler 76
- neuroendokriner 10

U

Übergang, kraniozervikaler 52
Ultraschall, intraoperativer 105
Unterarmlappen, mikrovaskulär anastomosierter 216
Unterkieferosteotomie 129
Unterlid, Lateropexie 5

V

V. jugularis interna 45
Vestibularisschwannom (siehe auch Akustikusneurinom) 92
Visible Man Project 44

W

Wachstumsrate 81
Wait-and-see-Strategie 79
Watchful-waiting-Strategie 81
Weichteilsarkom 165
Wirkung, neuroprotektive 158
Zelen 60
Zell- und Gewebesystem, in vitro hergestellt (siehe tissue engineering)
Zugang
- kombiniert suprainfratentoriell transpetrosal retrolabyrinthärer 28
- pterionaler 28
- subokzipitaler 69, 76
- - retromastoidal 28
- - retrosigmoidaler 77
- subtemporaler 28, 42
- transethmoidaler 205
- transfrontaler 24
- translabyrinthärer 76
- transoral-transklivaler 28
- transtemporaler 28, 76
- weit lateraler 28

GPSR Compliance

The European Union's (EU) General Product Safety Regulation (GPSR) is a set of rules that requires consumer products to be safe and our obligations to ensure this.

If you have any concerns about our products, you can contact us on

ProductSafety@springernature.com

In case Publisher is established outside the EU, the EU authorized representative is:

Springer Nature Customer Service Center GmbH
Europaplatz 3
69115 Heidelberg, Germany

www.ingramcontent.com/pod-product-compliance
Ingram Content Group UK Ltd.
Pitfield, Milton Keynes, MK11 3LW, UK
UKHW022153230426

12049UKWH00003BA/72

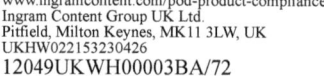